LOCUS

LOCUS

mark

這個系列標記的是一些人、一些事件與活動。

mark 64 愛像非洲一樣寬
There Is No Me Without You

作者：梅麗莎・費・葛林(Melissa Fay Greene)
譯者：黃中憲
責任編輯：陳郁馨
法律顧問：全理法律事務所董安丹律師
出版者：大塊文化出版股份有限公司
台北市105南京東路四段25號11樓
www.locuspublishing.com
讀者服務專線：0800-006689
TEL：(02)87123898 FAX：（02）87123897
郵撥帳號：18955675 戶名：大塊文化出版股份有限公司

總經銷：大和書報圖書股份有限公司
地址：台北縣五股工業區五工五路2號
TEL：（02）8990-2588（代表號） FAX：（02）2290-1658

初版一刷：2007年6月
定價：新台幣380元
Printed in Taiwan

There Is No Me Without You

愛像非洲一樣寬

Melissa Fay Greene⊙著
黃中憲⊙譯

目錄

第一部

1

二○○四年八月。

雨季的某個午後，天色昏暗，我坐在衣索匹亞的首都阿迪斯阿貝巴城裡一間擠滿人的客廳裡。雨聲咚咚直響，下得人腦子昏沉沉。雨滴打在這山坡地區的馬口鐵皮屋頂上，震耳欲聾，好似有鄰居在屋頂上用棍子在猛敲茶壺。傾盆大雨落在院子裡，打得院中泥地上下翻騰，劈啪作響。透過敞開的前門，我看見來訪的客人跳過因沾上爛泥而變得滑溜的踏腳石。這兒是哈蕾格雯・帖費拉（Haregewoin Teferra）的住處；這棟兩層磚造樓房，比起她原來所住那棟拉毛粉飾的現代化兩層樓房，土味更重，更容易漏水。訪客有男有女。走到門階時，男的脫下帽子，甩掉帽上的水；女的則擰乾披巾。原屬中產階級的哈蕾格雯，社會地位一日不復一日，然而十餘個老朋友仍然決定和她一起坐著，等待這場暴雨過去。有些人是藉此表示不離不棄之意，另外有些人則可能是想知道她接下來作何打算。剛抵達的訪客擔心會在已進屋的賓客裡見到自己不想見到的人，不過進門時個個笑容滿面。他們或者互相握手，或者揚眉，以此向在場每一個人打招呼，然後一身濕答答走過水泥地板，擠進人堆，跟著大家一起死氣沉沉。

女主人熱情奔放，身材圓胖，一百四十公分高，趿著橡膠人字夾腳拖鞋，啪嗒啪嗒走過濕漉漉的地板。哈蕾格雯・帖費拉在鄉下長大，受過良好教育，年紀將近六十，能操兩種語言。

她濃密的頭髮束攏在三角頭巾下面，已冒出若干鬈曲的銀白髮絲；她咖啡般黝黑的皮膚在暑熱裡泛著微光。她身上是平日一向的打扮：豹紋圖樣的長棉布裙，裙頭是鬆緊腰帶，上身穿紅色短袖T恤。只要有一個訪客就座，哈蕾格雯就會趕緊回座，身體前傾聆聽來客的消息，一臉愉快。她大笑時，雙手緊摀胸口，身體往後靠，雙眼瞇成一條縫，雙肩顫動。

這天不是什麼特別的場合或節日。哈蕾格雯的老朋友裡，有幾人原本從事零售或專業工作，現已退休；另外幾個雖有工作，但工作有一搭沒一搭，衣索匹亞的低迷經濟❶使得他們找不到全職工作。但，還有一些人有空在這非假日的午後來到她家，係出於不爲人知的理由。

有位賓客幾乎是以挑釁的態度，刺激新來的客人在他身旁就座：「我們倒要看看，你們在我面前能假惺惺多久」——澤威杜・葛塔秋（Zowedu Getachew）臉上露出這樣的表情。澤威杜家境富裕，原是瀟灑美男子，本來在某法商公司擔任營造主任，並在阿迪斯阿貝巴大學教授工程學。穿著卡其厚外套的他，雙肩忿忿然聳起，那動作似乎不在抗拒雨，卻是在抗拒人生對他的捉弄，抗拒這場使他丟了工作和名聲的健康狀態的變化。

整個非洲大陸上，數以百萬計的人，在獲知檢驗結果爲「陽性」或「陰性」之後，隔著這個新二元體制分處兩個世界，人生命運從此殊途。他們彷彿一夕之間化爲質子和電子，而人人討論著亞原子的物理特性，卻不談哪些人可以活下，哪些人將遭到遺棄，獨自承受可怕折磨，終至死去。

曾有許多朋友邀澤威杜前去作客，熱情款待，但這許多朋友中，如今只剩哈蕾格雯還歡迎他。他大剌剌坐在鐵腳廚房用椅上，上身往後斜，雙臂交叉於胸前，不期望有人來找他握手，也無意主動和誰握手。未刮的鬍，把他的雙頰映襯得更顯暗沉。

一名身穿長裙的美麗少婦，神情謙遜，往一張矮凳坐下，開始烘烤新鮮咖啡豆。她手持長柄平底鐵鍋，就著底下的可攜式爐子，不時晃動鍋裡的咖啡豆。她在大二時遭退學，然後當她咳嗽不止的症狀經證實不只是肺結核，而是說不出口的惡疾時，更遭父母逐出家門（最初以爲是肺結核時，父母替她裹上厚衣，急匆匆四處尋覓良醫；得知是說不出口的惡疾後，就把她逐出家門）。大部分衣索匹亞女孩自小被灌輸了要服從長輩的觀念，一旦孤零零流落街頭，根本不知如何是好；哈蕾格雯發現莎拉時，她正瑟縮在某戶人家的門口。哈蕾格雯知道（儘管莎拉本人渾然不知），若不施予援手，不久後這名女大學生若非行乞就是賣淫。

就這樣，在東部非洲這個尋常的非週休日子，出現了不尋常的景象：未染上這流行病的中產階級男女，與一腳已踏進墓裡的男女，在同一間屋子裡比鄰而坐。

滂沱大雨不斷敲擊屋頂，翻起院中的泥土，驅趕著一群又一群赤腳孩子們大步跑過哈蕾格雯敞開的門前。

我與一個面相兇惡的老女人擠一張雙人椅，擠得我渾身不舒服。她身穿手工紡製的棉布衣，全身裹得密不透風。由於頭巾之故，她鬆垂的淺黑色皮膚和下垂的眼睛被往上、往後拉起，讓人覺得她似乎心懷疑懼，一臉不以爲然。她皺眉不悅，到底是因爲臉部被往上拉起，還是因爲和我同擠一張椅子？我不知道。捱著漫長的幾小時，我和她在不情願的情境下相熟，像是搭上同一班夜行巴士的陌生人。為了爭奪幾公分寬的爭議領土，我們互使小動作，暗自相互推擠，但表面上都一臉客氣看著前方。

霧隨著風從敞開的門飄進來。刷白的磚砌房間似乎浮在水上隨波搖曳。我們彷佛乘在一艘船屋上，承受著惡浪拍打。我身旁那位木乃伊般的寡婦，長長的棉披巾鬆脫舒展開來，她也隨之漸漸占了上風。

□

我還得再過好幾個星期後才懂得這種雨天的況味。在阿迪斯阿貝巴的午後，當熱氣凝為雨水降下，城裡的動物，包括山羊、綿羊、驢、流浪狗、啄木鳥、貓鳥、燕子，不是站在縫隙或樹下睡覺，就是低頭任憑大雨澆淋。這種時候，我會渴望回到清爽的易爾瑪飯店，邁著沉重步伐走上樓梯，回到房間，脫掉沾了污泥的鞋、襪，喝一口瓶裝水，舒服躺上床，閱讀巴赫魯・佐德（Bahru Zewde）的《衣索匹亞近代史》（*History of Modern Ethiopia*），然後沉沉睡去，而透明的落地窗簾迎風揚起，把大雨的味道和水氣引進房裡。

然而此刻我人在哈蕾格雯的交誼室裡和別人擠著一張雙人椅，無法脫身。眾人的死氣沉沉憋得我受不了。「現在？」眾人騷動，面帶疑惑問道：「你現在要出門？在這種天氣裡出去？」我確信有人一定在心裡想：「這個費蘭蓋（ferange，「白人」之意）竟然現在要出去？」我的朋友兼司機，塞蘭努・泰琛內（Selamneh Techane），原本雙手托著頭、身體前傾，這時坐正了看著我，一臉惺忪困惑的表情。每次我想站起身，身邊的婦人就再解下一圈披巾。

最好還是待著，眾人如此暗示：我們會一起捱過。於是，我們百無聊賴，在單調而綿綿無盡期的雨聲中，一起撐著。我們拿小杯子啜飲咖啡，褐色糖沙緩緩加入杯裡，咖啡還是很濃。但不知爲什麼，喝了幾小杯咖啡後我更睏了。大家把空杯放回地板上的四腳木盤上，突然不再聊天。幽暗的檯燈一閃一爍終至熄滅，沒有人動手把它拍亮。電視機上滿布塵灰，擺著個插了塑膠花的花瓶，瓶墊已泛黃。沒有人打開電視。（電視節目無甚可觀：電視台由政府控制，每天播放千篇一律的內容，都是傳統舞者在刺眼的攝影棚燈光下抖肩擺臀。）我鄰座那位堅守城池的婦人，整個人幾乎攤開了，大剌剌打著呼。

□

哈蕾格雯的行動電話響起。她拿起手機簡潔回話：「你好！請講。」咖啡桌上攤著幾張紙，還有一具室內牽線電話，這電話也常常響起。哈蕾格雯・帖費拉沒有因風因雨或因昏沉而喪失鬥志。即使在這大雨滂沱的時刻，城裡也有不幸的事發生。她與對方談很久。也或許她想藉此向眾多老友表示：「你們瞧？我還活著。」

她放下電話一會兒，朝外頭看，盤算著什麼。

「什麼事？」一如她所預料，有人開口問道。

「打電話來的是凱貝列（kebele，一種地方機構，類似某種具有立法與行政功能的縣政委員會）。他們問我還能不能收容一名小孩。」

幾名訪客咯咯輕笑，暗暗心存懷疑。衣索匹亞人，特別是生活在高原上的阿姆哈拉人（Amhara）、提格雷人（Tigray），以語帶譏刺而著稱；也許有人說了幾句譏誚的話，但對我來說，他們的語言微妙難解，即使有人替我翻譯我也不懂。歷經數百年的暴政統治，衣索匹亞人學會了善用雙關語。這種另有深意的說話方式，當地人稱爲 säm enna wärq（「蠟與黃金」之意）：säm 是表面意思，wärq 是深層或潛藏的意思。擅於此道者，受人尊稱爲說話藝術大師。

當然，哈蕾格雯怎麼也騰不出空間再容納一名小孩。這棟兩層樓磚房、屋外搭蓋的兩間小屋，以及一部鏽跡斑斑、硬鑿出洞口當門的亮藍色鐵路貨車車廂，都已人滿爲患，擠著高矮不一的孩童和青少年，外加幾個愁眉苦臉的成年食客。

她手握話筒貼在胸前，彎起手指放在嘴唇上，盤算怎麼辦，就這樣坐了好一會兒。沒有人移動，沒有人開口提議讓那小孩住進哈蕾格雯的房子。誰曉得他健不健康？很可能帶著病，說不定是傳染病，一定又餓又髒；光腳丫，沒受過教育，脾氣又壞。還是敬謝不敏吧。這地區的行政機關有這樣的心，的確值得肯定，但不管是凱貝列還是聯邦政府，都只想把這小孩丟給她，至於養小孩的費用則一毛不出。

哈蕾格雯站起身，說：「我去。」

我自認已抓住這天下午氣氛的基調，於是發言質疑：「現在？你現在要出去？」我望向其他人，希望尋得附和。

但這裡的人不會向眞正有工作可做的人提出這問題，因爲全職工作難尋且一向受到尊重。這時肯定有人心想：「這個白人現在又不想出去啦？」

「我可以一起去嗎？」我用比較謙虛的口氣問道。

「可以，沒問題。一起來。麻煩你了。」

計程車司機塞蘭努立即清醒，站起身，手拿鑰匙。哈蕾格雯沒有自己的車；她還有婚姻的時候與先生一起擁有的兩輛車也當然早就不在了。她拎起一條手織的厚披巾（叫做「香瑪」，shamma）和黑色手提包，走進院子，神情愉快蹚著水。

「我們要去哪裡？」我涉水跟在她後面，問道。

「去接那個小孩。」她轉過頭大聲說，人已鑽進塞蘭努那輛灰藍色計程車的前座。我跟著鑽進後座。車子「噗」一聲駛離。

□

在這條山路與某條鋪砌平整的道路交會處，我們停下車，搭載一名婦女。那婦女穿著寬鬆卡其長褲和帶拉鏈的風衣，等在她所住公寓大樓外面。她進了後座與我同座，介紹了自己，與車上的人一一握手。她名叫蓋里妲（Gerrida），家庭主婦，先生是警察。剛才就是她代表凱貝列打電話來。

「那個小男孩叫明帖西諾特（Mintesinot），大約兩歲半。」蓋里妲說。這孩子在鎮裡某熱鬧十字路口附近的人行道上長大，兩個月前他母親埃梅巴帖（Emebate）死於肺炎（肺炎是愛滋病的機會性感染之一），如今他父親病重，整晚咳嗽，很可能已得了肺結核（肺結核是愛滋病的典型機會性感染之一）❷。這一帶人人心知肚明，這個年輕爸爸活不了多久了。（譯按：機會性感染指的是致病力較弱的病原體，在人體免疫力降低時趁虛而入導致的疾病。人體免疫功能正常時，這種病原體不會致病。）

蓋里妲說她幾年來濟助這小家庭，地方上很多人也竭力想幫他們。死了母親之後，小男孩明帖西諾特的安置成了燃眉之急。但他父親病入膏肓，居無定所，無力給他更妥善的照料。再讓他跟著父親，他也只能繼續在人來人往、光天化日的排水溝邊餐風露宿，可說是在城裡羊群驢群的蹄下度日。

「這小孩很愛笑。」蓋里妲轉身用英語說，要我安心：「他很可愛。」

有那麼一會兒，我納悶蓋里妲自己為何不收養這小男孩。後來轉念一想，如果這孤兒的父母眞的罹患了那說不出口的惡疾，她當然無能為力。這瘟疫把恥辱的印記烙在病人所遺下的孤兒、鰥夫、寡婦身上，彷彿他們身上也爬滿了細菌。

我們在車陣裡左彎右拐，衝過沒有紅綠燈的路口。塞滿人的廂型車、巴士、計程車，有的高速奔馳，有的左衝右突，有的突然熄火，或者噶吱噶吱前進，或者因企求施捨小費的大群路人擋了路而改道。一隊驢子馱著帶葉的樹枝穿行於車陣間；中央分隔島上，一頭頸部隆起的母牛悠哉吃著草，好似正站在及膝深的草地裡，比天上的雲朵更無憂無慮。

我二十四歲的女兒莫莉・撒繆爾（Molly Samuel）第一次到阿迪斯阿貝巴時說過：「如果在美國城裡的街上看到這麼多人，我肯定會以爲他們在逃難。」雨停了，帶著涼意的陽光從雲層裡射出。有個男人抓著山羊的兩隻後腿在人行道上奔跑，山羊臀部懸空，兩隻細瘦的前肢死命往前踩，像是一輛手推車。乾瘦嬌小而包著頭巾的女人，馱負著高得不可思議的柴枝，弓著身，吃力走在路肩上。包著伊斯蘭女用頭巾（hifab）的女人，在擁擠的人行道上來來往往；腳踏高跟鞋、身穿時髦長褲套裝的其他女人則繞過她們往前進。各種年齡的男性手牽手走在街上，親密如異性戀人；警察斜揹著步槍，兩手交疊，站在崗位上。年輕足球隊員一身光鮮制服，隔著人群彼此喊叫；然後一名蓄白鬍、穿長袍的男人，用他手上那根帶有節疤的枴杖爲自己開道，彷彿從《聖經》時代的沙漠走出，來到這裡。

上了年紀的衣索匹亞東正教婦女，一身白長袍和披巾，撐著陽傘成群結隊行走。她們的陽傘以亮麗的紅、綠、紫色織物交織，用金線縫製而成，綴上小巧的金質飾物，並有或紅或金的流蘇隨著陽傘轉動而飛旋。信女向上帝的祈願得到回應後，便高舉陽傘表示感謝。市場上的攤販把這種鮮艷陽傘插在箭筒裡販售，陽光照在傘身上，就和照在玻璃碎塊上一樣耀眼。

「爲什麼有這些陽傘？」二〇〇一年我初次來到衣索匹亞時詢問塞蘭努。

「它們……」他說：「它們不就是……《聖經》裡提到的那些傘？」

「那些傘？《聖經》裡提到的？」

「是啊。」

「《聖經》裡提到了什麼傘？」

「不清楚。」

那天晚上，我從網路咖啡店發了封電子郵件詢問我遠在美國的家人：「《聖經》裡提過傘嗎？」

隔天，我十七歲兒子塞思・撒繆爾（Seth Samuel）回信：「嗯，老媽，那時確實連下了四十個晝夜的雨。」

但又幾天後，塞蘭努想起來了：「所羅門王將『會幕』（譯按：Tabernacle，《聖經》舊約中的活動聖堂）運往耶路撒冷時，就用傘護著它。」

「噢！」我說。但既然不是爲了什麼盛典，這些中年婦女爲什麼一身白袍，在泥濘不堪的路肩上與人、車、牛爭道，提心弔膽行走，同時舉起陽傘當空旋轉，讓傘像風箏一樣飄展？而在衣索匹亞東正教的主顯節（Timket）期間，爲何神職人員要把傘高舉，同時虔敬展示會幕的複製品「塔博特」（Tabot）？因爲衣索匹亞是《聖經》裡所說的「阿比西尼亞」（Abyssinia），也就是示巴女王（Queen of Sheba）的王國；示巴女王（根據《聖經》和其他傳說）曾在所羅門王建造耶和華聖殿後不久，前往耶路撒冷謁見所羅門。

古衣索匹亞像座高山要塞，高踞在非洲角（Horn of Africa）上，鄰近紅海、阿拉伯海、印度洋交會之處，數千年間抵禦過多次外族入侵，以奴隸、黃金、象牙、香料、寶石、紡織品、牲畜等物，與古埃及、波斯、阿拉伯、羅馬帝國、印度等地進行貿易。五千年前的埃及象形文字提到，法老王特別喜愛產自衣索匹亞的沒藥。阿姆哈拉人在衣索匹亞高原上所建立的阿克蘇姆（Axum）王國，稱霸紅海數百年，建造了多座城堡和宏偉的獨石柱，鑄造了金幣、銀幣、銅幣。公元三世紀的波斯文獻，把阿克蘇姆列為世上四大王國之一，與羅馬、中國、波斯並駕齊驅。

以色列的聖典和衣索匹亞的聖典，都記載了女王馬克妲（Makeda）走訪以色列王國一事。《聖經》舊約〈列王紀上〉第十章寫道：「示巴女王聽聞所羅門的名聲……就前來用難解的問題試所羅門。她帶著大批隨從抵達耶路撒冷，又有駱駝馱著香料、寶石、許多金子。」

「這位南方女王容貌極美，身材高䠷。」衣索匹亞古聖典《先王榮光》（*Kebra Nagast*）如此寫道：「上帝賦予她高度的體恤能力和智力，使她得以前往耶路撒冷聆聽所羅門的智慧。」馬克妲，也就是世人習稱的示巴女王，嫁給所羅門，生下兒子梅涅里克（Menelik）。梅涅里克創建衣索匹亞王國；因而，直至二十世紀，衣索匹亞的各代國王都自稱是大衛的後裔（譯按：所羅門是大衛的兒子）。

這些陽傘，像萬花筒般旋轉於塵沙漫天而擁擠的街道上方，閃現著古老秘密。

這種傳統與現代的交織，處處可見。一名牧羊人趕著毛髮蓬亂的綿羊，沿著豪華喜萊登阿迪斯飯店修剪整齊的斜坡草坪走過。某店鋪的手寫招牌上寫著「摩托車與駱駝出租」。通往佐伊亞（Zoia）的路上，阿法爾族（Afar）游牧民領著駱駝隊，大搖大擺走過馬路，硬是把一隊半拖車式的貨運車擋住。那些牧民包著鮮亮頭巾，裹住結了辮結的長長鬈髮，手揮棍棒，大聲吆喝，慢悠悠走在駱駝旁，對於面前困在公路上動彈不得的貨車視而不見。在一處陽光毒辣的平原上，年輕牧羊人握著木棒兀立，身上穿的是印有波士頓紅襪隊標誌的T恤，而距此最近的有電力之處，位於北方一百六十公里外。還有一天，我瞥見一名牧羊人領著綿羊，搭便車坐上一輛油罐車，出了阿迪斯阿貝巴大城。他們跨坐在好比飛梭的銀色油罐車頂，死命撐著，牧羊人的頭髮和綿羊的長毛迎風翻飛。

□

塞蘭努在車陣裡橫衝直撞。後座的我們左甩右甩，東倒西歪。小孩在街上走動，輕敲我們車窗，拿出衛生紙包或蛋或頭下腳上的活雞向我們兜售。衣索匹亞的學齡兒童，將近三分之二未上學，比例幾乎是世界之冠。而成人只有四十一％識字。男孩女孩只要身穿褐紫紅或天藍色V領羊毛衫校服，不管身上制服多麼破爛，都會令更髒污且無緣就學的孩童羨慕不已。穿制服的學童揮舞著筆記本，成群結隊通過人行道，邊走邊笑邊聊天，充滿樂觀和希望，自信身上制服和手中筆記本將會爲他們帶來什麼。

「他們的快樂只能維持到高中畢業後一年半或一年。」塞蘭努告訴我：「然後，他們會發覺世界不是他們所想的美好。」衣索匹亞的都會區失業率❸在全球也是名列前茅。無精打采的年輕男子，倚著建築物或外牆，輪流抽著菸，看著只比他們自己年輕幾歲的中學生打鬧。他們畢業後便淪入無所遁逃的失業行列，在無盡的等待中度日，神形日漸邋遢。

形形色色的成年乞丐，拍打車窗請求施捨。其中有幾名母親，無言指著包裹在手中骯髒披巾裡的嬰兒。一名雙手各六根手指的男人，向停在路邊但引擎未熄火的摩托車騎士展示雙手，直到對方擲出錢幣給他才離開。有個痲瘋病男子現出他的殘臂，殘臂末端像木炭。另有個男人露出燒傷的猙獰面孔。一個男人躺在人行道上，露出一隻腫得老大、已生壞疽且腳部已截掉的腿，腿粗得像一根倒下的樹幹，紅通通且在脫皮。一名婦女在車窗旁，露出她被眼瘤吞噬的臉。一個年輕男孩帶著瞎了眼的祖父走向一輛又一輛車邊乞求施捨。衣索匹亞有八一%的人，每日所得不到兩美元，二六%的人每日所得甚至低於一美元（每日所得低於一美元，是爲全球赤貧指標）。這些悲慘的統計數據，在街頭得到活生生的證明。

一九九三年，原屬衣索匹亞的厄利垂亞（Eritrea）經公民複決而獨立，成爲非洲第五十三個獨立國家。這使得衣索匹亞成爲非洲第十五個內陸國。衣國人口眾多，面臨乾旱與糧食不足危機，生產方法未臻工業化，債務龐大，軍事支出高昂，與厄利垂亞邊境衝突不斷，土地收歸國有——這種種因素造成衣國出口不振，民生凋敝，經濟落後，人民失業。

衣索匹亞人民一次又一次奮鬥，爲選出願致力工業化、教育與公民平等的民主領袖而努力，結果一再失望。

一九九五年，衣索匹亞舉行第一次多黨選舉，梅列斯・傑納維（Meles Zenawi）成爲首相，他所屬的「衣索匹亞人民革命民主陣線」（Ethiopian People's Revolutionary Democratic Front/

EPRDF）成爲國會的多數黨。但這個政府——這是衣索匹亞歷史上第一個自稱民主的政府——至今未能帶領國家走上工業化、經濟成長和注重人權的道路。乾旱、糧食短缺、饑荒周而復始爆發。批評政府的聲浪隨之高漲，要求政府實施土地改革和有助經濟發展的農業現代化。政府置若罔聞。

「官員無能，政府坐擁土地和產業，人民只能承租地產。在這樣的國家裡，民間部門想要發達起來根本是奢望。」身爲反對黨的衣索匹亞民主黨（Ethiopian Democratic Party）秘書長，利德圖・阿亞魯（Lidetu Ayalew），在二〇〇五年如此說。

「衣索匹亞人民革命民主陣線掌權差不多十四年了，到現在全國六千五百萬人中仍有高達兩成的人口一整天沒東西吃。」衣索匹亞暨阿迪斯阿貝巴商會（Ethiopian and Addis Ababa Chamber of Commerce）會長貝哈內・梅瓦（Berhane Mewa）說。

這個政府不思改革，反倒大搞族群政治（只提拔首相所屬的民族「提格雷族」，而把其他民族當成競爭對手），對外以武力恫嚇厄利垂亞，對內則壓制新聞媒體和反對聲音。梅列斯說：「只要衣索匹亞人民革命民主陣線繼續掌權，土地就只會是國有。」與厄利垂亞的邊界紛爭，大大助長了軍事支出。一九九八年，紛爭升高爲戰爭，戰爭開銷每天達兩百萬美元；二〇〇〇年，國防經費超過八億美元。

但衛生與教育經費隨之下降。社會與衛生部門的經費，自二〇〇〇年起確實在擴增，但仍遠不敷所需。即使在撒哈拉以南的非洲地區，衛生支出仍有每年每人十美元的水準，反觀衣索亞，政府投注在衛生的經費在二○○二年每人只有兩美元。

因此，在首都阿迪斯阿貝巴，小兒痲痺、瘧疾、HIV／愛滋病人、癌症患者、盲人、痲瘋病人、智障、營養不良者、孤兒和垂死者，遊蕩於街頭，或茫茫然躺在人行道上。

二十世紀裡，衣索匹亞兩次推翻獨裁統治者。一次是一九七四年孟吉斯圖（Mengistu Haile Mariam）上校發動政變，推翻共產政權。再來是梅列斯和衣索匹亞人民革命民主陣線於一九九一年推翻孟吉斯圖政權。兩次革命都發生慘不忍睹的殺戮。

看著梅列斯政權轉為獨裁與好戰，讓人無比失望和不滿。

□

我們抵達時，那小孩和小孩父親都不在家。我們還發現，那個「家」只是鋪在人行道上的一堆骯髒破布和塑膠袋，位在距離巴士停靠站幾呎遠處。這家人把波紋馬口鐵皮殘片和廢木頭纏綁在一塊，構成矮圍牆，圍出一塊髒亂的睡覺區。「他在這裡出生，他母親就在這裡生下他。」蓋里妲說。

蓋里妲與幾個路人講話。然後幾個輕聲細語、狀甚和氣、T恤加牛仔褲打扮的男子，慢悠悠走開；然後，他們又從街角出現，帶著小孩明帖西諾特與小孩父親，朝我們走來。

那位父親何其年輕，神情何其茫然！他很瘦，二十八歲，鬍子稀疏，身穿過大的領尖釘有鈕扣的襯衫和寬鬆的褐紫紅色長褲，頸間掛一條繫有木質基督受難像的項鍊。如果他就是亟需救助的人，我一點都不覺得意外。蓋里姮告訴我們，這個年輕男子埃斯肯德（Eskender），跟著父親學過金屬加工，但他父母幾年前去世了。自從出現明顯的愛滋症狀後，他失去了工作和房子。他和他的年輕妻子埃梅巴帖（也是孤兒），就在人行道上的一小塊地方生活。遇到雨天，他們就躺平，拉上大塑膠布，蓋住自己和寶寶。

埃斯肯德牽著兒子的手走來。他兒子渾圓結實，走起路昂首闊步，是這裡的王子。明帖西諾特有一張方正而黑得發亮的臉，髮鬈而長，一雙惹人憐的突出雙耳。他蹦跳著，彷彿世界屬於他所有。而在這段人行道上，他的確是老大，誰都認識他。明帖西諾特這名字，意爲「他有什麼做不來的？」明帖（暱稱）想要小睡時，就爬過那堵用來圍住他毛毯的簡陋擋牆，而那擋牆像是孩子建造的遊戲堡壘。路人走過時，壓低聲音互相提醒「寶寶在睡覺」。哈蕾格雯走上前，明帖西諾特有所提防盯著她，並往父親身上靠。

我擔心，我們這趟任務是來把這小孩從父親身邊強行帶走。我擔心這年輕男子不知作何反應。

蓋里姮從手提包裡拿出一袋公文，遞給埃斯肯德。年輕父親讀了官方令文，回以慘慘一笑。他握住兒子的手，伸往哈蕾格雯。

「來，明帖西諾特。」她輕聲說，但小男孩往後退，像隻不肯被拖走的小馬。哈蕾格雯彎身想對他說話，但他躲到父親身後。

塞蘭努決定出馬一試。他蹲下來說：「明帖西諾特，想不想坐我的計程車？」明亮的黑眼從父親汚穢的襯衣下襬後面再度出現。

「是我開車嗎？」小男孩以高昂清楚的語調問。

塞蘭努笑得坐倒在地。再度蹲好後，塞蘭努說：「嗯，這是第一次，不是你開車。來，我載你，看看你喜不喜歡。」

「我爸也一起來嗎？」

「我們去市場買餅乾，送給你爸！」塞蘭努當場編出一個說法。明帖西諾特隨即笑開，從父親身後走出，牽住塞蘭努的手，跟著他走向計程車，跳上後座。他高高坐著，向人行道上一些露出羨慕表情的人揮手。

我急忙轉身，穿過人群，走向他父親：「他知道我們要去哪裡嗎？知道我們要把明帖西諾特帶去哪裡嗎？」我雙手發抖。情況變得緊急，計程車已發動準備離開，堵在後面的車子按喇叭催促，人群奔跑。我滿心難過，往背包裡慌亂尋找紙筆；拿出來後，卻又失手掉落。還好人群中有個好心年輕人接住，並爲埃斯肯德寫下哈蕾格雯的電話號碼和地址。這父親對我們稱謝，臉上帶著難過至極的苦笑，而後把紙條塞進胸前口袋。

這小孩無疑是他生命的全部。他一無所有，靠著破布、廢棄物和施捨品來養育這個快樂又充滿自信的男孩。但他知道這一天終會到來。他知道，身體健康的人是來帶走他兒子的。他頹然鑽進孤單的被窩。我們帶著明帖西諾特離開，使整個街區顯得更爲貧困了；這父親失去他唯一的珍寶，但像收下銀貨兩訖的收據一般收下他兒子將要前去的新址。

明帖西諾特的笑容，在關上車門那一刻，瞬即消失：「Abi（爸）！」計程車加速離開。他尖叫：「爸！」他撲向車窗。離開父親所帶來的慌亂，壓過了他想得到餅乾的念頭。

「我們去買餅乾給你爸！」塞蘭努又說了一遍，但小男孩猛然轉回來，跪坐著，把憂心忡忡的臉貼緊後車窗。他想記住回家的路。

「明帖，明帖。」哈蕾格雯轉身拍手，以唱歌的語調叫他。他不理會。哈蕾格雯嘆口氣，看向窗外。凱貝列指派她做的救助工作，只能到這程度。她有能力援助那小孩，但挽救不了那父親。

車子開回哈蕾格雯之家，進到波紋馬口鐵皮圍起的院子裡，明帖西諾特嚎啕大哭：「這裡不是市場！」我想起背包裡還有半包義大利脆餅。一星期前我在羅馬轉機停留六個鐘頭，買下它但沒有吃完。我把這半包已壓扁的美味餅乾遞給明帖西諾特，他當眞以爲這就是塞蘭努所說的餅乾。「餅乾！」他得意大叫：「給我爸爸的餅乾！」

「我們來把身體洗乾淨，小乖乖。」哈蕾格雯說著，把他交給莎拉。五分鐘後就傳來抗拒而充滿害怕的尖叫。這小孩曾經洗過澡嗎？但半小時後，王子明帖西諾特現身了，黑色鬈髮閃閃發亮，一身乾淨的T恤和褲管帶反褶的深藍色牛仔褲，腳穿附有魔鬼沾的 Power Rangers 牌二手運動鞋。他對鞋子非常得意。

明帖西諾特一瞧見塞蘭努，大步跑上前，衝進他懷裡，開心說道：「現在去找我爸！」

塞蘭努把他放在膝上，讓他在膝上蹦跳：「要是我能收養這小子就好了。」他說。三十七歲的塞蘭努，長得四方臉，性情溫和，人很聰明，領悟力高，唇上蓄著稀疏的髭，看起來與明帖西諾特頗爲神似；若說他就是這小孩的父親，還眞像那麼回事。塞蘭努愛穿卡其寬鬆長褲、領尖釘鈕扣的格子襯衫、褐色牛津鞋，若非生不逢時，大有可能成爲一個歷史學家、心理學家或記者。但他住在母親的房子裡，單身，做著大材小用的工作。這國家沒有借貸政策，也沒有取得土地的政策；沒有助學貸款、汽車貸款或者房屋貸款來幫助有抱負的人在社會上翻身。至於談戀愛（例如和一名剛畢業於阿迪斯阿貝巴大學的女孩），塞蘭努告訴我：「眼光高的父母不會讓女兒嫁給司機。」

他讓明帖西諾特從腿上滑下，一臉傷感。

這些動靜，引起了與我同行那幾個全身皺巴巴的旅行同伴的注意。他們高聲稱讚明帖西諾特長得好。這時，哈蕾格雯坐下，又接起電話。

她又突然站起：「又一個。怎麼會這樣。我去了。」

塞蘭努走出門，他手中的汽車鑰匙叮噹作響。明帖西諾特一路蹦跳跟在他身邊，抓他褲子，高興說著餅乾和爸爸。莎拉看到哈蕾格雯向她示意，趕緊上前把明帖西諾特帶開。這時他的反應實在令人驚心，又踢又叫，充滿被出賣的憤怒：「爸爸！餅乾！」他揮舞著手中緊握的義大利餅乾。

塞蘭努捲下車窗：「待會，嗯，明帖，我們一下子就回來。」

「但是你等會兒會帶他回家嗎？」我壓不下自己語氣裡的心痛，覺得自己就和明帖西諾特一樣緊抓著塞蘭努褲子不放。

「不會。」

「但他還會見到他父親吧？」

「沒錯，他會再見到他。」

我返回那潮濕的房間，坐回我位置，心痛得無法再出一趟這種拆人骨肉的任務。原先與我同座的那個威嚴女人已經不在座位上。

「那人物到底是誰？」我沒好氣問道。

原來，這位尊貴女士是備受敬重的衣索匹亞東正教大老，也是哈蕾格雯已故丈夫的一位親戚。她藉由自己的大駕光臨來榮耀這戶人家，哦不，應該說是榮耀這一帶住區。先前與她同座時，我眞該多讓一點空間給她才是。

莎拉把明帖西諾特帶回屋裡。他哭著把餅乾塞進襯衫深處，爲爸爸好好收著這些餅乾。

2

隔天早上，我在飯店房間裡醒來，天仍漆黑，山風獵獵。先從清眞大寺傳來「阿拉，阿拉」的小調祈禱歌；不久又傳來衣索匹亞東正教大教堂「梅德哈內阿蘭」（Medhane Alem，意爲「救世主」）的「哈雷，哈雷，哈雷路亞！」幾無抑揚頓挫的吟頌，透過充滿靜電噪音的喇叭四處傳送。然後加入了其他聲音：驢子踏在泥土路上嘶嘶鳴叫，長跑選手獨自跑在瀝青路面上大鞋踩地啪啪作聲，公雞喔喔啼叫。

到了下午大約三點鐘，阿迪斯阿貝巴將會籠罩在嗆人的煙霧和塵灰之中，混合了數千頭牛隻揚起的塵土、戶外烹煮食物升起的炊煙、水泥廠和磚廠釋出的粉末和汽車排出的廢氣。牲畜嘶叫、計程車喇叭鳴響、市場攤販叫賣、數十萬行人熙攘穿梭，眾聲喧譁，把祈禱聲或是咒罵聲一併掩沒。但在清晨時分，這個非洲海拔最高的首都一派清爽明朗，晨禱聲乘著清新的空氣飄向遠方。

美國人唸起這城市的名字，聲調平板，發音不對，會漏掉幾個音：唸成 *at*-tis a-*ba*-buh（音似「呃逖薩巴布」）之類的，聽來像是某種飲料名，也像哈林文藝復興時期（譯按：Harlem Renaissance，一九二〇年代以紐約哈林區爲中心興起的文化躍進時期，又稱黑人文藝復興時期）的某種舞步名稱。只有行家才知道該唸成 ah-*deece ah-bah-bab*。

我站在飯店的水泥小陽台上，俯瞰隔鄰穀倉旁的空地，地上有山羊和雞，比一般的穀倉旁空地小得多。我腦中浮現昨天下午在哈蕾格雯太太家所見到的景象——凱貝列來電、出任務拯救小孩、拋下病重父親、回到家發現杯裡的咖啡猶有餘溫。

我知道這是爲了盡量救治更多病人而不得不做的病人鑑別分類。哈蕾格雯救不了所有人。愛滋病肆虐衣索匹亞的頭二十年，已奪走一百萬條性命，其中受害最嚴重的是十五到四十九歲間的男女（特別是女人）❹，這數字相當於一．五個世代的爲人父母者。哈蕾格雯只是在挽救幾個失怙失恃的小孩

這時我還不知道她個人的生命奮鬥史，但我對於那些奮鬥背後的數字略知一二。二〇〇一年我第一次飛往衣索匹亞（我在二〇〇三年結識哈蕾格雯），部分原因是爲了弄清楚那些統計數據。

二〇〇〇年夏天某週日早晨，在美國亞特蘭大，那些統計資料首次震撼了我。

那時我懶洋洋倚坐在向外推出的景觀凸窗邊，喝完咖啡，閒閒無事，正在套上穿洞耳環。廚房餐桌上攤放著週日版《紐約時報》，上面披露了可怕的消息。這是我第一次讀到聯合國把非洲形容爲「孤兒大陸」（"a continent of orphans"）。「人類免疫不全病毒」（ＨＩＶ）和「後天免疫不全症候群」（愛滋病），已奪走兩千一百多萬條性命❺，其中包含四百萬孩童。

超過一千三百萬孩童淪爲孤兒；其中一千兩百萬分布在撒哈拉沙漠以南的非洲，這裡面的

四分之一住在奈及利亞、衣索匹亞這兩個國家。而在衣索匹亞，十一％的孩童是孤兒。

令人悚然心驚的不止於此。

聯合國HIV／愛滋病聯合計畫署（Joint United Nations Program on HIV/AIDS）預估，二〇〇〇至二〇年間，還會有六千八百萬人死於愛滋（自從「高效抗逆轉錄酶病毒療法」，即俗稱的雞尾酒療法在一九九〇年代末期問世之後，西方人死於愛滋的人數不多）。

到二〇一〇年，非洲將有兩千五百萬至五千萬孩童淪爲孤兒，涵蓋新生兒至十五歲的少年。

在某些國家，國內四分之一孩童將淪爲孤兒。

我當時覺得這樣的數字荒唐可笑。

除了「天上有多少星星？」或「室女座超星系團距銀河有多少光年？」這類問題，世界上還有什麼問題的答案必須動用到一千兩百萬、一千四百萬、一千八百萬這樣的數字？

□

二〇〇〇年夏，我和丈夫唐・撒繆爾（Don Samuel）已結婚二十一年。唐擔任辯護律師，我們有兩個女兒、三個兒子，其中四個是親生，老么是領養。莫莉生於一九八一年，塞思一九八四，立怡一九八八年，莉莉一九九二、傑斯是一九九五。我們這對四十多歲的夫妻，被生活逼得幾乎精神錯亂，但樂在其中。我們就像一般中產階級，陷在紛至沓來的雜事中辛苦過日，譬如小孩學校的各種活動同意函、足球鞋底防滑釘、借自圖書館的書、樂器、看牙、科展計畫和大學申請書。晚上，搜索自己衣服上的口袋，發現了嚼過的口香糖或海豚狀小耳環，或是只剩一隻手臂的蜘蛛人小玩偶（在另一個晚上發現蜘蛛人失落的斷臂）之類東西。有一次，在機場通關接受安檢時，我清出肩掛小包裡的東西，赫然發現手提袋底部有一根和眞實香蕉一樣大的塑膠香蕉。我知道那香蕉擺在袋裡是做什麼用的，但它既然不致構成立即威脅，安檢人員未要我說明其用途就放我過關。我們家前院擺了幾輛腳踏車，宛如腳踏車停車場。草坪上因爲打羽毛球而踩出了幾塊光禿禿的地方。

那年夏天那個早上，我家小孩和在我家過夜的小孩的玩伴，正從一個房間吼叫到另一個房間，拖著睡袋和海灘浴巾在屋子裡到處走動，然後向我索討零錢以便到游泳池畔的小鋪買冰棒。某個孩子進了車裡，開始按喇叭催促父母動作快一點，儘管父母一再說明等一下就去游泳池玩。就是在那個夏天，五歲大的傑斯，也就是我們在前一年秋天從保加利亞孤兒院領養來的男孩，只花一個下午的時間就學會了游泳。我們問他：「怎麼這麼快就學會游泳？」他答：「住在游泳池深水那邊有條鯊魚教我的。」

但，突然間，我腦海裡浮現了一個與我家截然不同的世界。在那個世界裡，今天有一千兩百萬孤兒，明天會變成兩千五百萬，而那只是因愛滋病造成的孤兒數目，如果加進瘧疾、肺結核所造成的孤兒，撒哈拉以南的非洲孤兒將有三千六百萬，而這不包括遭戰爭、饑荒帶走父母性命的孩童。

□

人類天生不愛處理一千兩百萬或一千八百萬或兩千萬這種數目的資訊；人類的原人始祖從來不必思考數目超過十或二十的東西。對於不是數學家、流行病學家、人口學家、地理學家、社會科學家、醫療人類學家、經濟學者的人來說，或者是對一個根本不認識半個上述任一專業人士的一般人來說（不過，我家距離亞特蘭大疾病管制中心大約三公里，我很樂於響應社區共乘制度，與一般人難得碰到的流行病學家分工，載送彼此的孩子們到附近球場練足球），尾巴帶著這麼多個「○」的數字，實在很難理解。或許你能用一千一百萬、兩千五百萬之類數字做各種計算和圖表，但假如誰能夠想像這些數字在現實世界中所呈現的樣貌、所傳達的意義，我要豎起拇指說聲你眞了不起。

誰來養這一千兩百萬孩童？那是我當下的疑問。光是對付五個小孩，老公和我有時就覺得快要發瘋。

誰來教一千兩百萬個小孩學游泳？誰來爲一千兩百萬個孩子簽下學校的戶外教學同意回條？誰爲一千兩百萬學童準備午餐？一千兩百萬個孩童下場踢足球時，誰來替他們加油？（在我們美國，每逢這種場合，場邊加油人潮是人山人海）。誰來買一千兩百萬雙跳起來會發光的運動鞋？背包？牙刷？一千兩百萬雙襪子？誰爲一千兩百萬個孩童講睡前故事？誰來在星期四晚上替一千兩百萬個小孩做個抽考，陪他們準備隔天早上的拼字測驗？誰來帶一千兩百萬個小孩去看牙？替一千兩百萬個小孩辦慶生會？

誰會在夜裡醒來，安撫做惡夢的一千八百萬個孩童？

誰，在這一千兩百萬、一千五百萬、一千八百萬、三千六百萬個孩童喪父喪母之後，撫慰他們心靈的創痛？誰來幫助他們免於淪爲奴隸或娼妓？誰來把文化的、宗教的、歷史的和政府的傳統以及手工藝與專門行業的傳統，傳授給他們？誰來陪他們長大、挑選適合的對象、尋找工作、學習教育他們自己的小孩？

不用說，沒有人。就算有，也少之又少吧。沒有足夠的成年人來滿足上述需要。在西方工業國家，愛滋病已成爲一種慢性病，患病者並非必死無疑；但在非洲，有一整代的父母、教師、校長、醫師、護士、教授、宗教領袖、音樂家、詩人、官員、教練、農民、銀行家、企業主，眼看就要被消滅淨盡❻。

我們之中大部分人，對這些驚人的數目無動於衷。這種事就發生在現在？我們讀過亞美尼亞人和猶太人遭大屠殺的歷史，知道史達林藉勞改營迫害異己；就在我們活著期間，柬埔寨、波士尼亞、盧安達等地方上演了慘絕人寰的殺戮，爲此我們再度慶幸自己活在安全幸福的國度。在遙遠北回歸線的另一端，無數人正在受苦，對於他們的苦難，我們或許隱隱有種物傷其類的難過，但時空距離使得我們無法感同身受。甚至在受害最烈的國家裡，也有這樣的情形；因爲即使在愛滋最猖獗的亞、非國家境內，仍有包括民選首長在內的人過著舒服日子，抱著自掃門前雪的心態。

柏林圍牆倒了，共產鐵幕垮了，但在大西洋中央和地中海中央，似乎升起了一座由電子閃光燈、電視名人和高分貝音樂所構成的牆。人們看過了根據眞人實事改編的劇情式紀錄片、電視上的「新聞雜誌」節目、似眞實假的回憶錄之後，很難再對眞實事件感到興趣。美國社會絞盡腦汁欲解決大眾的肥胖問題，以致美國人忘記了世上還有比肥胖更嚴重的體重問題。

有些西方人打破了這道牆。其中一人是聯合國特使史蒂芬・路易斯（Stephen Lewis）；另一是打著蝴蝶領結，風塵僕僕於全球各地，深富群眾魅力，但在哈利法克斯外海墜機身亡的醫生強納森・曼恩（Jonathan Mann）。比爾・蓋茲夫婦和美國前總統卡特與柯林頓，也名列其中。

至於我們其他人——只是平凡百姓的其他人，平日忙著開車出門，接送小孩上下學，上班，帶小孩到遊戲場玩，到大賣場、五金店購物，回家時一腳撐著前門，同時手忙腳亂把信件、一袋袋的食物、隨身提包、書、孩子背包搬進屋內——該如何打破這道牆？

□

那個星期日早上，孩子們穿著泳衣在我家車道上按車喇叭催我快點出來時，我突然在想：「何不領養個非洲愛滋孤兒？」這個念頭爲我開了一道門，讓我窺見那個後面拖著好多個零的數字背後是何眞實情形。在以記者身分前往衣索匹亞之前，我先以領養人的身分去了那個國家。衣索匹亞是少數允許外國人領養兒童的非洲國家之一。

以養母身分前往衣索匹亞，促成我與哈蕾格雯的結緣。在她的家鄉，當母親的人愈來愈少，因而，有女人願意來領養別人小孩，自然大受歡迎。

最後我並沒有領養哈蕾格雯之家裡面的小孩，但我透過不同男女（包括衣索匹亞人和美國人）的層層關係和她接上線，那些男女把孤兒一個個送出衣索匹亞，送到西方領養家庭裡。

領養無法解決非洲HIV／愛滋病的問題。那是杯水車薪。那些孤兒，在父母死於本可預防的疾病之後，失去了父愛母愛，但由於得到領養之故，其中少數孤兒得以在國外重享家庭溫暖。而這少數小孩像是派到國外的娃娃使節，讓我們獲益良多。透過他們，我們了解了與他們同齡的孩子們，那幾百萬個非洲城市和鄉村裡失去父母之後或活著或在死亡邊緣掙扎的小孩。入住北半球家庭的非洲孤兒，將來也許會在拼單詞比賽裡得獎、贏得越野大賽、加入童子軍、學會溜直排輪、吹喇叭或拉小提琴——但每一個這樣的小孩背後，都代表還有一萬個非洲小孩仍孤立無援。

「領養是最不得已的解決辦法。」二〇〇五年十一月，哈杜什・哈列佛姆（Haddush Halefom）如此告訴我。他是衣索匹亞勞工部兒童委員會的主委，該委員會職司跨國領養事宜。他說：「過去，因為我們國內緊密的親緣關係，孤兒非常少；失去父母的小孩自有大家族來撫養。但現在HIV／愛滋病摧毀了無數家庭，致使衣索匹亞孤兒再也無法幼有所養。」

「照顧我國孩童的那些家庭，我非常感佩。」他說：「但我非常希望也能得到援助來保住小孩的親生父母。領養固然好，但小孩都不希望見到自己父母死掉。」

□

西方提供非洲的醫療援助實在太少。以二〇〇六年來說，非洲有四百七十萬人亟需足可保命的愛滋病藥物，但只有五十萬人有幸得到；每天有六千六百個非洲人死於愛滋。聯合國兒童基金會提出的最新報告指出，在辛巴威，每二十分鐘就有一名孩童死於愛滋或因愛滋而淪爲孤兒。

但愛滋防治還是有了可喜發展。治療愛滋的藥物已卓有成效，能讓垂死的人在接受治療後兩個月內恢復健康，回到工作崗位。研究顯示，服用愛滋藥的非洲病患，比歐美愛滋病患更能乖乖遵守用藥療程，治癒率約達九成。在烏干達、塞內加爾之類國家，愛滋防治的教育宣導、村鎮市的主動救助愛滋病患、藥物治療，已收到遏制愛滋蔓延的效果。

但非洲缺乏打贏愛滋戰役所需的資源。聯合國HIV／愛滋病聯合計畫署預估，二〇〇七年防治愛滋病的經費將達一年約兩百億美元。但二〇〇三年時，全世界幾個富裕國家所捐出的對抗全球愛滋的金額，不到五十億美元。

想要減少愛滋孤兒的數目，首要之道在於更廣泛的介入：富裕國家要致力促成公平貿易、減少不當債務、與窮國分享醫學上的新發現、支持「全球打擊愛滋、肺結核與虐疾基金會」（簡稱全球基金會，Global Fund），然而至目前爲止，各富國在這方面的表現還不盡如人意。

□

我並不了解哈蕾格雯，但我知道她爲何挺身而出。愛滋病橫行非洲，使美滿家庭家破人亡。愛滋病是緩緩逼來的海嘯，垂死者伸手呼喊求救，終至沒頂，海浪把孩子從父母懷中捲走。哈蕾格雯只是個平凡百姓，一個中產階級的中年婦女，突然之間上了愛滋戰場，正面迎戰此一史上最厲害的流行病。愛滋病是迄今唯一一項被聯合國安理會認定爲足可威脅全球安全的疾病，是第一個列入聯合國大會討論主題的疾病，是使得美國政府設置了地位等同於部會首長級的大使專職其防治的唯一疾病，也是唯一一種能讓政府垮台並改變國與國關係的疾病。

而我知道，凡是致力對抗HIV／愛滋流行病的傳染病學家、經濟學家、社會學家，都會對哈蕾格雯這樣的人物感興趣。全球專家，在華盛頓、巴黎、日內瓦的小組會議和大型研討會上，想盡辦法用圖表數字來揣想與描繪各地孤兒的實際情況。美國亞特蘭大的艾摩利大學羅林斯公共衛生學院（Rollins School of Public Health of Emory University）院長，蓋里·甘德森（Gary Gunderson）博士告訴我：「各國政府有能力提撥數十億美元，也這麼做了，但是對兩千五百萬孤兒之中的絕大多數來說，唯一希望寄託在幾千位哈蕾格雯這樣的人身上。我們應該努力去理解她不可思議的奮鬥事蹟，好讓我們知道如何與她並肩作戰，貢獻心力。開十幾場全球性大型會議所得的結果，比不上去了解她的奮鬥事蹟那樣有助於我們了解愛滋。」

□

那麼，哈蕾格雯爲何要插手愛滋？爲什麼難民要擠進她樸素的收容所，而不願前往大馬路邊更美觀的收容院？爲什麼選擇她的兩層磚造樓房，而不願去山谷另一邊的三層別墅？

市街上謠傳，哈蕾格雯太太做過HIV病毒檢驗，結果爲陽性。

這一說法引人之處（對於這樣說的人來講），在於這意味著哈蕾格雯是因爲自己也是病人，所以才接納並援助HIV／愛滋病患。她碰到HIV陽性患者，沒有尖聲辱罵或丟石頭，沒有在他們離開的足跡上撒灰免得觸霉頭，沒有揮掃帚趕人或當著他們面猛然關上門，都只是因爲她與他們同是天涯淪落人。這一說法，讓她那些HIV陰性的友人不必良心不安，而得以繼續對愛滋苦難擺出事不關己的態度。只要沒染上這流行病，就可以繼續裝作沒有愛滋這回事。

「哎，她不是你們說的那樣。」哈蕾格雯的老友澤威杜告訴那些嚼舌根的人。他是工程師，兼在大學教書，經驗血後得知已染上愛滋，從此關心愛滋病患者的困境：「當然我知道，你們不會相信我。」

但澤威杜說的沒錯。哈蕾格雯是HIV陰性。一個人的血液裡是否存有致命病毒，並非促使其人挺身而出對抗愛滋（驗血還無法測出是什麼東西讓人可以那樣做）的要素。

□

到底怎麼回事？大部分人出於本能而竭力保護自己和家人免於愛滋上身，爲什麼有一些人卻是放慢腳步回頭望，突然向陌生人伸出援手？不但沒有對他們避之唯恐不及，反倒淌入這日益漲高的渾水，想把即將滅頂的人拉到更高處。是什麼因素讓哈蕾格雯成爲這樣的人？

在接下來的年月裡，我將會了解到，光從個人的生理特質，無法斷定誰會跳下來對抗愛滋，一如無法靠驗血來斷定此事；從個人生平經歷也無法預知哪個男子或女子爲何要在自己不受這威脅的情況下，突然宣布「我要挺身而出」。

成書於三世紀的猶太教倫理格言集《父祖的訓示》(*Pirkei Avoth*)，第二章第六節寫道：「在無人處努力當個人。」

哈蕾格雯正往這方向努力。

逐漸了解整件事之後，我認淸了一件很難接受的事：哈蕾格雯絕不是德蕾莎修女之類人物。

發現這一點之後，我大感挫折。我原以爲自己要寫出一本聖徒傳記之類的東西。

然而，把一個好人封爲聖人，只是解釋其人不凡行徑的方法之一。她一定有病！她一定正義凜然！不管她是怎樣的人，總之她的生命層次與我們不同，因此我們可以心安理得不予理會。

我們這些旁觀者大多數既不是聖人，也不是倖存者，因而沒有人期待我們插手。

我後來看到了哈蕾格雯的名聲起伏，如日升日落。她的生活加入了那些被愛滋毀了一生的人之後，她和他們一樣無足輕重。然後，她開始被視爲聖人。然後有人大叫：「嘿！她一點也稱不上聖人！」並指稱她墮落沉淪。或說她最初以聖人形象出現，後來成爲暴君，後來又再成聖。咦，情況不是恰好相反嗎？故事情節隨之改變。但不管是在哪個人的口中或筆下，哈蕾格雯都未得到持平的看待，於是她若非完美得毫無瑕疵，就是說她變壞了。人言言殊，旁觀者用自己的看法來評斷她。

她的老友澤威杜知道她是怎樣的人。她只是個平凡人，手忙腳亂度過困境，看到周遭有人受苦的時候比大多數人多一份同情心，而且只把一半心思拿來自保。但大部分觀察者未能用這般切合實情的角度看她，而澤威杜先生大概再活不了多久。

不過，令我欣慰的是，我聽到有人說，就連德蕾莎修女本人也是欺世盜名。

3

從街頭接回明帖西諾特那個下午的隔天早上，塞蘭努開車到小飯店門前載我。我們坐他的藍色計程車駛過一條陡峭的泥土路，然後停車，下車步行。我們踏著重重腳步，沿著長不見盡頭的圍牆和籬笆走了好一段時間。牆籬高達七尺。在阿迪斯阿貝巴，家戶所居住的院落以高牆與街路隔開；高牆是以波紋馬口鐵皮板、疊起的石塊或水泥塊，或是立著的木杆或竹竿搭成。牆外人無從得知牆裡人住什麼樣的房子，可能是泥土和禾稈搭建的茅屋，可能是像哈蕾格雯家那樣的磚房，也可能是優雅時髦的地中海式豪宅，宅內有衛浴、衛星電視、洗衣機和網際網路，從陽台還可遠眺縹緲的恩托托山脈（Entoto Mountains）。

哈蕾格雯家牆外的土徑上，許多小孩四處亂跑。有些小孩拿根棒子在滾木環，這遊戲在美國是自殖民時期起就不曾見到的。有些小孩揹著弟妹。他們身上的衣著不合身而且骯髒，上下搭配得很突兀。即使熱得半死，仍有許多小孩穿著性別不對、尺寸不合的冬季外套，外套上還有毛茸茸的兜帽或附在袖上的連指手套。顯然的，有些好心的北美、北歐人士把舊衣打包，送給愛滋孤兒，其中一箱風雪大衣和滑雪褲就送到了東非這一又乾又熱的地區。

富裕國家及其全球性組織、跨國製藥大廠，一直不願拿出抗逆轉錄酶病毒藥（antiretrovirals，抗愛滋藥）與窮人共享。世界貿易組織獲得美國的支持，把智慧財產權（例如愛滋藥物的分子成分）置於醫療人權之上，於是，垂死的愛滋病患大部分只能望著昂貴發亮的藥廠藥品徒呼奈何。

但舊衣物不因瘟疫、饑荒、戰火而受阻礙，繼續一批批穩穩送過來。第一世界人民的普遍想法，就是趕緊把舊衣物裝箱，運到非洲。

□

哈蕾格雯的房子和大部分房子一樣，靠一道七尺高牆與這三百萬人口的擁擠城市隔開。她家的高牆是以一片片波紋馬口鐵皮用鐵絲綁著連在一塊而成。沉沉的大門，以兩根用煤渣磚建成的柱子固定。她拔掉門閂，把門往院內拉開，在塞蘭努雙頰上分別輕輕吻了一下，作爲招呼。然後她把我往下方拉向她，用她雙掌握住我的雙掌，在我雙頰各吻了兩下。我身高一七〇，站在哈蕾格雯身旁，覺得自己像個「高瘦笨拙的白種女人」。她姿勢挺直，雙肩挺拔，頭微向後仰，帶著些許不服氣的神情——我這麼覺得。或許她只是隨時準備好要與比她高許多的人說話。她有一種本事，讓人覺得在她的高度一切都是正常的，而在我這種高度，一舉一動無不古怪。

她轉身，在我們後面催我們趕快進屋。塞蘭努和我坐進交誼室的矮沙發。沙發座面已顯鬆塌。

哈蕾格雯招呼莎拉準備傳統的「咖啡禮」（buna）來招待我，這是一種招待客人享用咖啡的儀式。莎拉原是大學生，後遭父母趕出家門，無家可歸。

莎拉進來，身穿手織的白色連身裙，裙邊繡有彩色花樣。她捧著一束剛割下的長草葉，把泛著香氣的草拋在水泥地板上，轉身離開；再出現時，她手捧一只小煤爐。她把煤爐放在草葉上，然後人正對著煤爐，在三腳矮凳上坐下。她開始烘烤長柄平底鐵鍋上的新鮮咖啡豆，不時晃動鍋子，抖掉咖啡豆的外殼。咖啡豆沁出了油，平底鍋裡冒出煙。這時她握住長柄，把鍋向我們端過來。塞蘭努和哈蕾格雯把煙搧向自己臉部，品味香氣。我如法炮製。莎拉坐回凳子，用杵和臼研磨烤黑的咖啡豆，然後倒進黑壺子裡開始煮。黑壺為手工製造，外形很好看。她將濃濃咖啡倒進已放糖的小瓷杯裡。按照傳統，客人要一邊喝咖啡，一邊吃爆玉米花或烘乾的大麥（kolo）。

突然間，明帖西諾特高聲喊叫，從前門飛奔進來，衝進塞蘭努懷裡。

「我們今天要去找我爸爸嗎？」小男孩問。

「嗯，今天不行，但很快。餅乾還有嗎？」

「還有！」他大聲說，從口袋裡掏出已壓扁的袋子，袋裡剩一些餅乾屑。

「明帖，來。」莎拉說：「我們去看看其他小朋友在玩什麼。」他握住莎拉的手，但離開時回頭望了塞蘭努。

哈蕾格雯喝了一口咖啡，放下杯子，在椅子上轉身看著我。她張開雙手，掌心朝上，彷彿在探有沒有下雨。她布滿皺紋的臉對我笑。她是在請我開口發問，但她並不喜歡我問問題。她的瞳孔黑得像煤炭，眉宇之間的哀傷皺紋傳達了另一種邀請，有所保留的邀請。

她的過往不是什麼光鮮亮麗的故事，所以只要有事打斷，她就笑著把頭轉開，去忙別的。手機響；電話響；助理拿文件進來請她簽；訪客進來找她談事情。每一個來訪的電話或客人，她都親切、熱情、笑臉相迎（但對我不是如此）。忙完，回頭看著我時，她聳聳肩，露出無奈的笑，意在表示：「妳瞧？就是抽不出時間談我那不值一談的過去。總之，我的過去都是老掉牙的事，沒有人會感興趣。」

然後，哈蕾格雯以阿姆哈拉語講起電話，說話快得像連珠炮。她講很久，講到把身子靠向椅背，頻頻輕拍胸口，並且帶著咳嗽粗嗄大笑。我看她一時不會講完電話，便放下小咖啡杯，走出去。明媚的早晨，散射著明晃晃的高海拔陽光。小孩在泥地院子裡遊蕩。一名開心的小女孩吸引了我的目光。她赤腳四處走，走得很快，動作很大。她下半身是灰色運動長褲，上身是一件蓬鬆帶褶邊的粉紅色洋裝，外面套一件過小的男孩冬季外套。我看她坐在平坦石頭上，讓高雅的襯裙攤開，神情自得，看起來非常得意於擁有這身衣服，不時把手伸進冬季擋風外套裡把僵挺的薄紗扯直。她婉轉的雙眼環顧四周，想探看有沒有人注意到她今天打扮得很美。

我注意到了。我走向她，輕撫她嬌小溫暖的頭、乾硬的小髮辮，用英語低聲說出她聽不懂的讚美。我嚇著她了，但她隨即知道怎麼回事。她雙唇下翻，露出激動開心的笑。

我不知道誰在照顧這個穿粉紅洋裝的小女孩，或許是祖父母，或許是比她年紀大不了多少的兄或姊，但我看出她想起曾受母親呵護的過去。失去父母已久的孤兒，想不到會有人讚美她的美麗打扮。

哈蕾格雯出來找我：「我們談談。」

□

再走進交誼室，裡面坐著兩個自行上門的老婦人。她們坐在椅上彎身向我致意。在她們面前，哈蕾格雯不想談她的過往，於是我們從較輕鬆的話題談起。

她一九四六年左右出生於伊格阿蘭（Yirgealem）村，排行老大，父親帖費拉・沃德馬里亞姆（Teferra Woldmariam）是一位轄區在鄉下的法官。（衣索匹亞人以父親的名字當自己的姓氏，所以，沃德馬里亞姆的兒子帖費拉，全名就叫帖費拉・沃德馬里亞姆；而帖費拉・沃德馬里亞姆的女兒哈蕾格雯，全名叫作哈蕾格雯・帖費拉。女人嫁人後不改姓。）

這法官與第一任妻子生了兩個女兒，哈蕾格雯是老大；離婚後，這法官再娶，生了十八個小孩。哈蕾格雯和父親、繼母同住：「每年生一個小孩，有時生雙胞胎。」她笑著說。哈蕾格雯的個子很矮，但她在弟妹面前很有威嚴。小時候，她留著兩條長辮子，雙手貼在臀上站著，歪頭露出懷疑表情，聆聽一大群弟妹各說各的責怪、訴願、牢騷、不在場證明，然後揮手要他們退下。她那疑惑的表情，和她父親，法官帖費拉，在鎮上唯一一座煤渣磚造建築裡審理民事、刑事案件的模樣差不多。

「小時候我總是笑容滿面。」哈蕾格雯告訴我：「我是最快樂的女孩。我父親很看重女孩子的教育，他希望我以後能自食其力。他堅持要我坐下乖乖唸書，但我就是坐不住，喜歡跑跳。」

少女時期，父親送她到首都上學，很好的中學。那期間她住在父親某個已成家的兄弟家裡。一九六五年，她十九歲，參加朋友婚禮，遇見她唸中學時在他們學校任教的男老師。那人叫沃庫・凱貝德（Worku Kebede），是新郎的兄弟。

「他沒教過我，但我記得他。」她告訴我：「那時候他唇上留著髭，抽菸。」身材高大、嚴肅不苟言笑的沃庫，二十九歲，畢業於衣索匹亞的哈拉爾市（Harar）的阿萊馬耶大學（Alemaye University），在中學裡教生物。生性調皮的哈蕾格雯，走近他，搖晃一根手指，怪他竟然不記得她了。一臉正經的沃庫，又驚又喜。

「我那時很天真。」她告訴我：「他笑我。」

他不只是笑她。「他派人到我家向我父親提親，說要娶我。但我父親不同意。他說：『他是教書的，我不能把女兒嫁給一個教書的人。』他說：『教書的人絕不是好丈夫。教書的人個性永遠像個父親，甚至會比我更像個父親。』

「然後沃庫父親的一個朋友，代表沃庫家前來拜訪我父親。兩個月後我父親終於點頭。」

一九六六年，兩人結婚，當時分別是二十歲與三十歲：「婚禮很美好，在教堂舉行。我穿西式的白色婚紗。他穿黑西裝、白領帶。那天晚上，有音樂，有跳舞。」

兩人在阿迪斯阿貝巴租了一棟兩層水泥樓房，位在一處熱鬧街區後面，街上有服裝店、麵包店、理髮店。婚後第一年，一九六七年，哈蕾格雯生下一個女兒，名叫阿特特蓋布（Atetegeb），又兩年後生下蘇珊娜（Suzanna）。兩女兒上學之後，哈蕾格雯就出去上班，在聯邦公路局當秘書，後來更上層樓，跳槽到阿迪斯阿貝巴大學的會計部門，接著又轉到美商巴勒斯電腦公司（Burroughs Computer Company）工作。沃庫則榮升爲那所中學的校長：「我們在一塊非常幸福。」她說：「我們兩人都喜歡讀書，嗜好相同。我喜歡丹尼爾・史蒂爾（Danielle Steele）的小說，他喜歡生物學、歷史。婚後生活一直很美滿。」

□

沃庫喜歡讀書，非常珍惜他有幸珍藏的書籍，手不乾淨絕不拿書，並用他長長的手指指尖小心翻頁。阿特特蓋布和父親一樣是愛書人，從小愛窩在沃庫書桌附近的椅上，就著書桌上的燈光聚精會神看書。沃庫從學校借書回來給她，她正襟危坐，撫摩插圖裡的恐龍或行星或鯨魚。

蘇西（蘇珊娜小名）則遺傳了母親爽朗、愛大笑而又性急的個性。衝出門去要跟朋友見面時，招呼阿特特蓋布一同前去，但這個當姊姊的兀自埋頭看書，頭也不抬就說不去。阿特特蓋布有一張勻稱的瓜子臉，髮長及肩而帶鬈，天生有黑眼圈。兩女孩進入青春期時，哈蕾格雯大爲煩惱：「妳是漂亮的女孩！」她以篤定口吻告訴阿特特蓋布，但沃庫插嘴，用阿姆哈拉語說：「隨她去吧」（Teyat）。

4

學校放長假的日子，沃庫把他的德國產歐寶汽車加滿汽油，哈蕾格雯則在食物籃裡放進水果、燉濱豆、燉玉米、因傑拉餅（injera，衣索匹亞人的麵包類主食，用酵頭發酵的鬆軟薄煎餅）、幾瓶水，然後一家四口乘車前往鄉間。他們離開阿迪斯阿貝巴大城，朝南，前往德布勒澤特鎮（Debre Zeyit），下到有湖泊成串的東非大裂谷。在這些銀灰藍色的火口湖岸周邊，布穀鳥、蜂虎、金黃鸝、燕鳥盤旋飛翔。衣索匹亞境內已確認的鳥類有八百多種，其中四種是特有種。

一家人驅車穿過陽光普照的熱帶大草原。在種滿畫眉草（衣索匹亞國民穀物）的田地旁，他們瞥見鄉間人家仍照著古老方式（鄉村生活）過生活，住在圓形茅屋（tukul）裡。一名小孩揮舞著以軟雜草充當的鞭子，趕著自家養的幾隻鴨鵝到池塘，再把它們趕回來。古老果園裡結了粗硬的小橘子。在某片乾焦的平原上，一棵刺槐爲來往的牧民提供些許蔭涼。

犬羚和斑馬、麋羚和捻（一種非洲大羚）、瞪羚和狒狒，徜徉在野地裡。在齊威湖（Lake Ziway），河馬在深度及腰的綠色湖水裡蘆葦稈間晃蕩，發出含水漱口般的低沉叫聲。偶爾有一隻河馬浮出水面，露出它瞪大眼睛、橡膠似的葫蘆狀黑色大頭，湖水從大頭紛紛流下，然後牠對著同伴張開大嘴，又沒入水裡，轉身離開。一群粉紅與白相間的紅鸛，在遠處的粼粼水面踱步。

阿迪斯阿貝巴南方的大地上，住著四十五個部族，其中包括把盤狀物塞入嘴唇裡的著名部族穆西人（Mursi），以及在身上彩繪的卡羅族（Karo）。有些南方部族有感於曾遭高原民族殖民，已展開激烈的建國運動；有些部族則不曾聽過所謂的「衣索匹亞」，也不知道誰是征服他們、併呑他們土地，而後在十九世紀末至二十世紀初在位的國王梅涅里克二世（Menelik II）。

衣索匹亞的基岩是岡瓦納古陸（Gondwanaland），這是地球上第一塊大陸，形成於六億年前。岡瓦納大陸被古海洋淹沒，繼之以億萬年乾風的吹襲；沉積物在這堅硬古大陸頂上長久堆積並遭受日曬，然後數千年風吹雨淋使得沉積物四散。如今，歷史學家漢考克（Graham Hancock）、潘克赫斯特（Richard Pankhurst）寫道：「岡瓦納古陸再度呈現於世人眼前，閃爍著黃金、白金之類古老礦物不可名狀的火花。」

考古學家埋頭於乾燥丘陵的裂隙中，每隔幾年從營地裡冒出來，向世人宣告又發現了驚人的古老骨頭。人類就在這處大地上演化出來。衣索匹亞國立博物館保存有三百萬年前人科動物「丁凱涅什」（Dinkenesh）的遺骨，這個又稱「露西」（Lucy）的人類先祖，被譽爲人類之母，其遺骨是在一九七四年由美國人類學家約翰遜（Donald C. Johanson）發現。

□

自然史上有一個引人窮究不厭的謎團：「尼羅河發源自哪裡？」這問題在衣索匹亞北部高原得到一部分解答。塔納湖（Lake Tana）是藍尼羅河的源頭，而藍尼羅河在烏干達、坦尚尼亞、肯亞三國交界處的維多利亞湖與白尼羅河交會後，往北流經蘇丹，進入埃及。藍尼羅河瀑布，是阿姆哈拉人口中的「提西薩特」（Tisissat），意爲「冒煙的水」。塔納湖上點綴著數座島嶼，島上有十五世紀的修道院，如今修道院裡仍有僧侶研讀著中世紀的宗教手抄本，手抄本以古老的教會語言「吉茲語」（Ge'ez）抄寫在羊皮紙和馬皮紙上，其中包括十四世紀吉茲語史詩《先王榮光》，這本古書描寫了阿克蘇姆王國馬克妲女王前赴耶路撒冷的過程。

□

歷史上另一大謎團：「約櫃（The Are of Covenant）如今位於何處？」這也和衣索匹亞有關係。有人認爲，約櫃——或稱爲「會幕」——裡，藏有第一組刻了十誡的破裂石板；有人認爲，它裡面藏有摩西在西奈山送給以色列人的完好無缺的第二組石板；還有人認爲這兩組東西都在它裡面。約櫃隨著古希伯來人在西奈沙漠裡遷徙，跟著以色列人征服迦南。大衛王把約櫃運往耶路撒冷；而公元前十世紀，所羅門王命人建造神殿，作爲約櫃的永久安身之所。

公元前五八六年，所羅門神殿遭到尼布甲尼撒（Nebuchadnezzar）率領的巴比倫人搗毀。約櫃自此失去蹤跡，兩千六百年來一直有人想找出它的下落。約櫃可能被巴比倫人劫走了，但巴比倫人仔細列出了戰利品清單，清單上沒有約櫃。它也可能被約西亞王（King Josiah）埋在神殿山上了（如今位在岩石圓頂清眞寺底下，禁止考古學家進入）。也有可能是所羅門王事先在死海附近預留了一個洞穴，以供危急時刻藏放約櫃之用。

但衣索匹亞人深信，他們知道塔博特（阿姆哈拉語對「會幕」的稱呼）位在何處——它在古都阿克蘇姆，而且是自從國王梅涅里克在所羅門在位時把它帶到那兒之後，就一直在那裡。在錫安聖母堂（Saint Mary of Zion Church）的周邊土地上有座花崗岩小建築，裡面有位名叫「約櫃守護人」的僧侶在那兒看守。

任何一個衣索匹亞人都能對你講起這事。

但問他們的人不多。

□

衣國的現代化和擴張治權，始於十九世紀末期。彼時，義大利在紅海沿岸建立軍事據點，衣國國王梅涅里克二世同樣心存擴張領土的野心，遂於一八八〇年代與義大利這個歐洲強權結盟，簽定烏洽利條約（Treaty of Uccialli）。他認可義大利占有克倫（Keren）、馬薩瓦（Massawa）、阿斯馬拉（Asmera）三城以北的土地（後來成爲厄利垂亞國所轄領土的一部）和厄利垂亞地區，以此換取金錢和武器，包括三千支毛瑟槍和二十八門火炮。

但烏洽利條約有兩個版本。在義大利語版裡，衣索匹亞的地位，比它在阿姆哈拉語版裡的地位低下。義大利向世界宣告，衣索匹亞已成義大利的受保護國；但衣索匹亞不作如是想。

一八九〇年，梅涅里克二世駁斥義大利的聲明，一八九三年撤銷整個條約。

義大利決定以武力回應。義大利駐厄利垂亞殖民地的指揮官，受命擊敗衣索匹亞軍隊。他保證出師必定凱旋而歸，擄衣索匹亞國王而還。

一八九六年二月底，衣索匹亞國王御駕親征，率領十萬部隊從阿迪斯阿貝巴出發，王后泰圖（Taytu）隨行。「他所率部隊不只因兵力龐大而值得注意，也因具體展示了國家的統一而顯得不凡。」在阿迪斯阿貝巴大學教授歷史的史學家巴赫魯‧佐德寫道：「衣索匹亞各地區，盡皆派遣部隊共襄盛舉。」

義大利已占領安巴阿拉吉（Amba Alage）高地此一天然要塞。衣索匹亞前鋒部隊不畏深溝壁壘和武器比他們精良的敵軍，往山上一路猛攻。義大利軍潰敗，指揮官受傷。

戰役第二階段，圍攻北方七十二公里處的義軍要塞馬夸雷（Maquale）。義大利守軍因彈盡糧絕，無水可喝，最終投降。

一八九六年二月二十九日夜，義大利將軍巴拉蒂耶里（Oreste Baratieri）認定衣軍將不堪一擊，派出三支縱隊，準備打個敵方措手不及：「他的部隊還未抵達，衣軍就已掌握其動向。」佐德寫道：「衣軍以逸待勞，迫不及待要與來敵一決勝負。」

兩軍於一八九六年三月一日在阿德瓦（Adwa）交鋒。

佐德教授寫道：「義大利之所以慘敗，肇因於三支縱隊無法協同作戰。阿爾貝托內（將軍）所率的旅，因爲誤讀地圖，不知不覺陷入孤立，成爲衣索匹亞部隊聯合猛攻的目標。急於解救阿爾貝托內的達博米達（將軍），犯下致命錯誤，未命所部轉向左，反倒突然轉向右。結果衣軍雖然損失也不小，義軍卻是大敗。到了三月一日正午，阿達瓦之役就差不多結束了。義大利的殖民野心灰飛煙滅。獨立的衣索匹亞逃過一劫。」

消息傳抵義大利，街頭出現暴動。出兵失利導致首相下台。新義大利政府承認衣索匹亞獨立。

「阿多瓦（Adowa，作者按：原文如此拼寫）之役，乃是自漢尼拔時代以來，歐洲軍隊敗給非洲軍隊最慘的一次。」布雷克（Greg Blake）在《軍事史》（*Military History*）裡寫道：「其影響直到二十世紀許久後仍可感覺到。欲說明何爲大規模的殖民地戰爭，本戰役是最理想不過的範例。而在既無知又低估敵人實力的雙重愚行上，本戰役也是不應或忘的教訓。」

□

衣索匹亞文字和字母表，衣索匹亞教堂，衣索匹亞曆法，吉茲語（非洲最早的書寫語言[7]）和衣索匹亞文學，插圖彩繪的吉茲語《聖經》，衣索匹亞鐘，衣索匹亞節日，獨具一格的建築、繪畫、順口溜、舞蹈、織錦畫風格——以上種種，歷經長久歲月，以堅定不移、悉如原貌、獨一無二的姿態保存至今。

這些，俊美、修長、自豪的衣索匹亞人都知道。

世所罕有的這一切衣索匹亞事物，代表了什麼意義？若想對此做出評價，不妨先看到一件事：是衣索匹亞把咖啡引介給世人的。人類首度採收這類漿果，是在卡法（Kaffa，衣索匹亞西南部一省）的森林。

那些從智人所演化出來而演化程度較低的野蠻歐洲人，還在用石頭互毆，騎著戰馬、持著長矛相殺的時期，阿比西尼亞人端坐在岩石高原上的咖啡店裡討論文學已有多少千年？心思縝密的衣索匹亞人知道尼羅河源頭和會幕安放之處，以外人所唸不出或看不懂的華麗語言講著、寫著這類事情，又已多少千年？

□

沃庫只要駛近了小村鎮，就會放慢車速。道路的泥土路肩，擺著一台又一台乒乓球桌，男人打著乒乓，小孩在旁觀看。男孩踢足球，所謂足球是以塑膠袋用細繩捆住來充當。路邊小販販售新鮮咖啡豆、芒果、南瓜，貨品陳列於鋪在土地上的棉布上。養蜂人販售蜂蜜，蜂蜜裝在洗淨的塑膠罐裡，掛在竿子上。沃庫一家人，開著車窗，坐在發燙的塑膠座椅一路顛簸前進，對車外一切視而不見。熱風不斷襲來，哈蕾格雯和蘇西打盹了，阿特特蓋布在後座看書。

在小鎮上，赤腳小孩猛衝上前，兜售拖鞋、香皂、一窩蛋、帶著纍纍堅果的樹枝或彩色簍子。沒有東西可兜售的小孩，則詢問要不要替他們掃掉擋風玻璃上的蟲子。一身泥污的鄉間女孩，頭髮以碎布料紮起，臉部因長久曝曬在炎熱晴朗的天氣下近乎全黑。色彩鮮艷的木造旅館和馬口鐵皮店鋪遍布於鄉間村落。村裡飄散著當地新採咖啡和燉肉的香氣。這來自城市的一家人，在簡餐店停車，購買可口可樂，走進鋪了瓷磚的洗手間洗把臉。簡餐店旁有磚鋪的露台，露台上有樹遮蔭。他們坐在大傘下，看到鄉村男孩駕著驢車匆匆經過大路。幾個八或十歲大的男孩站在驢車上，拉扯繮繩，嘴裡嚷嚷著什麼，行色匆匆。有幾個男孩則騎在無鞍的驢上，在漫天沙塵中驅趕山羊和雞和行人。阿特特蓋布和蘇西看到這群雜亂匆忙的男孩、驢車和牲畜，哈哈大笑。他們有一點羨慕這些鄉下小孩的粗野童年，那眞像她們母親的童年呀，但是與她們的生活大相逕庭。

哈蕾格雯一度爲自己只生了兩個小孩而煩惱。她原以爲她和沃庫會生十個或十五個小孩，一家人丁興旺，熱鬧無比。她覺得這樣才像個家。但沃庫喜歡平靜的家居生活。他覺得，兩個女孩的聲響還不算太吵，但已經足夠。因此她曾苦惱，光靠兩個小孩能讓他們安享晚年嗎？但這兩個女孩幼時很難育養，蘇西自小體弱多病，因此哈蕾格雯後來說：「兩個就夠了。」她當時的煩惱，無疑只是出於嬰童高死亡率的鄉村經驗在作祟。養大兩個都會孩子，讓他們受良好現代教育，才是明智之舉。都市裡可學音樂，有寒暑假，有慶生會。都市中產階級的生活方式，才有望得到健康和穩定。如此，她的小家庭一定會永保安康。

5

沃庫和哈蕾格雯知道，風光明媚的鄉村景致背後，隱藏著更黑暗的眞相。一九七〇年代中期，衣索匹亞發生宮廷政變，而後政治轉趨腐敗與殘暴。人民惶惶度日，國家彷佛受到劫持。

衣國皇帝，海爾．塞拉西（Haile Selassie），外號「猶大之獅」（Lion of Judah），統治衣索匹亞多年；沃庫、哈蕾格雯兩人的父母出生時，他就在位，直到他們兩人結婚、生女、女兒上學了，還是他當政。到了年邁而無力掌理國政之時，這位「萬王之王」仍未對國家領導人的接班問題預作安排，只想著如何讓自己長命百歲。他爲自己打造出的神格光環，似乎在暗示他將永遠不死。

他原名塔法里．馬孔能（Tafari Makonnen），出生於一八九二年，透過人脈、婚姻、權術，於一九一三年獲任命爲哈拉爾公爵。一九三〇年，他加冕爲帝，成爲所羅門王朝世系的第一百一十一代皇帝，稱號海爾．塞拉西一世（意爲「三位一體的威力」）。塞拉西即位後，立即下令草擬衣索匹亞第一部憲法，藉由憲法確立他的神格地位，以及他理當傳承梅涅里克一世王位的天命（梅涅里克一世據稱是示巴女王和以色列所羅門的兒子）。塞拉西身材矮小，說話輕柔，有著憂鬱眼神和搶眼的鬍子。都市裡流傳，這皇帝有個枕頭大臣，只要皇帝入座，這大臣立即衝上前，在皇帝腳下放置緞質枕頭，以免矮小的皇帝像小孩坐大椅般雙腳懸空。不過，塞拉西像個巨人般縱橫世界舞台。他是非洲的元老政治家，眼光遠，見識深。他帶著一批貴族，以不可一世的姿態，遊歷歐洲多國首都。散居各地的非洲人視他為英雄。他即位後不久，就有一派牙買加教徒奉他為神，頂禮膜拜，並根據他先前的頭銜 Ras Tafari（公爵塔法里），將自己教派取名為「拉斯塔法里派」（Rastafarianism）。

海爾‧塞拉西以優美姿態、雄健言談，把衣索匹亞呈現在世人眼前。面對國人，他則把自己塑造成所有子民的慈父。他是世上唯一一個獨立自由的非洲黑人國王。

衣索匹亞坐擁一處俯瞰紅海的海岬，自古就是兵家必爭之地，在一八六九年蘇伊士運河開通後，地位更為險要。在近代，衣索匹亞帝國成為歐洲工業化強權染指的目標。塞拉西和其前任國王梅涅里克二世，都陷入英、法、義殖民地的包圍，這三國虎視眈眈，一心要把衣索匹亞納入勢力範圍。

一八九六年的阿德瓦之役，衣國國王梅涅里克二世賞了義大利人一記重擊；這場戰役是自從漢尼拔時代以來，非洲人首次在戰場上讓歐洲人稱臣。進入二十世紀，義大利捲土重來。一九三五年十月三日，塞拉西在位，法西斯義大利在未宣戰的情況下入侵衣索匹亞。義大利人不想再遭羞辱，遂以更精良的武器和化學戰屠殺衣索匹亞人，七個月後攻抵阿迪斯阿貝巴。

塞拉西赴日內瓦，在國際聯盟大會上控訴義大利惡行，要求國際社會伸張正義。在歐洲強權「爭逐非洲」期間❽，殖民冒險家就從這種金碧輝煌的權力殿堂派出，而在塞拉西站在國際聯盟大會上之前，從沒有非洲君王在這種地方捍衛自己國家。他申言：「這是場不公平的較量，一方政府控有四千兩百多萬人民，握有可供其隨意運用的金融、工業和技術工具，足可創造出源源不絕的致命武器。而另一方只控有少少的一千兩百萬人民，沒有武器與資源，僅有的憑恃乃是亙古不移的人間正義和國際聯盟的承諾。」

他聲援「所有遭到侵略威脅的弱勢民族」。他的發言振奮了全球人心，美國人稱他爲英雄。但沒有國家出面助衣索匹亞擺脫欺凌。抗義戰爭那幾年，塞拉西在英國度過，然而衣國國內反抗屠戮的行動從未間斷。

第二次世界大戰後，塞拉西靠英國之力復辟，此後日趨專制。他是至高無上的統治者，是法老。請願者跪在皇帝面前，或者匍匐在地。他的話不容置疑。臣民的升遷獎賞、吊死或槍斃，全憑這「萬王之王」一句話，不容反對。他讓衣索匹亞步入現代化，但行政管理系統一仍舊制。他自己位在最高處，其下是一群因他賜予而有錢有地的人，最底層則是在鄉村裡勉強度日的廣大農民。道路鋪設，學校、醫院、工廠的設置，全看他的指示，所有建設都以他的名號命名。他的肖像出現在所有貨幣上。他敕令衣索匹亞應發展工業，於是有了工業，但他不推動政治或經濟方面的改革。他創設一家報紙，但不給予言論自由。他命人創立了空軍和航空公司；他創設非洲團結組織，把總部設在阿迪斯阿貝巴；但他對國內民生基礎設施的關注不如他對外事務的用心。他創建海爾塞拉西一世大學（今阿迪斯阿貝巴大學），出錢讓優秀學生出國留學；但學生返國後批評國內土地承租制度落伍、生產方法原始、民主制度付諸闕如，使他大爲痛心。

農業是經濟的基礎，而其運作方式一如過去幾百年。耕作靠人力和獸力，農民向地主繳稅。

社會結構的不平等幾乎與中世紀毫無二致：皇帝入住金碧輝煌的宮殿，享用上等的珠寶和華服、舞廳和宴會廳、長排的勞斯萊斯車隊。他生活豪奢，四處旅行，閒暇時在皇宮大院裡的御用動物園散步。他用牛排餵獅子，用穀物養孔雀。他和御衛隊乘著豪華禮車隊出宮門時，民眾排列於街道兩旁，盼望得到他點頭或揮手，若得到皇帝的御眼注目，就覺得自己蒙受天恩，歡喜非常。但與這同時，數百萬人民正在受苦。

塞拉西沒有保護國家林地，大批林木因建材、燃料的需求而消失。失去林木的土地轉為乾枯；原已定期發生乾旱的土地變得更乾旱；表土被吹走，落入原來清澈的河流。一九七二年，韋洛（Wello）、提格雷（Tigray）兩省失去森林覆被的高原上，雨季沒有光臨，饑荒一觸即發。

饑荒原可避免，因為其他省分那一年收成正常，而且政府得到美國金援，足夠購買過剩穀物救濟災民。但若要皇帝公開承認北方省分即將爆發饑荒，無異坦承自己失政，屆時衣索匹亞將丟臉於全球人面前；饑荒地區以外的人民，可能不再相信塞拉西的全能慈父形象。

於是，塞拉西著手掩飾作物的歉收和饑荒的可能。數十萬瘦得皮包骨的人，離開高原村落，往山下走，把他們已死的或垂死的親人——老者、小孩、丈夫、妻子——遺棄在家中或路上。駐居非洲從事新聞報導工作的波蘭記者卡普欽斯基（Ryszard Kapuscinski），在小鎮德布勒辛納（Debre Sina）一條小巷裡，瞥見垂死的災民：

瘦得慘不忍睹的人，橫七豎八躺在地上，躺在泥污中……乾旱枯竭了他們的水源，驕陽曬死他們的作物。他們來到這裡，來到鎮上，冀望能討到一小口水喝，找到一點東西吃。他們羸弱不堪，再無力氣可使，眼看就要餓死。而餓死是最安靜、最不需要掙扎的死法。他們眼睛半閉，臉上毫無生氣或表情。他們是否看到東西，甚至注視什麼，我無法判斷……

衣國政府當然原可以介入，或讓其他國家介入，但為了面子，這個政權不想承認國內有人在挨餓。

海爾塞拉西一世大學的一些教授不願眞相遭到掩瞞，於是走訪受災省分，拍下成千上萬饑民的慘狀。大學生上街示威，要求政府援助饑民，並在自己群體裡募集救濟物資。軍隊奉命向示威學生開火，有學生喪命，教授們則遭到免職。英國記者丁伯比（Jonathan Dimbleby）把饑荒實景的影片膠捲偷偷送到國外，後來以《不為人知的饑荒》❾之名、以紀錄片的形式在英國電視上播出，舉世震驚。外國援助開始湧入。

饑荒慘狀公諸於世，塞拉西的帝位受到威脅。計程車司機不滿政府所加諸的限制讓他們生活日益拮据，憤而罷工，抗議收徵燃料稅。教師罷工抗議薪水過低。然後，全國各地軍營裡，軍人也罷工抗議薪資過低、食物難吃、用水污染、生活環境惡劣。種種跡象表示，這個君主政體已搖搖欲墜。

一九七四年，由一百二十名低階軍官組成的委員會挺身而出，接管政府。他們在電視上播出丁伯比所拍攝的饑荒景象，並穿插皇帝在宮中大吃大喝的場景。他們趕走宮中的僕役和官員，取走宮裡的黃金。當他們逼近了那位八十二歲的老皇帝，他幾無反抗，束手就擒。他被送進福斯金龜車，載出皇宮，不再讓他返回。

國家大權落入「軍警國土防衛隊協調委員會」（Coordinating Committee of the Armed Forces, Police, and Territorial Army，簡稱 Derg）之手。革命領袖群中有一名上校，孟吉斯圖，藉由陰謀、謀殺翦除了革命伙伴，爬上該委員會的最高位。一百二十名起義軍官中，有八十名遭他們這位前革命伙伴下令處決。孟吉斯圖還處決了六十名前朝高階官員、衣索匹亞東正教的牧首，最終也處死了老皇帝塞拉西。甫綻放的多黨政治遭到壓制；推翻封建王朝後迎來的希望之「春」，旋即遭到新獨裁者的暴行摧折。

孟吉斯圖的最大挑戰，來自於敵對的馬克斯派組織衣索匹亞人民革命黨（EPRP）。該黨提倡民主制度和少數民族的人民自決權，並主張 Derg 軍事執政團已完成其重大歷史任務，應該功成身退，把國政交還民選領袖。

孟吉斯圖回應以他口中的「紅色恐怖」（爲了向蘇聯的恐怖統治致意）行動，要求人民一發現可疑活動，一律通報地方政府「凱貝列」，並武裝忠於軍事執政團的低階官員，授權他們可以處決叛國賊。凡是反對或涉嫌反對孟吉斯圖的人（特別是知識分子、學生、老師），數十萬人遭處決，其中有些是被鄰居近距離槍殺。

衣索匹亞成爲另一個冷戰戰場。美國和其盟邦，在安哥拉、莫三比克、羅德西亞（南羅德西亞後來成爲辛巴威，北羅德西亞成爲尙比亞）等國，扶植了施行種族歧視的高壓政權，以抵抗共產勢力滲透非洲爲名，支持貪婪的獨裁者，例如薩伊（即剛果民主共和國）的莫布圖（Joseph Mobutu）。

蘇聯派兵進入非洲以相抗衡。蘇聯支持索馬利亞對抗衣索匹亞；美國軍援衣索匹亞；一九七七年，奧迦登（Ogaden）地區引發了領土戰爭，蘇聯武裝衣索匹亞，美國則軍援索馬利亞。

總值百億美元的武器和經援從蘇聯流入衣索匹亞，一直到戈巴契夫本人都對孟吉斯圖表示不齒了，才停止對衣國的援助。這軍事政權的最後幾年，一年的國防經費將近十億美元，相當於國民生產總額的一四％。衣索匹亞所擁有的坦克、槍、炮、火箭、手榴彈、飛彈，用來武裝每一個男女小孩和母牛都還有餘，卻有數百萬人每天塡不飽肚子。

□

在此之外，還存在著一個更難捉摸、但同樣殘暴的威脅。此一威脅所導致的死亡人數，將會比孟吉斯圖所殺掉的人還多，而且並不隨著他下台就消失。

沃庫和哈蕾格雯，還看不到這威脅的降臨。

那時，在衣索匹亞，它還沒有名字。

一九七〇年代中期到八〇年間，某一種高傳染性、使人逐日衰弱、終至奪去性命的疾病，開始在衣索匹亞、烏干達、盧安達、剛果、維多利亞湖沿岸、剛果河沿岸，散播開來。它是一種病毒，也就是說，這種微生物能自行繁殖。它入侵人體細胞，把細胞的作用轉爲複製該病毒。

它是一種「逆轉錄酶病毒」，它的基因組是由兩個核糖核酸（RNA）分子組成，而不是由去氧核糖核酸（DNA）分子構成。這種病毒進入宿主細胞後，病毒本身的逆轉錄酶會把病毒基因組反轉錄成爲去氧核糖核酸，以便滲透宿主的基因組。它還是一種慢病毒，也就是說，它會潛伏很長時間才在人體造成不良影響。

每一個病毒粒子的直徑爲萬分之一毫米，在顯微鏡下看起來，像是小孩所玩的一種塑膠球，表面覆蓋許多小吸盤，丟向窗玻璃會黏住。它又像是裝滿液體的水球，液體裡布滿酶，還懸浮著一個大物：一個邊緣柔軟的三角形楔子（形似一片泡了水的披薩）。兩股基因物質在這半透明楔子裡游動，也就是在吸盤球裡面的楔子裡面，有兩股核糖核酸。群集的愛滋病毒（人類免疫不全病毒）粒子，像是一團蛙卵。

人類免疫不全病毒粒子鑽進體型更大的人體白血球細胞（即CD4細胞，或叫T幫助者細胞，一種幫助人體產生免疫反應的細胞），把它的細胞膜與人體白血球細胞膜合而爲一。征服白血球細胞後，它的基因物質入侵白血球細胞核，迫使其大量製造人類免疫不全病毒粒子。光是看這過程的示意圖，都讓人心裡發麻。天眞無邪的T幫助者細胞，遭到這寄生物無情蹂躪；人類免疫不全病毒的細小粒子（每顆粒子裡含有一個楔子）大舉穿過細胞膜，進入血液系統。

感染了人類免疫不全病毒的人，約有一半會在染病後的二到四個星期內出現類似流行性感冒的症狀，發燒、虛弱、起疹子、關節酸痛、頭痛、淋巴結腫大；然後病症消失，病毒沉寂，有時沉寂多年。

感染者還會因腹瀉而劇烈消瘦，因此最初烏干達人稱這種病爲「消瘦病」。

一九七〇年代晚期，哈蕾格雯的孩子還小的時候，世上大部分人還不知道這頭怪物已蠢蠢欲動。但它已經現身，在這裡露出了鰭，在那裡閃現尖牙的光芒。

它最初以不同名稱出現在以下地方：

薩伊金夏沙市：消瘦病（一九七〇年代晚期）；

烏干達和坦尙尼亞：消瘦病（一九八〇年代初期）；

盧安達：食管念珠菌病（一九八三年起）；

薩伊金夏沙市：侵略性卡波濟氏肉瘤（一九八〇年代初期）；

尙比亞和烏干達：侵略性卡波濟氏肉瘤（一九八二、八三年起）；

薩伊金夏沙市：隱球菌腦膜炎（一九七〇年代晚期到八〇年代初期）。

「(愛滋疫情）初期，最大特色就是平靜。」已故的曼恩博士如此寫道。曼恩很早就開始研究愛滋、提倡愛滋防治，成就斐然：「當時人還不知，所謂的人類免疫不全病毒，傳播過程並不伴隨著明白可見的跡象或症狀……在這平靜時期，因爲未被察覺，未採取任何預防措施，疫情肆無忌憚蔓延，估計約有十萬到三十萬人已受感染。」

到了一九九〇年，在衣索匹亞，已有六萬一千名孩童因愛滋而淪爲孤兒，這類孤兒人數居世界第三，次於烏干達和剛果民主共和國。

6

一九〇年某天早上，哈蕾格雯拿起接起電話，得知沃庫出事，猶如晴天霹靂。話筒另一端，一個女人大叫著說，沃庫剛剛在本地凱貝列（後孟吉斯圖時代良性的行政機構）的會議上倒下。他在會上提出了學校問題，然後坐下，身體突然就往前倒。所有人衝上前幫忙。那女人要哈蕾格雯務必趕快到醫院與他們會合，然後開始啜泣，掛掉電話。

哈蕾格雯掛了電話，僵在原地，一腦子混亂。然後她又拿起電話，但她要打電話給誰？噢！打給沃庫，她要打給沃庫，打到他的中學辦公室，告訴他事情。平常她不喜歡在他上班時打擾他，但情況緊急……慢著……不……她全身開始劇烈顫抖，勉強抓起車鑰匙，走出門，鎖上門，發動車子，倒退，在車陣裡鑽進鑽出；她雙眼失神，忘了呼吸，腦袋空白，只是開著車子。到了醫院，一群人站在停車場等候哈蕾格雯。他們旁邊擺著一個擔架床。她來晚了，他們說。他已經走了，剛走。他們從擔架床旁挪開步伐，說，蓋著布的就是沃庫遺體。

「我一刻沒耽擱就趕了來。」她奮力走過水泥地，辯駁道：「他一點病都沒有，他根本沒有生過病。」

她站在蓋著布的屍體旁，心想躺著的說不定不是沃庫。也許晚上他們就會為這要命的過錯、由於把她嚇得半死而不好意思大笑。但，有人揭開了布。

「他心臟病發。」有人說。

「他連頭痛都沒犯過。」哈蕾格雯反駁。

「會不會是抽菸的關係?」有人問。

「他才五十四歲。」哈蕾格雯回嘴,一副誰再硬說她丈夫已死,她就要把對方駁倒的模樣。

哈蕾格雯在鄉下長大,鄉下誰沒見過死人;死人稀鬆平常。但,死亡,在這裡出現?在城市裡?在學校上課期間?他是這所中學的校長啊!他們還有兩個不大不小的小孩要養(他們也只有兩個小孩)。死亡是一個殺人犯。她最後是讓別人送回家的。她記不起回家的路。

「他是我的兄弟,我的丈夫,我的朋友,他是我的全部。」她告訴每個人。

那股想打電話給他,告訴他大事不妙的急切念頭,在接下來好多個星期裡都沒有消失。夜裡她躺床上,覺得他也醒著在想事情,一股想轉頭跟他說話的衝動也不曾稍減。清醒的時候,她多半忙著張羅喪禮、賓客和各種準備事宜。如果她想自己靜一靜而往臥室移動,親族裡幾個女眷立刻上前幫忙。她們急急走到前頭,替她整理床、鋪棉被,端水給她喝,詢問她要不要泡茶。她父親年紀太大,無法遠行;接到女兒電話時,他哭了出來。沃庫當初懇求把女兒嫁給他的情景歷歷如昨。如今,沃庫竟然比法官先走了。「我不想看妳成爲寡婦。」父親說。

然後,突然間,大家似乎都覺得已盡了安慰禮儀,各自返回自家村子。

哈蕾格雯不確定接下來該如何排遣。她、蘇西、阿特特蓋布,只在不得不睡覺、洗澡、穿衣時才拖著沉重腳步在屋裡走動。他們彼此偶爾說話。他們的舉動像老人。屋內聲音很低,屋外傳來的聲響顯得尖銳刺耳。

這時二十三歲的阿特特蓋布，爲世界糧食計畫署（World Food Programme，聯合國所屬的一個全球性饑荒救助機構）工作，負責調度前往饑荒災區的卡車。她信教虔誠，竭力把父親的死看成是上天注定的事。她說：「他蒙主寵召了。」蘇西在大學就讀。喪禮後幾個星期，她再度出門與朋友相聚，但出門時靜悄悄，不像過去那樣重重關上門，輕佻大笑。阿特特蓋布每晚窩在自己房裡看書。但哈蕾格雯覺得阿特特蓋布開始出現反抗心理；她過去的順從似乎是因爲父親的緣故。她開始爲一點芝麻小事就跟母親鬧脾氣，唱反調。哈蕾格雯好不容易煮了一道菜，阿特特蓋布卻說如果先問她意見，她會說她喜歡另一道菜，或說辛香料似乎放得不夠。哈蕾格雯心想，她在學業上有進步，但在人際往來上開竅得晚。不過她開始在深夜溜出家門；就算欠缺交友經驗，但眞要出去交朋友似乎不必弄得神秘兮兮吧。她不像蘇西那樣身邊圍繞著異性追求者，也不習慣像蘇西那樣和一群女孩蹦跳，她欠缺性格外向者那種自在。她做什麼事都很極端。她不會搔首弄姿，不懂如何吊男孩子胃口，不擅長拋棄情人。蘇西交了哪些朋友，哈蕾格雯全都認識，但她不知道阿特特蓋布交了哪些朋友，包括那個神出鬼沒、愈來愈像是阿特特蓋布男朋友的男人。沃庫如果還在，會不會說「隨她去吧」？

蘇西在街上碰到他們倆，這才見到那個後來知道叫做阿希貝爾（Ashiber）的男人。「我不喜歡他。」蘇西說。

「長得怎麼樣？」哈蕾格雯問。

「老老的，很高，很壯，膚色淺。一臉很跩的樣子。」

「或許她以後會甩掉她。」

「她不會。」蘇西一副未卜先知的口吻。

對蘇西來說，只要不是好男人，她就說：「再見！男人多得是！」哈蕾格雯想著：阿特特蓋布性格不同。但我總是告訴兩個女兒：「我不會替妳們決定該嫁誰。要什麼對象，妳們自己決定。找個會對妳好的人。」

她希望阿特特蓋布的好心腸能助她一生逢凶化吉。她自小就大方。「她曾經從口袋裡拿出一比爾（譯按：birr，衣索匹亞貨幣單位）給乞丐。」哈蕾格雯告訴我：「如果不小心拿出的是一張百元紙鈔，她也會給。我問她：『爲什麼要給這麼多錢？』她答：『誰說窮人就不該擁有一百元？』她領的薪水，只剩一半或四分之一拿回家，其他的大概都已送人。」

母女三人仍生活在同一個屋簷下，但週末假日不再舉家出遊。她們有一部小電視，吃飯時往往讓電視開著。在辦公室，哈蕾格雯仍然聊天微笑，但只是行禮如儀。她無精打采，語氣平板。晚上在家裡，假如蘇西不在，阿特特蓋布就回房看書，但更晚時便溜出門。哈蕾格雯仍陷在哀傷之中。晚上爬上床坐著，眼睛盯著對面的牆發愣。

她想著：沃庫如果是被人槍殺，我還覺得比他這樣走更有道理一點。

7

「媽，我有對象了。」阿特特蓋布終於告訴哈蕾格雯，但哈蕾格雯早在心中掌握了整件事，知道二十四歲的阿特特蓋布所交的男朋友年約三十五歲。

「眞替妳高興，寶貝女兒。我什麼時候可以見見他？」

那天晚上，阿希貝爾一屁股坐進她們家凹陷的沙發，把沙發擠出嘆息般的聲音。他伸長腳大剌剌坐著，好像待在自己家裡；他一臉橫肉，兩隻眼睛四處掃瞄，一副要揪出壞蛋的模樣。他腰際掛著槍套，裡面插著手槍，寬厚肩膀和上臂的肌肉緊繃，貼著質地輕薄的黑制服。一副硬漢派頭，哈蕾格雯看得目不轉睛。這把槍好像在表示附近有威脅悄悄逼近，而他已經察覺到了。他佩著手槍進屋，是故意要讓哈蕾格雯印象深刻嗎？如果眞是如此，那麼他大錯特錯，然而他已經使得說話輕聲細語的阿特特蓋布神魂顚倒。

用餐時，阿希貝爾坐上沃庫以前坐的椅子，高大嚇人的身形挺立在她們的小餐桌和繡花桌布旁，每一口都吃得津津有味。他自以爲妙語如珠，說完還粗嗄大笑，但他似乎覺得這家母女的對談索然無味。可他不是什麼大人物。哈蕾格雯知悉，他在私人公司當保全人員。

做母親的能說什麼？心愛的女兒自認沉浸在愛河，而且她是第一次戀愛，況且她這個好學而自信的女兒一點生活歷練都沒有。或許在阿特特蓋布眼中，阿希貝爾就是她少女時所讀某部小說裡的浪漫傳奇主角化身。她很可能相信，在那自負的神情背後，在那微微抖動的結實二頭肌背後，在那極度鬈曲、抹著厚油、在大太陽下像是一根根金屬絲的頭髮背後，她看到了什麼美好而良善的東西。

阿特特蓋布的父親是個性情溫和的人；在她男朋友身上，她當然未察覺出霸道的特質。在書本以外的世界，阿特特蓋布幾乎不知道有這類特質存在。

但蘇西知道。哈蕾格雯收拾桌上餐盤時，眼神與蘇西相遇。

「他……長得還不賴。」哈蕾格雯事後主動向蘇西提起，竭力往好處想。「這個男人長得好看。」

「她在他身邊時太安靜了。」蘇西回應。

□

夜裡，脅部突然劇痛，哈蕾格雯輾轉難眠。這痛困擾她幾個月了，她原以為是哀傷過度、憂心未來所致，認為痛感慢慢會消失。但如今，那股絞痛一天要來幾回，每次都痛得她挺不直身子。上班時她不得不靠在桌上，雙手撐住身子，捱過疼痛。為了不讓同事發現，她用一隻手翻文件。

她躺在床上睡不著，無聲哭泣，幽暗的光線透過木質百葉窗進來，一道一道灑在她蓋毯上。失去沃庫後，哈蕾格雯變得想不開，愛鑽牛角尖，認定自己得了癌症，活不了多久。輪到我了，她想。沃庫猝死之後，許多人安慰哈蕾格雯，「那是上帝的旨意」，想辦法幫她擺脫無底的困惑和絕望。哈蕾格雯臉上包著披巾，慟哭失聲，聽不進別人的安慰。他的猝死太沒有天理，她心情無法平復。

她夜裡醒來，緊按著發痛的體側，思考自己可走的路。衣索匹亞的公共醫療服務糟糕的程度，在全世界名列前茅。塞拉西和孟吉斯圖都沒有用心提升公共衛生。衣國九成人民無緣享用像樣的衛生設施，四分之三的人民無緣享用乾淨的水，九成的職業婦女在生育時沒有醫療補助（撒哈拉以南非洲的其他地區是六六%）。不到一半的人民住在衛生所方圓十公里的範圍內，而這些衛生所都很破爛，沒有足夠的設備和基本藥物。

一九九一年，哈蕾格雯決定去銀行提錢，買機票，前往埃及開羅就醫。

她向所任職的巴勒斯電腦公司事先告知離職決定，心情難過。某個星期五下午，公司同事替她辦了小型歡送會，她熱情感謝每個人（她心裡其實希望這時能躺在家中床上）。得知她要離開，同事們是眞心覺得難過。她身爲家中老大，自小管教十九個弟妹，這段童年生活的磨練使她面對同事的惡作劇總能包容以對，碰到亂哄哄的場面也總愛拍手要大家安靜。同事個頭都比她高，但他們喜歡這個老大姐當他們是討人厭的弟妹，用對待弟妹的口氣邊罵邊笑。他們捨不得她走。

兩女兒開車送她去機場。三個矮胖漂亮的女人站在停車場相擁久久，頭低低靠在一塊兒，頭髮垂向前，六隻手臂纏繞。蘇西要留下來完成學業，阿特特蓋布不想失去她在世界糧食計畫署的工作，哈蕾格雯只好獨自去埃及。兩女兒答應只要放長假就去看她。三人相擁哭泣。這會不會是最後一次相見？哈蕾格雯因疼痛而縮著身子，這時兩女兒像小孩一樣，在母親的披巾上親暱磨蹭了一會兒。

有個問題一直沒說出口：阿希貝爾。哈蕾格雯吃力踏上通往阿迪斯阿貝巴機場的台階，轉身看著她的藍色小車快速倒退到馬路上，心想阿特特蓋布這時是不是覺得「我自由了」？

□

終於有了好消息。埃及的醫生檢查後發現，只是良性的子宮囊腫。哈蕾格雯待在開羅這座被驕陽曬得無精打采的城市養病，最後決定住下。她這一住將會是七年快樂歲月。埃及聚集了一大群流亡的衣索匹亞中產階級，都是為躲避祖國的共產政權壓迫而逃來。哈蕾格雯在一處衣索匹亞東正教堂裡覓得工作，負責籌畫重要活動並為活動準備所需的飲食。最初她住在向教堂承租的房間，後來搬到自己的小公寓。阿特特蓋布和蘇西前來探望，哈蕾格雯力勸她們留下。蘇西答應，搬了過來，就此未再離開。但阿特特蓋布說很喜歡在阿迪斯阿貝巴的世界糧食計畫署的工作，想回去上班。

哈蕾格雯知道那個機構在開羅也有一個分區總部，工作環境很理想，但她沒有多費唇舌。

□

一九九一年，哈蕾格雯還住在開羅，這年孟吉斯圖上校被推翻了。他強迫鄉村居民遷居他地，引發饑荒，而他和已故的前皇帝一樣，竭力掩飾災情。瘦得皮包骨的飢民重現世人眼前，他再無法否認。「這時期衣索匹亞死了一百萬人，先是皇帝塞拉西掩蓋這事實，然後取走了他皇位和性命的那個人，同樣也想掩飾。」卡普欽斯基寫道：「他們在權力鬥爭上分屬不同陣營，在說謊上卻是一丘之貉。」

獲頒諾貝爾獎的經濟學家阿馬提亞・沈恩（Amartya Sen）論道，有新聞自由的國家，從沒有發生過饑荒⑩。

獨立自主而可以掌握資訊的選民，不會讓一個眼睜睜看著數十萬人民餓死的總統或首相繼續當政。

活死人說話了。他們傳誦著一首悲苦的順口溜，它在衣國民間流傳了多年，但外界直到最近才得與聞。

噢，這殘酷的一天，待我這麼殘酷
使我淪爲牛倌，

把我妹妹送給兀鷲（對句十八）

我找上帝理論，
不爲什麼，
只爲一片麵包。我問
「祢爲何不願給我？
　祢自己又吃不來，
　祢又沒有胃。」（對句五十六）

阿迪斯阿貝巴大學教授費卡德•阿傑傑（Fekade Azeze）蒐集了這些詩句，這些作品出自「無名詩人」，他們將饑荒慘狀化爲詩，四處流傳。詩中駭人的字字句句，無不散發出帶有挖苦意味的幽默和洞見：

雲消散於天，
雨消失於地，
好似被那些尖聲刺耳的委員會給惹火。（對句三）

但願上帝下到人間，

讓我對祂訴說祂的作爲。
因爲祂向來只聽到我禮讚祂，以爲我過得幸福。（對句五十五）

就連夫妻
都不再用手互餵，
因爲兩人都在高呼：
「主啊，救我！噢主啊！」（對句十二）

在這同時，隨著蘇聯解體，孟吉斯圖失去了靠山、金主和軍備來源。「衣索匹亞人民革命民主陣線」和「提格雷民族解放陣線」（Tigrayan People's Liberation Front/TPLF），攻入阿迪斯阿貝巴，推翻Derg軍事執政團。孟吉斯圖底下那些快餓死的赤腳大兵，如釋重負，各自解散，走回老家。孟吉斯圖出亡辛巴威。

叛軍領袖梅列斯・傑納維出任首相，人民革命民主陣線成爲執政黨。

這場師法蘇聯的政治實驗，奪走了五十萬條無辜性命。

愛滋孤兒的人數則攀升到二十九萬四千人，在世上高居第四，次於烏干達、剛果民主共和國、辛巴威。

□

推翻了孟吉斯圖，衣索匹亞人燃起無限希望。他們在十七年間兩度擺脫暴君的統治。

這時候，非洲各地正致力於驅逐殖民者和壓迫者，要將掠奪他們石油、銅、金、鈾、鑽石、咖啡、鉻、勞力、平等待遇的外來政權拉下台。安哥拉、莫三比克、納米比亞、辛巴威、南非，分別發動解放戰爭；其他非洲國家的人民則透過政治舞台爭取當家作主（但賴比瑞亞、衣索匹亞除外，這兩國從未受殖民）。

從一九五一年的利比亞到九四年的南非，殖民強權全數退出非洲。隨著蘇聯撤退，冷戰時期對非洲各前線的軍事投資也削減。對衣索匹亞而言，這是與後殖民非洲諸國攜手合作，致力促進和平，追求民主、教育、女權、健康與經濟發展的大好機會。

然而，從各方面來看——一來由於有一無關乎部族認同或部族鬥爭的潛在敵人存在，二來由於第一世界對非洲各個新政府所施行的貿易與金融政策——「發展」之輪竟是全面倒退。

「『開發中國家』之類術語，（讓人）以爲全世界是在以不同速度朝著同一方向移動。」南非約翰尼斯堡市韋特瓦特斯蘭大學「愛滋法律計畫」（AIDS Law Project of the University of the Witwatersrand）的海伍德（Mark Heywood）寫道：「全世界並非朝著同一方向在移動。許多所謂的『開發中國家』，毋寧更適合稱爲不開發國家。它們在往後退。在各種重要指標上，他們都在往反方向發展。南非二十年來逐步降低嬰兒死亡率的努力成果，到了一九九二年陡然逆轉，嬰兒死亡率再度上揚。成人預期壽命開始下降。窮人愈來愈多。」

這些現象也都出現在衣索匹亞。造成社會瓦解的元凶，不只是HIV／愛滋流行病，還有世界銀行、國際貨幣基金會所加諸的結構調整政策。一九八〇年起，撥給開發中國家的貸款都附加了但書，要求借貸國必須立即轉型爲自由市場經濟體制。這所謂的結構調整（又名震盪療法），要求政府大幅砍除公共醫療與教育之類的公部門，於是非洲各地的學校開始收學費，好讓政府不必再資助學校，而醫院診所也開始收費，以降低政府支出。這些新政策使窮人無緣再享受公共醫療和教育。

自由市場經濟在富裕國家經過數百年摸索修正才得以發展成形，但歷史教訓未能讓那些外來專家放下不切實際的使命。事實證明，他們的介入一敗塗地。

二〇〇五年，聯合國根據其「人類發展指數」評鑑一百七十七個國家的健康、長壽、教育、生活等四種水平，衣索匹亞排名第一七〇。聯合國「與性別有關的發展指數」，涵蓋了男女成就上的不平等，結果一百四十個受評鑑國中，衣索匹亞排名一三四。聯合國的「人類貧窮指數」評鑑一百零三個國家，衣索匹亞排名九十九。

衣國人民的幸福與健康，一落千丈。

8

與美國人假結婚以取得綠卡，這種交易在許多國家很受歡迎。哈蕾格雯在開羅時，得知美國馬里蘭州有個年輕的衣索匹亞裔美國人有意做這類生意。她與對方談妥價錢，對方同意飛到阿迪斯阿貝巴娶阿特特蓋布，帶她去美國。阿特特蓋布在長途電話裡表示願意考慮；幾天後她回電給母親，表示同意。哈蕾格雯知道女兒在打什麼主意：阿特特蓋布打算在美國定居後，再與假丈夫離婚，然後再嫁給阿希貝爾，接他來美國。哈蕾格雯期待的則是女兒在美國定居，與阿希貝爾相隔萬里之後會忘掉這個男人。

但這場眞移民、假結婚的婚禮還來不及舉行，阿希貝爾就介入了。阿特特蓋布又打電話來，說她已和阿希貝爾訂婚，再過幾星期就要舉行婚禮！哈蕾格雯不得不承認這男人厲害，他無疑也預見了阿特特蓋布當上現代美國女人之後，結果就是和家鄉的男朋友斷絕往來。

哈蕾格雯所用的電話線路，是從衣索匹亞沿著與紅海平行的路線斜斜穿過蘇丹進入埃及，收訊狀況很差，不斷噼啪作響。因此之故，母親的痛苦喊叫和抗議哭訴，透過電話傳到阿特特蓋布那一端後，變爲驚喜恭賀的尖叫。然後，連線斷了。哈蕾格雯的哭聲傳到一半就給截斷，從磨損的纜線裡逸出，像一絲水氣在炙熱的赭色納米比沙漠裡蒸發掉。

哈蕾格雯不願返國參加婚禮。她拿工作、機票錢和重感冒當藉口。事實上她告訴蘇西：「我不想見到那男人，不願見到他和她在一塊。」阿希貝爾和阿特特蓋布，在東正教司祭主持之下，悄悄結了婚。這件婚事或許不會有問題吧，哈蕾格雯在遠方如此期望。

然後她這個嬌弱女兒的來信漸少，信也愈寫愈短。打電話不容易，但哈蕾格雯還是打了。

「發生什麼事了？告訴我。」她說。

「沒事，媽，我很好。」

「告訴我，寶貝女兒。」

「就是累，就只是覺得很累很累而已。」

「他對妳好不好？他照顧妳嗎？」做母親的問道。

「好啊，媽！他很好，很貼心，不是你想的那樣。我得走了，我愛妳。」

哈蕾格雯和蘇西每個星期寫信給阿特特蓋布：「來我們這兒吧！就來看看嘛！」

「我老公大概不會喜歡我出遠門。」回信裡給了有點不自然的答覆。

阿特特蓋布的信上處處是生病的跡象：疲累、沮喪、咳嗽不止，有些早上幾乎沒有力氣下床。

「去看醫生。」哈蕾格雯在信上叮嚀，隨信附上一筆錢，幫她出看病費。

「請不要那麼擔心我。」阿特特蓋布回信：「我愛妳們。」

一天傍晚，下班後，蘇西拆開信，尖聲大叫。

「發生什麼事？寶貝女兒！」哈蕾格雯急急問道。

蘇西遞上信：「她懷孕了。」

兩人趕緊回信，接下來幾天連寄了許多封：「可是妳現在的身體狀況適合懷孕嗎？妳那時候覺得很累，是因爲懷孕的關係吧？那時可是懷孕初期？」

「想必是懷孕後的前三個月，才讓她那麼累！」哈蕾格雯在餐桌上喜孜孜說著。蘇西扳指頭靜靜算著月數，心存懷疑。

哈蕾格雯飛回老家。阿特特蓋布臉色蒼白，雙眼凹陷，伸出雙手迎接。

「我的寶貝呀！」哈蕾格雯抱住她哭著說。

阿希貝爾結婚成了家，不久又要當爸爸，心情很好。哈蕾格雯想辦法叫自己喜歡他；他在餐桌上放聲大笑，她聽了不舒服，但還是跟著尷尬一笑。她知道他刻意要引她注意；一旦做不到，他就避開她眼神，突然說吃飽了要先下桌，然後出門。

哈蕾格雯往阿特特蓋布的食物櫃塞了許多食物和維他命。她在雜貨店裡看到，某美國品牌的洗髮精包裝箱上寫著能讓頭髮「發亮」，她就買下。待了兩星期後，她叫了計程車載她去機場。她抱住女兒告別，低聲說：「來找我們。我們有房間給妳住。你來了以後就把寶寶留在開羅，妳再回去。」

「離開我老公？」阿特特蓋布驚訝叫道。

「不是，不是要離開妳老公；只是讓我們來幫妳照顧寶寶。妳覺得身體恢復了再過來。」哈蕾格雯輕撫女兒頭說道。

她在計程車上難過得說不出話，捲下車窗大喊：「我很愛妳。」雙手突然發抖。她解開手提包，遞出一疊鈔票——那是她這趟出門的盤纏——給女兒：「只給妳用，自己留著用。」

□

六個月後，一個健康的小男嬰誕生。阿特特蓋布打了通簡短電話來報訊，從她的聲音裡，哈蕾格雯聽到一種放下心的快樂。就連阿希貝爾都拿起電話大叫：「哈囉，奶奶！」哈蕾格雯跑遍開羅挑選禮物，要寄回家鄉送給孫子。她原先擔心不知會出什麼事，如今一切平安，她無比感激，如釋重負。

但禮物送出後，女兒那邊音訊全無。哈蕾格雯又開始不安了，夜裡在一身冷汗中驚醒，隱隱覺得不對勁，就像先前她覺得自己得了癌症那幾個月。她仔細檢查自己的身體，弓起身子靜靜躺著，想查出憂慮的根源，是哪兒在痛呢？不會是得了新的病吧？可是她找不到身上哪兒有問題。不對，問題出在阿特特蓋布。

「要不要我去看妳，幫妳照顧寶寶？」她寫道。

「好，但不要現在，你過段時間再來。」阿特特蓋布回信道。

「我該去嗎？」她問蘇西。

「我不知道，媽。那我該去嗎？」

「嗯，妳姊姊急需用錢。我們最好繼續工作，幫她度過這方面的難關。不知道他給她多少錢用。另外，我如果搬回阿迪斯阿貝巴，該住哪？跟他們住嗎？」

「跟阿希貝爾住？」

幾天過去，彷彿那問題仍未解決心有不甘，她又問蘇西：「我該去嗎？」

她打電話到阿迪斯阿貝巴。電話是阿希貝爾接的，口氣很差：「她在睡覺。」他說完就掛斷電話。

幾天後她又打電話去，又是他接。她拉高音調，刻意讓自己像個興奮過度的祖母：「寶寶好嗎？我女兒好嗎？」

這一次他說：「她出去了。」

她的胃部每小時絞痛一、兩次，每一次都在告訴她：情況不對勁。也許是寶寶不對勁。她決定跑一趟。她沒告訴誰她要來，就飛回老家，搭計程車直奔女兒家。

9

帶著裝滿禮物的手提箱，她在院門外等候。一個她不認識的女人出來開門，是個中年女管家，兩個月大的嬰兒靠在她肩上。

哈蕾格雯走上水泥車道，伸手去抱小男嬰並說：「我是祖母。」她把臉塞進帶著乳臭味的嬰兒懷裡。突然間，繼沃庫、阿特特蓋布、蘇西之後，她生命裡又多了一名至親。這男嬰長得眞漂亮，皮膚毫無瑕疵，兩隻圓眼睛張得大大的，深色嘴唇很豐潤。他像香皂般光滑，身材結實而討人喜歡。一綹綹鬈髮從他頭上輕輕揚起；眉毛細柔，顯出好奇的模樣。

「我女兒呢？」她喊道。這趟查明眞相的任務有了令人欣喜的進展，她喜不自勝。女兒臥室關著門；她等在臥房門外，等管家進去通報，覺得自己好像抱著小皇帝等在太后寢宮外。

「哈囉，寶貝女兒！媽來了！」她隔著緊閉的門喊道。看著孫子臉上象牙般的光澤，她滿心得意。他眼皮顫動，小鼻子輕輕噴出鼻息，身體抖動了一會兒，打呵欠，又睡去。嬰兒鬆開了握住她手指的溫暖小手，這時，哈蕾格雯決定放掉她在開羅所打造的生活。要離開寶寶飛回家收拾東西嗎？嗯，可以叫蘇西幫忙託運來。在女兒家附近租個房子當然也沒問題。她興奮得渾然忘我。

管家開門。「請進，夫人。」

高高的木質百葉窗把房間遮得很暗。空氣裡瀰漫著濃濃藥味，梳妝台上面擺滿了裝著藥水、膠囊的瓶瓶罐罐。凌亂的被堆裡躺著一名骨瘦如柴、嘴唇乾裂、頭髮被割短的女人，她一邊臉頰上有個長橢圓形的疣。皮包骨似的裸露雙腿抖個不停，頂著被子，眼皮睜開一半。

「……阿特特蓋布？」哈蕾格雯一臉困惑，望向女管家，低聲問道：「……在哪裡？」

「阿特特蓋布？」她又問一遍，緩緩靠更近一些。她把寶寶交給女管家，突然一陣暈眩，深怕失手把嬰兒掉到地上。她眼前布滿點點微光，嘴乾舌燥；她踉踉蹌蹌，抓住一張椅子。

「寶貝女兒？阿特特蓋布？媽媽來了。」

她女兒臉部仍然呆滯，但靠近哈蕾格雯的那隻手使勁張開手指。哈蕾格雯雙手握住女兒的手，移坐到床上，女兒身邊。透過被子，她感受到女兒體溫的燒燙。

「寶貝！天啊，妳怎麼了？」

「媽，我病了。」

「怎麼病的？是什麼病？」她再度望向管家。四十多歲、向來不多話的管家淒然一笑，抱著小孩退出房間，輕輕關上房門。

「妳怎麼不告訴我？」哈蕾格雯哭著說。

沉默許久後，阿特特蓋布說：「我不想讓妳擔心難過。」

開口說話，使她輕咳了一陣。阿特特蓋布想閉上眼睛，但她眼球外突，使得眼皮邊緣磨散了，無法閉上。阿特特蓋布又動了動手指：床頭櫃上擺著一條彎成額頭弧度的乾毛巾。

「要我把它弄濕？」哈蕾格雯低聲問，阿特特蓋布點頭。哈蕾格雯輕輕把蓋在女兒臉上的濕毛巾撫平，透露出無比慈愛。皮包骨般的手指頭不再使力；她似乎睡著了，但乾澀的眼睛仍隔著半閉的眼皮盯著外面。

哈蕾格雯旋風似飛出房間。她打電話到黑獅醫院，這是阿迪斯阿貝巴大學醫學院的附設醫院，也是衣索匹亞最大的教學暨提供第三級醫療服務的醫院。她叫了計程車（這裡幾乎沒有救護車服務）。她聲色俱厲逼問管家，但她一問三不知，當然更不知道女主人在埃及有個時時刻刻擔著心的母親。

「為什麼沒有人告訴我？」哈蕾格雯咆哮道：「那個沒人性的丈夫跑哪去了？阿希貝爾人呢？」

管家朝另一個房間緊閉的門眨了眨眼，然後說：「他在上班。」

哈蕾格雯猛然打開那道門，看到一間陳設齊全的臥室，當下了解他們夫妻分房而睡。

「嬰兒睡哪裡？」

「跟我睡。」管家說，手指著廚房地板上的地鋪。

□

哈蕾格雯多付了一點錢請計程車司機把女兒抱上車。司機把阿特特蓋布抱離床鋪時，她微喘著氣只說了一聲「不」。看到女兒瘦得不成人形，哈蕾格雯大爲震驚。她趕緊替女兒披上床罩。明晃晃的光線刺痛了女兒眼睛。她縮著身子，臉色蒼白，猶如突然鑽出地面的地底動物。到醫院後，院方安排阿特特蓋布住進天花板很高的老舊大型病房，床位在角落。然後開始輸血，打靜脈點滴。

「對不起，醫生！請問是什麼病？」哈蕾格雯在走廊上大聲說。

「可能是白血病。」有個醫生說：「她身體很虛。」

「一定是肺炎。」有個護士說。

「她得了肺結核。」有個看護說。

「是皮膚癌。」有個技工說。

哈蕾格雯坐在阿特特蓋布病床旁的椅子上，雙手緊擰，身子前後搖動。

服用 Bactrim 抗生素一個療程，控制住肺結核，阿特特蓋布呼吸變順暢了一些。但一個威脅才剛減輕，另一個威脅立刻冒出。哈蕾格雯晚上就睡在病床旁的椅上。如此過了幾個星期。每隔幾天，她回阿特特蓋布家幾個小時，洗澡、小睡、煮點食物，然後把食物裝進籃裡帶回醫院。她捏下小塊因傑拉（薄煎餅），滾成球形，輕觸女兒嘴唇。但阿特特蓋布不想吃，哭著抗拒。

「我眞服了你！」有天晚上哈蕾格雯突然找阿希貝爾說話：「你那段時間到底在想什麼？」

「我帶她去看了醫生。」他說：「我買了藥。妳希望我做什麼？我請了一名傭人全天照顧她。你要我待在家裡嗎？我不工作，我跟她就得流落街頭。」

「你爲什麼不告訴我？」

「我太太每個星期寫信給妳。妳也常常打電話來。妳怎麼會不知道她生病了？」

「她沒告訴我。」哈蕾格雯其實無話可說。

「這就是了。」

小男嬰四個月大，很愛笑，很黏管家。「他是個胖小子，很聰明。」有天晚上哈蕾格雯向阿希貝爾稱讚這小孫子，阿希貝爾笑逐顏開：「他是這樣！我知道！我知道！胖男孩！」他壓低聲調問：「阿特特蓋布怎麼樣？」

「你該去醫院看她，我說眞的！」

「家裡總要有人工作賺錢，還要照顧我們兒子。」他厲聲說，提醒哈蕾格雯他壓力很大。心知要在阿迪斯阿貝巴待上很久時間，哈蕾格雯租了一棟磚房，內有兩個房間、一間廚房，外面有一間磚砌廁所和淋浴用的水龍頭。前院是夯實的土質地面，外圍繞著馬口鐵皮圍籬，但她想前院裡可以種花，春天來時就能讓阿特特蓋布高興。她向路邊販賣亭買了一些家具（幾把扶手椅和一張沙發），叫了輛計程車幫她載回。不知爲何，她覺得很開心；她急著替阿特特蓋布整理一間臥室讓她享用。

女兒的病情趨於穩定。她一身病，吃了醫院裡許多種藥，神情倦怠。但醫生說她病情夠穩定，可以出院。

「我要帶妳回我住處。」她告訴女兒。

「問阿希貝爾我能不能去。」阿特特蓋布說。

哈蕾格雯打電話給女婿：「我要帶她去住我房子。」

「妳該帶她回我這裡。」他說。

「不。你是她丈夫，我是她母親。你可以再娶，但我如果失去她，就再也找不回她了。」

□

那是棟屋前有平台的平房，位在山坡上。她讓阿特特蓋布住進鋪著新床單的乾淨房間。窗外有棵野生無花果樹，樹上的無花果日漸碩大，幾隻綠色鴿子飛翔於樹葉間。

有天早上，哈蕾格雯一大早就搭計程車出門，回來時抱著小孫子。「瞧誰來看他媽咪啦。」她一面輕聲說著，一面搖醒女兒。這時是早上十點鐘左右。寶寶這時七個月大，圓滾滾又暖乎乎，像剛出爐的麵包。他淺褐色的頭髮好似蒲公英的絨毛。阿特特蓋布身子太虛，抱不住寶寶。哈蕾格雯急忙上床扶著她身體，讓她坐起，同時把小男嬰捧在女兒胸前，並把母子兩人都攬入懷裡。寶寶睜開眼睛，笑了，下牙齦露出白白兩顆小牙。兩個女人大笑。

「他記得我！」阿特特蓋布哭著說。

「沒錯，寶貝。」哈蕾格雯說。

到了阿特特蓋布累得坐不住也笑不出來時，哈蕾格雯便把小孩載回家。阿希貝爾雙手在胸前交叉環抱，站在自家車道上。保姆一早就慌張打電話給上班中的主人，通告小孩被帶走一事。

「絕對，絕對，絕對不可以——」他警告哈蕾格雯：「——再把我兒子帶離這屋子。我兒子必須留在這裡。」

「但她是寶寶的母親。」

「他必須留在這裡。」

「她是他母親呀，阿希貝爾。」哈蕾格雯口氣不耐煩。她把樂呵呵、尿布已濕的男嬰遞過去，大步走進屋，收拾一些阿特特蓋布的東西，返回在門外等著的計程車。

「妳聽到了嗎，哈蕾格雯太太？」

「她是他母親。」

男嬰高高坐在父親胸膛上。她看了嬰兒一眼，重重關上車門離開。

蘇西從開羅寫信來：「媽，要不要我過來？」

「不，親愛的，我們母女三人裡只有妳在工作。我看阿希貝爾是不會出手幫忙的了。誰曉得妳來這裡找不找得到工作。」

哈蕾格雯不計後果花掉了沃庫留下的遺產和她自己的存款。她猛砸錢，想替女兒買時間，買希望。聽到誰說有新藥，她就去買一盒來；她打電話到衛生機構請教，而且打的是國際電話。

十個月裡，哈蕾格雯包租了五次計程車載女兒到處看病，每一次都嘗試不同的醫院或診所。

阿希貝爾只來探望過他們一次。清新的空氣像披肩似的伴隨著他飄然而來；他健壯魁梧的身軀、擦得黑亮的皮鞋、低沉的聲音、剃鬍後潤膚水的香味，與在屋裡纏綿病榻的病人阿特特蓋布格格不入。

「阿希貝爾，請讓我看看兒子。」阿特特蓋布躺在床上，面黃肌瘦、神情憔悴，用低沉沙啞的聲音說道。

「我明天會帶他來。」他一反常態的和善，令人意外。

但他並沒有信守承諾。隔天，再隔天，隔天的隔天，他都沒有帶小孩來。哈蕾格雯打電話去：「明天早上我去你家接小孩；我們會照顧好他，午餐前就送他回去。」

隔天到了他家，門鎖著，屋裡陰暗。

「他是怕我們搶走寶寶。」阿特特蓋布說：「這寶寶是他在世上唯一心愛的人。」

但哈蕾格雯想的是：他是怕小孩染上他媽媽的病。

阿特特蓋布腹瀉不止，並長了褥瘡，原本就微弱的元氣一滴一滴消失。哈蕾格雯一個人幫她翻動身體、清潔身子、換衣服，換掉被單，在院裡的鍍鋅洗衣盆中用手洗床上用品。想起兩女襁褓時期，她也是這樣洗尿布，她感到一絲滿足。阿特特蓋布無時無刻不想念著兒子。可憐她終日只能臥床，而睡覺時她有時拉來枕頭摟在身旁，好似在餵小孩吃奶。

阿希貝爾從此沒有再來探望。

哈蕾格雯在小廚房裡特別調製了類似嬰兒食物的東西，包括燉爛的肉、滋補的湯、營養的麵包、大塊芒果和西瓜，一匙一匙餵，但女兒一口都不吃。

「吃了也沒用，媽。」阿特特蓋布把臉轉開，悲淒說道：「食物折磨我，弄得我很不舒服。我給妳惹好多麻煩，我不想吃。我很累。」

廚房裡，哈蕾格雯清掉盤裡的東西，大哭。她一哄再哄，也只讓女兒喝進一茶匙加糖的茶。

「寶貝女兒，對不起。」她哭著說。她再次開門讓計程車司機進來，要把阿特特蓋布載回醫院。她女兒受這打擾，顯得很痛苦。

這一次她只住院一星期。幾名醫生觀察了她，做了筆記後就到病房外的大廳閒聊。對這病人，大家早就放棄了，只有哈蕾格雯還不死心。一有醫生、護士、護理員或清潔人員走近阿特特蓋布的病床，坐在椅上的哈蕾格雯就抬起頭，疲累的眼神裡懷著希望。

阿特特蓋布整天睡覺。哈蕾格雯低頭坐著，有時撫摸女兒手腕，留意女兒的微弱脈搏。女兒漸漸離她而去了。阿特特蓋布臉上有時綻放微微紅潤，但哈蕾格雯知道那是發燒所致。

「媽。」有天晚上阿特特蓋布清楚說話，驚醒了睡在椅上的哈蕾格雯。「我該回家了，能帶我回去嗎？」

哈蕾格雯一方面燃起希望，一方面又覺不可置信，臉上擠滿皺紋。她燒退了嗎？

阿特特蓋布微笑，稍稍抬起雙臂，展示各種交纏的塑膠管線。

「夠了。」她說：「夠了，時間到了。」

10

人類免疫不全病毒／愛滋病，來自何處？

貓、綿羊、馬、牛易染上慢病毒，但猴子、黑猩猩身上所帶有的慢病毒，最近似人類免疫不全病毒（HIV），被研究人員稱爲「猿猴免疫不全病毒」（SIV）。

在西非的幾內亞比索、加彭、喀麥隆、獅子山、迦納境內森林，有種名叫黑面白眉猴（sooty mangabey）的獼猴，牙長，尾長，手指長，身形修長，臉黑，眼皮爲淺色。這種獼猴身上的黑面白眉猴型猿猴免疫不全病毒（SIVsm），跨種感染到人類身上，成爲第二型人類免疫不全病毒。人類免疫不全病毒包括第一型（HIV—1）和第二型（HIV—2）兩種；第二型的毒性較弱，在西非以外地區幾乎沒有人感染。

在中非的熱帶森林和高山森林裡，有三個「一般黑猩猩」（譯按：common chimpanzee，學名 Pan troglodytes，即一般所見到的黑猩猩，爲有別於另一種黑猩猩「倭黑猩猩」，而稱之爲一般黑猩猩）的亞種；其中一個亞種（學名 Pan troglodytes troglodytes），活動於尼日河和剛果河之間。這一亞種的黑猩猩，有一部分帶有黑猩猩型猿猴免疫不全病毒（SIVcpz）。一九九九年，人類發現，第一型人類免疫不全病毒——這也就是造成全世界愛滋大流行的致命病毒——就是這種病毒跨種感染演化而成。

但是，猴免疫不全病毒和黑猩猩免疫不全病毒，分處非洲境內兩個相隔遙遠的地區，爲什麼會在同一時間孕育出兩種人類免疫不全病毒？發生過程是如何？在動物宿主身上致死率只有約百分之一的良性猿猴免疫不全病毒，爲何會演變成毒性猛烈、頻頻突變、致死率達百分之九十九的人類病毒？

對這些問題，已有許多假說提出，但都還只是假說，尙未得到證實。

□

最早提出的假說，或許可稱爲「種族滅絕說」(genocidal theory)。

非洲人使用西藥的歷史，特別是與製藥廠接觸的歷史，是一段令人不快的過程。他們看著自己國家成爲可疑藥物和過時藥物的棄置場，病人往往必須同意試用有時會危害人體的新藥，才能得到治療機會。因此，在愛滋開始肆虐、許多村民因此而死的村子裡，開始有謠言傳出，說是西方強權蓄意讓非洲人感染這怪病。

非洲人一旦死光，或者只剩虛弱的患者，外國強權就可以再度放手掠奪非洲豐富的自然資源。

哈蕾格雯的老友，那位原任工程師暨大學教師的澤威杜，私底下就頗認同這種陰謀論。因愛滋而一步步走向死亡的他，受過高等教育，比大部分人更清楚：工業國家已經發明出治療這種病的藥物。即使西方國家並不是蓄意讓非洲人感染這病，但西方國家眼睜睜看著數百萬非洲人死去，見死不救，卻是不爭的事實。

□

另有一種解釋愛滋病毒源起的理論，無關陰謀。這個理論認爲，人類免疫不全病毒是一種動物傳染病，也就是一種原先出現在動物身上、後來跨種感染人類的疾病。有些傳染病只發生在特定種類的動物身上，但有些傳染病則是由不同種動物共有的細菌、病毒或其他微生物所造成。「在某些情況下，動物傳染病是由於直接接觸了已感染的動物而染得，這情形就像是接近了已感染的人而染上傳染病。另外有些動物傳染病，是因爲飲用了含有寄生蟲卵的水而染上，至於蟲卵則是藉由已感染動物的糞便而進入水裡。但還有些動物傳染病，是因爲吃了已感染動物的肉而染得，譬如絛蟲就是如此傳播。還有些動物傳染病藉由昆蟲媒介者而傳播……」

這個「獵人理論」(hunter theory) 認爲，人類免疫不全病毒這種動物傳染病毒，跨越物種藩籬，使得有些獵殺了猴子或黑猩猩然後吃了它們肉的獵人，受到感染。某個非洲獵人或屠戶，在處理了剛獵得的猴子屍體時，由於他手上有傷口，而把這種靠血液運送的病毒吸收進自己身體。另有類似說法認爲，某個小孩在與寵物幼猴玩耍時染得。

一九八七年，加州大學病毒學家馬爾克斯 (Preston Marx)，在賴比瑞亞和獅子山 (Sierra Leone) 的幾個村子裡發現，黑面白眉猴到處都是，有的活有的死；死的白眉猴在市場販售供人食用，活的幼白眉猴則被村民當成寵物在養。馬爾克斯分別從寵物猴和村民身上抽取血液樣本，檢驗發現猴血樣本對SIVsm呈陽性反應，人血樣本則偶爾驗出對SIVsm和HIV呈陽性反應。

這些檢驗結果很重要，但未能充分解釋愛滋的源起。這些地區的人，幾千年來就在獵捕、馴化與宰殺猴子。猿猴免疫不全病毒的去氧核糖核酸，則已存在幾千年。那些血液檢測出對SIVsm和HIV都呈陽性的村民，幾無生病跡象，而且沒有透過性交把這病毒傳播給他人。「帶有這些猿猴免疫不全病毒的靈長目動物，全都與人類親密接觸達數千年，其間從未爆發人類免疫不全病毒的流行。」馬爾克斯後來在與研究同僚阿爾卡貝斯（Phillip G. Alcabes）、德拉克（Ernest Drucker）合撰的報告裡寫道。

「造成愛滋病的幾種人類免疫不全病毒，爲何會在二十世紀中葉的幾乎同一時期出現在非洲，（有人）正努力欲找出原因。」如此表示的是亞伯特・愛因斯坦醫學院（Albert Einstein College of Medicine）的流行病學暨社會醫學教授，德拉克博士。他告訴美國廣播公司電台：「那些猿猴，包括猴子、黑猩猩和其他帶有愛滋病毒前身的動物，已經存在幾十萬年，而且是跟人類一起生活了幾十萬年，而人類也一直與這些病毒有所接觸。那麼爲什麼到了二十世紀中葉，突然出現了幾種源自幾種猿猴免疫不全病毒的人類免疫不全病毒？」

□

「社會動亂理論」（social upheaval theory）的立論基礎，在於把人類免疫不全病毒視爲動物傳染病。這理論認爲，愛滋病在二十世紀中葉爆發於中非洲，乃是一九五〇、六〇年代反殖民、追求獨立期間人口遷徙的結果。「根據這一假說，這流行病的出現，是由於道路貫穿雨林、殖民政府原先嚴禁人民遷徙的政策隨之取消之故。」《舊金山記事報》（*San Francisco Chronicle*）撰稿人卡爾森（William Carlsen）報導道：「被猴子感染而帶有人類免疫不全病毒的人，原居住在與外界沒有往來的鄉村，但上述改變使他們得以湧入城市，進而透過較不受約束的性行爲，把該病毒在城市裡傳開。」

但社會動亂理論未能說明爲何是在二十世紀中葉發生。一四五〇到一八五〇年間，至少有一千兩百萬非洲人，甚至可能是兩千四百萬人，被俘爲奴，經由惡名昭彰的大西洋中間航道，運到北美、南美、加勒比海地區的殖民地。這些非洲人被迫遠離中非西部的家鄉，而他們的家鄉正是如今愛滋猖獗之處，在當時也是與愛滋病有關的猴子和黑猩猩活躍之地。爲什麼十五至十九世紀間愛滋病沒有爆發，沒有經由黑奴向外傳播？

抱持社會動亂理論者不得不承認，在距今五、六十年前，想必出現了什麼改變，打亂了原先存在於良性猿猴病毒、該病毒的動物宿主，以及偶爾染上該病毒的人類宿主等三者之間的平衡。

□

至於「醫原性理論」（theory of iatrogenic origin）則懷疑，愛滋病可不可能是醫療行爲或醫學實驗本身在無意間造成的。

「各位鄉親父母、先生、女士，我要在此宣布，愛滋病是人爲疾病。」前英國廣播公司電台記者胡珀（Edward Hooper）在一篇文章裡如此開頭。這篇文章名爲〈人爲疾病的故事〉（The Story of a Man-Made Disease），二〇〇三年刊登於《倫敦書評》（*London Review of Books*）。「愛滋病是全世界歷來所爆發最嚴重的傳染病，而如今幾乎可以確定，是人爲因素——特別是出自醫生、科學家的人爲因素——促成這一流行病的出現。」

在此文發表之前四年，胡珀出版了《那條河：人類免疫不全病毒與愛滋病探源之旅》（*The River: A Journey to the Source of HIV and AIDS*）一書，闡明他的論點：人類免疫不全病毒的出現，源頭可以追溯至某種小兒麻痺口服疫苗的研製過程，以及一九五〇年代末期，以比屬剛果數十萬人爲實驗對象測試該疫苗一事。

美國費城韋斯塔研究院（Wistar Institute）的波蘭裔流亡科學家寇普羅夫斯基（Hilary Koprowsky），一心要搶在沙克（Jonas Salk）、沙賓（Albert Sabin）之前，研製出預防小兒麻痺症的完美疫苗。韋斯塔研究院從非洲或亞洲的猴子、黑猩猩身上取出腎臟的器官細胞，在該細胞裡培養疫苗。一九五七至六〇年間，該研究院在中非幾個村落測試該疫苗，而後來，ＨＩＶ／愛滋病第一次可怕的爆發，就在這些村落。

韋斯塔研究院用來培養出疫苗的那些腎臟細胞，是否就來自本身已帶有猿猴免疫不全病毒的猴子或黑猩猩？

這場大規模施打小兒麻痺疫苗的行動，是否同時讓數千人感染了人類免疫不全病毒？

這一說法遭到韋斯塔研究院的專家駁斥。他們主張，在疫苗的組織培養過程之後，不可能有猿猴免疫不全病毒粒子存活；即使眞有一小群猿猴免疫不全病毒存活，也會由於分布太稀疏而無法使人染病。此外，猿猴免疫不全病毒粒子經由口腔進入人體，其致病機率要比經注射將病毒粒子直接打入血管小得多。另外，剩下的疫苗裡，完全沒有猿猴免疫不全病毒的蹤跡。最後，韋斯塔研究院反駁道：在剛果測試的疫苗也曾用於波蘭和美國，而這兩地並未因此爆發愛滋病。

還有一無可置疑的事實足以批駁胡珀的觀點，那就是HIV—1、HIV—2這兩種愛滋病毒的發生地相隔一千六百公里，前者與某種黑猩猩病毒有關，後者與某種黑面白眉猴病毒有關。兩種病毒的出現，無法全部歸咎於韋斯塔疫苗。

胡珀提出的這項口服小兒麻痺疫苗受汚染理論，很吸引人，但未能盡釋群疑，仍有待驗證。

□

但在一九五〇年代，在今人所視爲HIV／愛滋病爆發中心的中非幾處地區，除了測試小兒麻痺口服疫苗之外，還進行著其他防疫戰役。另一個引人入勝的醫原性理論，則檢討了當時整個非洲在疏於替設備殺菌消毒的狀況下，如火如荼進行了大規模的預防接種行動。

卡爾森指出，戰後幾年是「醫學不可一世的樂觀時期」，世界衛生組織（WHO）、聯合國等救助機構，針對先天性梅毒、肺結核和雅思病（yaws，藉由叮人有翅小昆蟲傳播的熱帶病，侵襲小孩的皮膚、骨頭、關節），發動了史無前例、工程浩大而有計畫的疫苗接種與治療行動。「這些有計畫的行動以藥物積極防治疾病，規模之大，在非洲大陸前所未見。」卡爾森指出：「但撲滅疾病的崇高目標，由於注射時普遍疏於消毒殺菌而功敗垂成，而這一失敗所產生的後果可能令人瞠目。」

皮下注射器於一八四八年就發明問世，以玻璃、金屬爲材質，用手工製成，本身可以施予消毒殺菌。它在過去屬於昂貴且珍稀的醫療器材。一九二〇年，全球只製造出十萬支皮下注射器。第一次世界大戰後，由於皮下注射器有了更多用途（例如注射胰島素製劑），這器材開始大量生產。到了一九三〇年，一年生產兩百萬支；一九五二年，七千五百萬支。價格逐漸下降。把皮下注射器的使用帶到顛峰的，是盤林西尼的問世。

盤尼西林此一神奇藥物發現於一九二九年，但在一九四一年的生產量還只夠治療兩百人。第二次世界大戰期間，大量生產盤尼西林的技術問世（這促成了發現盤尼西林的科學家、和首次以工業規模大量生產盤尼西林的兩位科學家，一起獲得諾貝爾獎）。一九四九至六四年，美國所生產的盤尼西林由七萬六千磅增加爲一億七千萬磅，價格則由每磅一、一四四美元降爲四十九美元。彼時，盤尼西林療法還只能透過注射，因爲口服用抗生素還不夠完善。

注射用抗生素和注射器材，這兩者的生產量同時攀升。一九五〇至六〇年，玻璃、金屬製皮下注射器多半都被拋棄式塑膠注射器取代了。一九六〇年這一年裡，生產量爆增百倍，達到十億支。

大量生產的盤尼西林和大量生產的皮下注射器攜手並進，並且遠渡重洋到非洲造福當地人。

聯合國兒童基金會如此描述當時那股值得在歷史上記一筆的「欲透過科技介入以對付疾病的衝勁」：

一九四〇年代轉入五〇年代之際，國際公共衛生行動的主軸乃是控制或撲滅流行病。這些有計畫的行動，以先驅者的姿態和無可置疑的浩大規模，擴大了與戰爭無關的國際援助的範圍……新藥和新疫苗日漸價廉，並為人類提供了一個空前的光明遠景：人們覺得，不必等待醫生、醫院和衛生所的普及，就可撲滅古老禍害。藉由大規模大範圍的使用，繼之以周延的地理計畫和時間表，這些新技術（理論上）可以讓特定地區的所有人從此擺脫特定疾病的宰制。

在這場大規模防治戰疫裡，最早投降、也屈服得最突然的疾病，乃是雅思病。這種令人痛苦的疾病，藉由微生物傳播，會讓患者完全失去行動能力。這種病見於貧窮、偏遠的熱帶鄉村，透過皮膚上的傷口而感染。一九五〇年代初，據認全球約有兩千萬患者……盤尼西林的發明讓此病的治療露出曙光。打一針就讓難看的粉紅色傷口消失，再打幾針就能完全痊癒。

非洲人民很快就把打針當成必不可少的醫療方法。面對受感染、發燒、疲勞或普通感冒的病人，醫生若不打針，就會被說成看病不夠盡心。民間療法術士和土著醫生旋即採用這項新興醫術。一九六〇年代的研究顯示，在撒哈拉以南的非洲，四分之一到二分之一的家庭裡，有人在研究人員前來調查之前的兩個星期裡打過針。到一九九〇年代，六〇至九六%的門診病人以打針方式治療。

一九五〇年代，先天性梅毒在非洲很普遍，當時就注射盤尼西林來治梅毒。在這同時，也注射氯奎來治瘧疾。聯合國兒童基金會在一九五二至五七年間施打了一千兩百多萬劑盤尼西林，一九六三年施打了三千五百萬劑。

□

二〇〇〇年九月，英國皇家學會在倫敦舉辦了「愛滋病源起和愛滋流行病」研討會，馬爾克斯和德拉克兩位博士提出了合撰的論文〈打針的世紀：大量未殺菌注射造成人類病原體的出現〉，認爲未殺菌的針頭乃是孕育愛滋病的凶手。馬爾克斯和德拉克在思索：未殺菌針頭經過了重複使用，是否可能透過類似實驗室裡的繼代移種（serial passage）過程，不只是傳播了ＨＩＶ／愛滋病，甚至是孕育出這一疾病。

「繼代移種」此一實驗法，是法國科學家巴斯特（Louis Pasteur）所發明，此法可讓病毒快速突變。其作法是把病毒注射入宿主甲，讓病毒在宿主體內培養一段時間後，把甲體內的病毒再注入宿主乙，然後再把乙的病毒注入宿主丙，如此不斷進行。病毒適應了個別宿主的免疫系統並有所改變之後，再抽出，注入下一個宿主。卡爾森寫道：「馬爾克斯告訴同僚，這過程已在猴子實驗裡得到證實。猿猴病毒只經過三隻猴子的『繼代移種』，毒性就增強爲一千倍。」

繼代移種理論認爲，在某些獵殺猴子或食用猴肉者的血液中所發現的較無害的猿猴免疫不全病毒，透過一九五〇年代起數千萬次未經殺菌的注射行爲，很可能轉化成可怕的愛滋病。

「如果取一弱致病性的病毒，譬如猴子病毒，讓人類感染它，那病毒可能會存活幾天乃至幾星期，試圖適應人體的免疫系統。它開始適應人類宿主，最終會被人類宿主擊退。」德拉克說。

「但在它試圖適應的期間，如果把受感染的血注入他人體內（針頭未殺菌的注射，基本上就在做這事），這也就是在把一部分已局部突變的病毒繼代移種到第二人體內。讓病毒繼續突變的任務，由第一人交給第二人。這時病毒已經局部適應人體，能存活較長時間；因此，第二人就使病毒更朝向人類免疫不全病毒之路邁近。如此一再轉注到他人體內……每一次把病毒繼代移種，病毒的致病性變得愈強，以適應新宿主。經過四、五或六次繼代移種後，就孕育出可適應人類宿主的病毒；這時病毒開始複製，排出病毒粒子，也開始具備感染他人的能力。」

杜蘭大學（Tulane University）熱帶醫學系的馬爾克斯、德拉克、阿佩特雷（Christian Apetrei）這三位博士，一開始就認爲，把愛滋病看成動物傳染病的觀點有待商榷。「研究結果證明，人類免疫不全病毒源自猿猴。有人據此宣稱愛滋病爲動物傳染病。」他們在二〇〇四年爲《醫學靈長目動物學雜誌》（*Journal of Medical Primatology*）寫道：

但這說法從未得到證實，必須予以嚴正質疑。有幾個論點表明，HIV—愛滋病不是動物傳染病。第一，如果愛滋病是動物傳染病，就必須有證據表明愛滋病是直接從某種動物得來，一如直接從動物得來的狂犬病。第二，在非洲，人類接觸已感染猿猴免疫不全病毒的猴子已有很長歲月，而且接觸頻頻，但目前所知的跨種感染病例只有十一例，且其中只有四例導致人與人的重大傳染……如果愛滋病是可以促成人與人大規模傳染的動物傳染病，那麼就該有許多種自立門户的亞型病毒和群組。第三，人類接觸猿猴免疫不全病毒已有數千年，但愛滋病只在二十世紀出現。如果愛滋病是能傳給人類的動物傳染病，那麼在奴隸買賣時期就應已傳到西方。第四，在實驗室裡，把猿猴免疫不全病毒傳給不同種的猴子後，病毒往往受到新宿主的有效抑制，顯示傳送過去的是病毒而非疾病。因此我們斷定，不能把猿猴免疫不全病毒的跨種傳染當作有效證據，據此推定愛滋是動物傳染病。

「所有人類免疫不全病毒的確都源自猿猴。」他們解釋道：「但愛滋病不夠格稱作動物傳染病，而這一解釋本身無法說明愛滋流行病的起源。」

猿猴免疫不全病毒，為人類免疫不全病毒的問世提供了基本材料，但中間的轉化過程是個謎。這三位科學家認為，感染了無害猿猴免疫不全病毒的血液，經由不斷重複使用的未殺菌針頭，在無意間把病毒由某人陸續繼代移種給多人，由獵人陸續繼代移種給農民、商人、小孩、做針織活的婦女、接生婆、老師，從而孕育出新東西，一種致命的流行病。

□

「値得注意的是，我們所知最早的愛滋病例，發生於中非的薩伊，也就是昔日的比屬剛果。」德拉克在二〇〇〇年說：「我們知道，約一九五九年時在剛果發現該病毒，而那裡正是爲了撲滅雅思病而最早……大量使用盤尼西林的地區之一……到了一九六〇年代，注射盤尼西林和其他種注射劑的防疫行動，已經遍及非洲、開發中世界和印度。

「出於若干原因，世人對此問題視而不見。WHO發送出數以億計的針劑疫苗，但搭配送出的針頭數目少了許多許多。該機構建議使用者應將針頭消毒，並提供所需的消毒設備。但事實上，五〇至七〇年代在非洲工作的人都非常清楚，大部分的消毒工作並未落實。事實上，這些拋棄式的塑膠注射器沒有眞正經過消毒。」

「非洲境內未消毒注射方式的大量增加。」德拉克與馬爾克斯兩博士寫道：「與一九五〇年代抗生素的引入有連帶關係，而我們推斷，這種注射方式的大量增加，乃是一現代『事件』，這『事件』使得在撒哈拉以南的非洲存在已久的幾種弱致病性本土猿猴病毒，增強了致病力、完成其基因適應人類宿主的過程，進而在一九五九年之前以第一種流行性人類免疫不全病毒的面貌出現在世上。」他們深信，B型、C型肝炎也是出於同樣方式而形成。

德拉克說：「正常做法就只是打針了事，但針頭消毒工作非常草率。曾有一個醫生用六支針頭在兩小時內替五百人打了針，而（皮下注射器）只丟進酒精罐泡一下。平心而論，盤林西尼和當時使用中的其他藥物，那樣受到看重，而其療效那麼顯著，因而，其美中不足之處也就不被視爲特別要命，譬如當時對Ｃ型肝炎還不了解，也就不重視可能發生的感染。於是，消毒非常非常馬虎的情形很常見，連在正規醫療院所裡也可看到。至於在正規醫療體系之外，也就是當時所謂的『鄉下診所』或民間『草藥』療法裡，到處可見到針頭、盤尼西林等等注射劑，而打針次數眞是不計其數……一九五〇至六〇年間，針頭生產量從一千萬支增加爲十億支。如今全世界每年生產的針頭達四百億支，其中許多針頭還一直在重複使用中。

「愛滋病並不是唯一一種新冒出來的病，不是嗎？」德拉克問：「我們不斷看到其他病冒出來，例如狂牛病。而製造出這些新病的，乃是那些我們不知道其潛在後果的新科技。牛本就不應吃動物性蛋白質；牠們沒有自保的機制。既然（血液）可能帶有從動物感染的病毒，就不應使用會把某人血液輸送給另一人的器具。人類的病毒性疾病全部是從動物跨種染得，我們對大規模未消毒注射行爲的處置方式，全球各地層出不窮的無消毒注射行爲……（無異是在）大開了方便之門，幫助弱致病性動物病毒繼續演化，終至變成以後會與我們長相左右的強致病性人類病毒。而我認爲事情現在才剛開始，不是結束。」

德拉克深信事情才剛開始，因爲ＷＨＯ估計，全球一年仍將有三百億至五百億次的無消毒注射。二〇〇〇年的注射次數裡，有四成用的是使用過的針頭。在某些國家，可能有七成五的注射有安全之虞。ＷＨＯ估計，不安全注射在每年導致全球新增加八萬至十六萬例的第一型人類免疫不全病毒感染，八百萬至一千六百萬的Ｂ型肝炎感染病例，兩千三百萬至四千七百萬的

C型肝炎感染病例（不包括輸血所致的病例）。

全球所有大規模的預防接種行動，百分之十出自WHO的地區性免疫計畫，但即使是在這類計畫主導下的注射，據估計仍有三成是用已使用過而不乾淨的皮下注射器。距今不遠的一九九八年，WHO建議，施行大規模接種計畫時，只要遵行例行的消毒程序，皮下注射器可重複使用達兩百次。但根據WHO自己的研究調查顯示，此一例行消毒程序通常未落實。

主因在於皮下注射器和針頭的供應不足。考慮到了金錢，器材往往重複使用，或變賣，或者回收。

□

爲防範針頭再使用滋生危害，已有相應新科技產品問世，譬如已經發明了單次使用自動毀壞的拋棄式（即「自動失效式」）皮下注射器：使用這種注射器注射一次後，針頭即縮回針筒內。皮下注射器的製造商已準備要大量生產，但這種注射器價格昂貴。全球衛生專家同意，欲根除醫原性疾病散播，關鍵重點在於使用比較安全的針頭。但，錢從哪裡來？WHO經費不足，大金主還不見蹤影。

設立於美國紐約州法明戴爾（Farmingdale）、製造自動失效皮下注射器的大廠UNIVEC，其董事長修恩費爾德（Joel Schoenfeld）稱揚德拉克和馬爾克斯兩人所提出的繼代移種理論：「我們一再呼籲，在大規模免疫計畫和診所裡只使用自動失效皮下注射器，而這些可敬的專家證明了我們的呼籲並非虛言……全球醫藥界為何仍然掩耳不聞（這一呼籲）？醫藥界應有的作為，就是不要再讓可重複使用的皮下注射器在全球所有免疫與醫療計畫中繼續使用。唯有推廣自動失效皮下注射器，強制要求所有大規模接種計畫使用，才能大大遏制這危害全球的疾病。」

□

流行病學家則從不同角度研究HIV／愛滋病，例如他們追蹤了解「性關係網絡」（誰跟誰睡過？受感染後，也就是邁入接觸傳染率最高的時期之後，多快又有性關係？），但他們由於患者人數眾多而碰到瓶頸。從不安全注射的問題入手，出現了一種有意思的「必然傳染理論」(theory of corollary transmission)。

「從一九八〇年代末期開始，最主要的假說總是認為，非洲的人類免疫不全病毒主要是透過兩性生殖器的接觸來傳染。」身兼《流行病學年報》（*Annals of Epidemiology*）主編的艾摩利大學醫學院傳染病教授羅森伯格（Richard Rothenberg）博士說：「但現有的調查資料無法完全支持這假說。可能缺少了幾個有助於說明發展軌跡的重要因素。」

例如，在非洲某些地區，公共衛生運動已大幅提升性行為的安全防護和保險套使用率，而且其他類性病的比例逐步下降，但人類免疫不全病毒的感染病例愈來愈多。某些病歷顯示，父母都無愛滋，小孩卻對人類免疫不全病毒呈陽性反應；還有些案例裡，夫妻雙方顯然都忠於婚姻，卻有妻子／丈夫在另一半的血清樣本呈陰性的情況下，驗出陽性反應。無法想像這類檢驗結果會如何引發夫妻對彼此忠貞度的懷疑，以及會不會出現家庭暴力。但這些小孩、妻子或丈夫，都有可能是因為未消毒注射而感染。

一般人的觀念裡，是性濫交和縱欲開啓了愛滋病，並繼續助長了愛滋在非洲流行——這種看法，是以極爲無情的態度指著受害者說：「你自作自受」。

繼代移種假說——主張愛滋病不是跨種傳染的動物傳染病，而是出自人爲發明的皮下注射器針頭和二十世紀中葉的大規模預防接種運動所創造的新病毒——還不是顛撲不破的理論，研究還在進行。

「我知道源頭。」馬爾克斯說：「但不清楚是什麼東西引發了這流行病。」

11

母女兩人搭計程車出院回家，哈蕾格雯抱著阿特特蓋布坐在後座。到家了，她請司機幫忙把她女兒抱進臥室。司機揚起眉，面帶猶疑。在熱帶和亞熱帶國家，害怕染上傳染病是常有的心態。溫帶地區人民不知道，一年一冬的氣候爲他們的鋼鐵與玻璃文明奠下何等穩固的基礎；而熱帶地區人民，沒有冰雪或嚴寒氣候來抑制各種具傳染性的寄生物、病毒、昆蟲和細菌，以致於飽受這類東西折磨。這個垂死的女人，是得了肺結核、瘧疾、痲疹、小兒痲痺、肝炎、昏睡病（或盤尾絲蟲病），還時當時人稱爲aminmina（消瘦）病而讓人形銷骨毀的可怕新怪病？

「是癌症。」哈蕾格雯告訴司機。

那晚她打電話給阿希貝爾：「她快不行了。」或許是害怕染病吧，他沒有來見最後一面。

「我好愛妳。」哈蕾格雯對阿特特蓋布說。她把女兒抱在自己暖暖的懷裡。她注意到窗台上空無一物，決定明天要擺上花瓶。她說：「妳是我的心肝寶貝。」

「我也愛妳。」阿特特蓋布口齒不清說道。

夜裡，這個骨瘦如柴的年輕女子大口喘氣。哈蕾格雯在床上緊緊相陪，不敢闔眼。她心想：沃庫很幸運。阿特特蓋布的頭髮差不多掉光了，臉上滿是痲子，嘴唇乾裂，雙眼全盲，但在哈蕾格雯眼中，她仍然漂亮。「我可憐的小孩。」夜裡她把不省人事的女兒摟進懷裡，輕柔低語。

這時候，女兒的生命就像早產兒那般嬌小脆弱。在阿特特蓋布即將嚥氣的前一刻，哈蕾格雯心裡浮起女兒出生不久時她的感覺，同樣是無眠後的昏沉，同樣是擁著親骨肉的喜悅，還有夜裡爬上床見到正等著她呵護的溫暖嬌小身軀時的歡喜。

「活下去。」哈蕾格雯對著時而昏迷、時而清醒的阿特特蓋布輕聲說道。

哈蕾格雯把女兒瘦如柴枝、尖如棘刺的手腳收攏，把床單捲起裹住她，抱起在懷裡輕搖，哭著唱起搖籃曲。像是在颳大風的山頂，努力讓餘火未燼的木頭不要熄滅，然而所有自然力量聯合起來對付她。「阿特特蓋布。」她輕喚。但是啊，關節分離了，肌腱鬆垂了，小小的生命之火終遭吹熄。

時為一九九八年四月。

阿希貝爾現身。

「我會埋了我太太。」他主動說道。

「把她抬走。」哈蕾格雯哭著說。

□

相較於喪女之痛，先前的喪夫之痛變成平常的傷痛。

哈蕾格雯搖晃著走在小屋裡的房間裡，兩眼發直，頭髮凌亂，拉鍊未拉，面容可怕。女兒入土那刻，她尖聲大叫，猛抓自己雙頰。搭機趕回來的蘇西，把哈蕾格雯硬推進小屋，試圖哄她上床，但她母親神智失常了幾天才恢復。哈蕾格雯以淚洗面，淚水使她眼睛蒙上翳；她怔怔盯著對她說話的人，彷彿眼前隔著厚玻璃。她在垂死的女兒身旁守了那麼久；她很驚訝阿特特蓋布知道自己將死，在臨死前回到她想倒下之處，丟下母親。

蘇西也是傷痛難抑。「她是我姊姊，也是我最親的朋友。」蘇西對訪客說。她低頭搖著，頭髮披散在前，遮住了臉。除了與母親還有話說，她對任何人都無言以對。

哈蕾格雯坐著，盯著窗外的灌木。一隻烏鴉，一隻蝴蝶，乃至一隻蟋蟀，都擁有她所無法為她女兒配製的保命秘方。現在她連一隻螞蟻都不捏死，她知道那小小生命是聰明科學家也無法創造的東西，是最高明醫生也無法救活的東西。她竭盡全力，要讓女兒保住連蚯蚓都視為理所當然的東西——那一寸一寸活下去的本能。

看到其他母親的幸福模樣，最令她傷痛難耐。她們保住了自己女兒的性命，但她沒能在這天下最重要的事上保住自己女兒。為此她會一輩子抬不起頭。

老朋友、公司同事、鄰居、沃庫以前學生的家人，捧著熱騰騰的蔬菜燉肉輕輕走進屋，散發辣椒、青椒、洋蔥的味道。他們高喊：「哈蕾格雯！」他們親吻她雙頰，希望她看他們一眼，吃一口他們端來的食物，說一說她接下來的打算。

「但我女兒不在了啊……」她抽抽搭搭，羞愧得不敢正視他們。

12

她步入她生命的冬天。她的招牌笑容消失，再也展不出歡顏。她的雙眼因淚水而萎靡，高傲的雙肩垂下；她日漸消瘦，原來的長褲套裝變得不合身。她無論何時都一身黑，下身是長及腿肚、鬆緊帶裙頭的棉裙，上身是T恤質料的套頭束腰外衣，靠著皮帶束在她鬆垂的腹部上。

爲了治阿特特蓋布的病，她把錢幾乎花光了。她得找工作，但想不出能做什麼工作。在這同時，阿希貝爾不讓她與孫子一起生活。阿特特蓋布只是他生命裡的「一章」，他「不想眷戀」的一章。他斷絕與阿特特蓋布・沃庫家的往來，轉而求助於他僑居德國的姊妹，常去德國找她。後來，他這個姊妹回阿迪斯阿貝巴幫他照養兒子，久而久之，這小孩認定姑姑就是媽媽。

哈蕾格雯鼓勵蘇西回開羅，重拾舊生活，那裡有友人和她感興趣的事物可讓她忘記傷痛，但哈蕾格雯認爲自己做不到。蘇西返回開羅，此後成爲母親精神上和經濟上的最大支柱。

□

哈蕾格雯把病房裡的瑣碎雜物收進紙箱，打算丟棄，並把阿特特蓋布的睡衣和被單打包收拾起來。她打開窗戶，讓明亮的山景映入這空蕩蕩的臥室。單人床、床墊、床邊木桌，沐浴在溫暖陽光下，就像院子裡枝枒糾纏的無花果樹，只不過是樹上少了椋鳥和綠鴿。

小屋裡空蕩而乾淨，令她悶得難受。冷清的氣氛，令她食不下嚥。她端著餐盤走過庭院，把金屬門拉開一道縫。她站著吃，俯視馬路。燒柴的煙和卡車排放的廢氣，瀰漫在空氣裡；巷子那一頭，有人在烤肉和洋蔥。

太陽一下山，她就上床，但怎麼躺都睡不著。有天晚上她想：阿特特蓋布小時候讀的那些書跑哪兒去了？她坐起身，又躺下，心想：不，我不要看書！小說充滿感觸，而她生命裡已有太多感觸。她不想再有任何感觸；她要毫無感觸。天亮時她起床，打消了睡覺的念頭，走到竹隔板後面就著戶外水龍頭流出的冷水沖澡。她穿上黑衣黑裙，套上襪子涼鞋，刻意不照鏡子。然後她開車前往墓地。她坐在阿特特蓋布墳墓附近的花崗岩長椅上，直坐到天黑。「媽來了，寶貝女兒。」她對著墓塚說。她弓著身子哭泣，可憐阿特特蓋布的遭遇，可憐她和自己寶寶、母親、妹妹天人永隔。她自言自語時，差不多也是在對阿特特蓋布說話：她不帶手提包就衝出門，然後又急急跑回家，用舌頭發出母雞般的咯咯聲，罵自己：「如果媽媽把事情都安排好，這時她就已在路上！」

漫長的午後時光，她多半是低著頭打盹。碩大的九重葛花朵也垂下了頭。只聽知了、蟋蟀叫得聲嘶力竭。她突然驚醒，看到山坡上的金光已淡去，化為枝葉上的銀色亮紋。薄暮時分，她嘆氣，在膝蓋的咯吱作響中站起身子，拖著沉重腳步走回車子。她把車子開得很慢，因為寒冷的屋裡沒有人在等她。

開車回家途中，她常轉到教堂去禱告。阿迪斯阿貝巴境內有許多教堂和清真寺，甚至還有一處猶太人的祈禱所。她是東正教徒，但她已不在乎自己上的是哪個基督教派的教堂。衣索匹亞是古老的基督教國家，公元四世紀時就皈依基督教。逼近一半的衣國人民是基督徒，其中又以衣索匹亞東正教徒居多；穆斯林則占全國人民一半以上人口。伊斯蘭教在先知穆罕默德在世時代就傳入衣索匹亞，他的部分弟子曾避難於阿克蘇姆。後來穆罕默德指示徒眾：「勿侵擾阿比西尼亞人。」南部、西部地區住著信奉本土宗教的信徒；北部高原上，以貢達爾（Gondar）爲中心，有猶太教徒群居，但他們信仰的是某種獨一無二而古老的猶太教。

所有教堂都通往上帝，哈蕾格雯心裡這樣想。不知不覺中，她在其他固定上教堂的人和神職人員眼裡成了虔誠教徒。

如有陌生人問起，她回答：「我女兒出生時就死了。」

如此過了一年。

□

每天她就這樣，從床到石椅，從石椅到教堂座椅，從教堂座椅到廚房椅，從廚房椅到床，如此一圈。即使只是繞這麼一小圈都使她疲憊。維持這樣的生活，耗去她太多金錢和精力。她開始和衣而睡，省下晚上脫衣、早上穿回所浪費的力氣。她胃口極差，食物入口幾乎是囫圇吞下，食不知味。

最難過的幾天裡，理智告訴她（從早上睜開眼睛那一刻起就開始告訴她），阿特特蓋布已經不在人間，她的任何作爲都無法讓她更靠近女兒一點。在這種難過的日子裡，她把車留在家裡，努力讓自己迷失在熙攘的城市中。她披上黑披巾半遮臉，低頭，置身人群裡，疲累走在街道旁。她被人潮推著走，頭垂得很低，有時差點錯過了轉往墓地的上山岔路。一身黑衣的老婦人，踩著腳踏車在這條近乎垂直的短路上，上山或下山。這些老寡婦都佩戴十字架，與那些常見於希臘、義大利、愛爾蘭、烏克蘭的老寡婦一樣打扮。現在她也是她們之一。她的背會變得像她們一樣駝，牙齒會變黃變黑，話語裡會出現奇怪的口頭禪——看起來，這會是她未來的人生寫照。

偶爾在街上遇見老友。她搖頭，想避開對方。「老大姐！」有位搽了口紅、一身褲套裝的女人總這麼開口，但哈蕾格雯總會舉起一隻手。

「妳至少來找我們喝杯咖啡，拜託！」

「不好意思，不行，我沒辦法。」

她不需要老友的安慰和幫她排解憂傷的好意安排，因爲傷痛是讓她不致與阿特特蓋布分離的最後憑藉。

如果別人一再問起，她就很謙遜告訴對方：「我女兒和我很親近，我非常喜歡她。」

13

那個雜草叢生的墓地裡，散落著圓形茅舍。每座茅舍都像一座迷你教堂，茅屋頂上安著木頭十字架。茅舍裡住著遁世之人，但他們是非法入住，茅舍不屬他們所有。衣索匹亞教會允許求道者和乞丐在墓地裡像修道士一般隱居。有些人是無視禮法的虔誠教徒，留著大鬍子，頭髮長密而蓬亂，粗糙的雙腳打著赤足。他們也許是先知，也許只是瘋子。還有一些人是滿心懊悔或喪親之後仍然哀痛不已的孤單男女。他們祈禱，激動得搖晃身子，跪下，哭泣，然後睡在冷冰冰的泥地上。他們不吃肉，有些人靠著水和教堂墓地裡樹上的無花果勉強過活，還有人則接受教堂義工的施捨。有一天，一名司祭蒞臨，把聖水灑在他們身上。

哈蕾格雯認爲這裡是她安身之處，她要和痛失親人者、懺悔者和死者爲伍。這時是一九九九年十月，阿特特蓋布去世十八個月了，而哈蕾格雯仍無法以言語或手勢與人正常溝通。

我這輩子完了，她心想，我是個廢物。

她打算求見教堂裡的東正教司祭，請求允許她住進墓地裡隱居。她要請求住在阿特特蓋布的墓地旁的茅舍裡。她要把她最後的家當暫時存放著或者送人；房子則打算放棄。

她想：我得告訴一些人，我要遁世隱居。

她要到最後一刻，已無挽回餘地之時，才寫信告訴蘇西。不必告知什麼鄰居，老友她也沒有勇氣面對。她沒有精神聽取他們的反對或忠告。不過她要到常去的那幾座教堂再走一趟，把她的打算告訴那些和善的神職人員和一般信徒。

在她最常去的那座天主教教堂裡，她遇到阻礙。天主教慈善機構MMM⓫的會長不放她走。

「噢，哈蕾格雯太太，很遺憾聽到你這想這樣做。」

「不，這樣是最好的辦法。」她很驚訝於這位會長的反應。

「妳知道嗎，我們今天早上才在談妳？」

「談我？我做了什麼？」

「嗯，」司祭說：「妳說不定可以幫我們忙。」

「我……可是你知道我不是天主教徒。」

這個圓臉、頂上光滑的男人輕聲笑：「這我們不在乎。」

「我可以幫司祭什麼？」

「妳知道我們的組織MMM在幫助這一帶的窮人家？」

「知道啊。」

「哈蕾格雯太太，我們只是覺得小朋友可憐，覺得孤兒太可憐了。」

的確，哈蕾格雯心想。到處是孩童，一身髒兮兮，光著腳，偷偷在乞討，見到警察靠近就一哄而散。他們突然間竄出，跑上大馬路，以間不容髮的姿態閃過廂型車和計程車。學齡孩童抱著或揹著才在學步的幼童；學步的幼童則拖著一歲大的幼兒。有時一早打開院門，赫然發現幾個小孩窩在灌木叢裡睡成一團。

「為什麼要跟我說這個？」

「哈蕾格雯太太，我們有一個對象非常需要救助。司祭在想妳是否願意幫忙。他知道妳是很虔誠。」

「什麼樣的對象？」

「她叫做葛妮特（Genet），十五歲大，父母雙雙亡故後，一直流落在街頭。她睡在別人家的門口。沒人願意讓她進屋，因為她已經變得有點野了。

「她第一次被送到我們這裡——」他壓低聲音告訴哈蕾格雯：「——是她被強暴之後。我們提供她吃的，但她沒有地方睡。哈蕾格雯太太，妳可以收容這個女孩嗎？」

這下子我那些朋友可就會眞的認為我瘋了，哈蕾格雯心想：我得想想該怎麼做。我可以到墓地裡隱居，不管世事，然後整天坐著，整天祈禱。我也可以不要隱居，反而去幫助人，這樣可能比較好。阿特特蓋布總是說：「媽，妳眞是愛小孩！」「媽，如果妳沒有小孩，肯定會瘋掉。」還有一次她說：「媽，妳該開個幼稚園！」我的確很愛小孩。如果上帝希望我這麼做，我就去做。

她低下頭。

對面男子誤解了她的沉默：「哈蕾格雯太太，你可以先見一見那女孩再拒絕我們。我會把她帶來這裡，妳再決定是否可以幫她。」

「當然，你也許會希望她做個檢測。」他急急補充道：「我們不知道她是陽性還是陰性，妳也知道她一直流落街頭，自食其力……」

「好。」

「好，妳願意見她？」

「是，我願意見她，也願意幫她。那些什麼陽性、陰性的，我淸楚得很。我明天會來見她，如果她同意，可以跟我回家。」

會長緊緊握住哈蕾格雯雙手，頭垂得很低很低，額頭幾乎要碰到他們交握的手。

14

回到家，她打開阿特特蓋布的臥室房門。敞開著的窗戶，使得院中樹木的枯葉飄進了窗台和地板。哈蕾格雯掃了地，撣去灰塵，整理床鋪。那晚，她拾起電話連絡幾個老朋友。自阿特特蓋布死後，這是她第一次使用電話。接到她來電，朋友個個非常興奮，紛紛邀她前去作客，但聽她說出她的新計畫，打算收容街頭女孩，口氣立刻變了。

「什麼？哈蕾格雯，妳腦筋有問題嗎？我覺得妳該去工作。」另一個說：「我覺得妳不妨出去旅行，那對妳很有好處。」又一人問：「妳不回開羅？」口氣最激動的那個則說：「哈蕾格雯，妳何苦來哉？」友人們道出了目前仍高枕無憂的中產階級的心態，面對這個逐漸啃噬全國人民的災禍，她們只想保住自己性命。

「那女孩不好。」她們都這麼說。

「嗯，讓我想想。」她告訴她們：「如果她不好，我會叫她走。」

□

葛妮特矮短粗壯，只比哈蕾格雯高一些。年輕的皮膚和扁塌的鼻子是淺淡的顏色，而且長有雀斑。她額頭高而寬，眉毛幾乎看不見，淡褐色的眼睛裡有灰色小點；這不尋常的灰點閃閃爍爍，像是心懷疑慮。她神情消沉，鬱鬱寡歡，身穿男用的黃色大T恤、大卡其長褲、橡膠夾腳拖鞋，外披一件不搭調的小女孩蕾絲花邊牛仔背心，硬套進她粗壯的肩膀。褐色頭髮又鬈又密，從耳側隨便往腦後方拉。來到哈蕾格雯面前，她撲倒在地，親吻哈蕾格雯的鞋。

這十五歲大、失去雙親的衣索匹亞女孩葛妮特，隨時隨地都可能染上愛滋。衣索匹亞的女孩所受教育不如男孩，也比男孩不易找到工作，身無恒產，沒有繼承權。淪爲孤兒的女孩失去父親的保護；如果雙親是死於愛滋，女孩自身也可能被趕出家門、學校和村子。「失去雙親的女孩是絕對的邊緣人。」聯合國兒童基金會（UNICEF）的某位發言人說：「她們的處境堪憐，更有可能爲了活命而從事危險行爲。」非洲與亞洲的兩性地位極爲不平等，男人可以用命令、欺騙、強迫、購買的方式得到女孩或女人的身體，可以強暴她們，可以娶進稚嫩少女，可以一夫多妻，可以在婚姻中出軌。法國流行病學家調查肯亞、辛巴威境內城市的年輕女性，發現她們在十五歲前染上人類免疫不全病毒的人占六％，十六歲前的有一三％，十七歲前爲二〇％，十八歲前的是二四％，十九歲前爲三〇％，二十歲前的則有四〇％。

哈蕾格雯扶她起來，輕聲說：「沒事，沒事。妳眞願意和我住一陣子？」

「是的，麻煩了，阿姨。」這女孩說，眼睛看著地面。

「葛妮特，妳很幸運，有這麼好的機會。」天主教慈善機構那男士說：「妳要乖，要尊敬哈蕾格雯阿姨，要幫她。」

女孩抬眼迅速掃過哈蕾格雯的臉，她只正眼看這麼一次，而她疲累的眼神中充滿懷疑。

葛妮特忽熱忽冷，不是很文靜，就是很激烈；前一刻還像小狗活蹦亂跳，下一刻就悶不吭聲，一臉害怕。貼近看她，哈蕾格雯發現她臉上不只有雀斑，還有淡淡的小疤，她粗厚的雙手和粗壯的雙臂上也有一塊塊淡淡的疤。是被炊煮的火燙傷而留下的嗎？許多鄉下小孩在學步的年紀由於太靠近火而燙傷。她站在哈蕾格雯門前台階上猶豫，不敢進入。哈蕾格雯見女孩害怕，連忙伸手進手提包翻找東西，同時想辦法拿穩裝了日用物品的紙袋；她把紙袋遞給葛妮特，弄出沒有惡意的忙亂聲響。「幫個忙，親愛的。」她裝做無法同時拿好手提包並開門的樣子。

「還有誰住在這裡？」

「我一個人住。」

「妳一個人住這整個房子？」

「我有兩個女兒，但她們……現在不住這裡。來，這間臥房歸妳用。」

葛妮特滑著腳，慢慢走進阿特特蓋布的房間，連床都不敢摸，怯生生不敢造次。「妳就睡那裡。」哈蕾格雯俐落說道。

葛妮特孑然一身，什麼都沒有。

哈蕾格雯找出一件她女兒以前穿的及地套頭棉質連身裙。她揮手要葛妮特到戶外的淋浴間，看葛妮特一臉困惑，她把香皂放進女孩手裡，指著水泥地板上的瓶裝洗髮精，然後伸手轉開水籠頭。一會兒，哈蕾格雯坐在廚房椅上，一身乾乾淨淨的女孩赤腳盤腿坐在她面前地板上。她用髮刷使勁梳理女孩頭髮，擦上護髮劑，像梳理羊毛一般，逐漸分出一束一束髮絲，用手指夾住捲起，編成一排排辮子。整理完頭髮，葛妮特突然起身跑開，但回頭望了哈蕾格雯一眼。

「最後一件事。」哈蕾格雯哄她回來，然後在葛妮特掌心擠上一滴潤膚露。

這個臉已洗淨、顯出雀斑的女孩，恭順坐在餐桌旁，面前餐盤盛滿了食物。哈蕾格雯提醒她要禱告後才能用餐，然後點頭表示可以開動。葛妮特把臉埋進餐盤，開始狼吞虎嚥。她吃得很急，又發出很大聲響，哈蕾格雯看了覺得震驚。葛妮特把看得到的東西唏哩呼嚕吃得精光：因傑拉餅、煨馬鈴薯、辣椒燉雞、一顆悶煮得很老的橘色蛋、又一顆蛋，然後一大塊芒果的大部分。她坐在椅上往後一退，打嗝，大笑，站起身，收拾餐桌，洗淨少少的幾個餐盤，蹦蹦跳跳回她房間。

哈蕾格雯這才意識到自己做了什麼：她強迫那個少女跟她去雜貨店，住進來，沖澡，梳理頭髮，還要她低頭禱告，而這整個期間葛妮特是餓著肚子的。

她不要再犯同樣的錯。日後再有機會招待這樣的人，她知道了：不知怎麼做的時候，就先讓對方吃個飽。

頭幾個星期，只要與哈蕾格雯一起出門，葛妮特總是興致勃勃，很高興能有機會在食品店或藥店或麵包店裡閒逛，簡直可說是霸住店裡的走道，愛死那些地方。她沒有開口要求買東西，但會瞇著她淡色眼睛盯著某樣商品（塑膠髮刷、棉襪、手錶），有時盯著照相機或雙筒望遠鏡之類她覺得奇怪的東西，然後像被催眠似的張開嘴、叉開雙腳，定定站著，以誇張姿態表現她的渴求，希望引起哈蕾格雯注意，進而把東西買下來送她。這行爲讓哈蕾格雯很苦惱。

哈蕾格雯發現葛妮特企圖扒走一支唇膏，當下抓住她肩膀，押著她出店門。葛妮特一路氣鼓鼓走回車，邊走邊跺腳，額頭緊蹙。一到家，她衝進屋裡，砰一聲關上房門，哈蕾格雯則泡上一壺茶，坐在廚房椅上，對著冒煙的茶杯暗笑。葛妮特發脾氣，並沒有惹火哈蕾格雯：我那兩個女兒也有過青春期，她心想。

每逢週日，哈蕾格雯就喊女孩起床，著裝，上教堂。頭幾個星期，這少女還有心討她喜歡，喊了就去。後來，突然間她開始不聽話，在車上不講話，坐在大教堂的木椅上生悶氣（天主教慈善機構MMM救了葛妮特，因此哈蕾格雯覺得兩人一起到這裡作禮拜很恰當）。其他作禮拜的人低頭禱告時，葛妮特昂起下巴，一臉不馴。哈蕾格雯滾動眼珠，氣在心裡：再過一段日子，兩人也許會生出感情吧。

然後，有個星期天早上，葛妮特自己跳下床，穿好衣服，把頭髮往後梳得滑溜溜，並在雙頰、嘴唇塗脂抹粉（她哪裡弄來化妝品的？）。作禮拜時她似乎眞心在禱告，緊握著她粗厚、點點色斑的雙手唸唸有詞。她請求先離席，到教堂院子裡等哈蕾格雯，看似天眞，其實另有用意。

MMM濟助鄰近的所有窮人家，因此乞丐和孤兒常聚集在院子裡，冀求上教堂作禮拜的人能施捨一點食物或小錢。一星期前，葛妮特瞥見了她以前幾個姊妹淘坐在教堂前的階梯上。那幾個都是無父無母、言行放蕩的女孩，爲了生存無所不爲，就像她兩個月前的樣子。她們是賣淫行業裡最低的一群，十足的「阻街女郎」，不經啤酒屋或酒館老闆的許可，就自行進去招攬客人。這會兒，葛妮特一蹬一蹬跳下教堂階梯，她的朋友高聲尖叫，飛奔上前。她像個大名人似的受到簇擁。朋友們見到她的珠光口紅，哇聲連連。她穿的是無扣便鞋而不是橡膠夾腳拖鞋，這也使她成爲時尚天后。她聽到哈蕾格雯召喚，突然轉身離開，鑽進車子後座，揮手與朋友道別，就像每一個在大賣場與姊妹淘道別後坐上媽媽車子回家的少女。

「回來跟我們一起混。」隔週的星期天，那些女孩們慫恿她：「還是說妳喜歡跟她住？」

「再說吧。」葛妮特說，並把她帶來的麵包發給她們。

「那麼，來看看我們就好。」

「實在不行。她不讓我在晚上出去。」

「妳是說，妳是她的囚犯？」那些女孩倒抽一口氣，驚訝說道。

她們嘖嘖表示同情。她們對她的羨慕和崇拜突然間轉爲優越感。太不公平啦。她不能忍受這樣。葛妮特似乎只想起她所失去的自由，卻忘了六個月前那種蓬頭垢面、卑賤而消沉的日子。

她忘了偶爾會遭受的粗暴對待，忘了她就是遭到惡徒攻擊才會被送到MMM。她不知道自己每一次從事無防護的性交易，都是在冒生命危險。她反而開始幻想有錢的滋味。爲什麼她不能同時享有兩種生活的好處？爲什麼不能既享有哈蕾格雯的房子、床鋪、食物，同時可以一個星期裡偷溜出去幾次賺那麼幾次的五毛錢？她打算在那個老女人不知情的晚上偷溜出去，趕在天亮前回來。然後那些女孩子就不會再叫她「囚犯」。

但她先得克服一個問題。精明的哈蕾格雯晚上會鎖好院門，帶著鑰匙睡覺。葛妮特幾次試圖翻過牆，但每次都沒有抓牢常春藤，害得她跌倒、擦破膝蓋。她也無法翻上尤加利樹最矮的樹枝，跳過圍牆（她小時候大概辦得到），卻只把大腿擦傷。因此，她轉而在晚上主動表示願意跑腿，希望藉此出到牆外。「要不要我去買明天早上要用的茶葉？」她一副乖女兒的語氣問道。

「不用了，親愛的，我有茶葉。」

「我想喝牛奶！家裡有牛奶嗎？應該沒有吧。」

「家裡有牛奶。去睡覺，葛妮特。」

「家裡沒米了！」

「去睡覺，葛妮特。」

「眞想來管菸！」有天晚上她不愼說漏嘴。但她眞該後悔這麼不小心，因爲這引來哈蕾格雯從老花眼鏡後抬起眼睛，盯著她看好久，那眼神裡既有打量的意味，也藏著苦惱。

15

收

容葛妮特六個星期後，那個天主教慈善機構的會長又打電話來：「又有一個小孩。」

哈蕾格雯不解：「……又一個小孩？」

「妳可以收容一個男孩嗎？」

「啊！」

「他也是孤兒，年紀跟葛妮特差不多。」

「嗯喔。」

「他無依無靠……一直睡在人行道上。」

她得想一想。她睡一間臥房，葛妮特睡另一間，也就是原先當作病房的那間。還有間外屋，鋪了水泥地板，但屋裡沒有家具；最好叫葛妮特搬來跟她同住一間，把阿特特蓋布的房間給那男孩。葛妮特不會喜歡和哈蕾格雯同睡一床，但這樣安排很好。「帶他過來。」

阿貝爾（Abel）身材高，骨架小，肩膀斜，上唇上方蓄了一簇從未刮過的鬍。他來自哈拉爾（Harar）的鄉下。哈蕾格雯覺得他絕對不只十五歲，應該十七、八歲了。襯衫袖子太短，長褲褲腳不到腳踝。他以粗啞的嗓音向哈蕾格雯和葛妮特打招呼，聲音非常低沉。她們兩個聽了大笑。他與她們握手，握得軟弱無力；上唇往後縮，露出暴牙的牙齦，但這也許是他在微笑；然後他耷拉著腦袋走進阿特特蓋布的房間，臉朝下，往床上一躺，長長的腳懸蕩在床沿，一睡就睡了兩天。有天早上，哈蕾格雯聞到他房門底下傳出煙味，推開房門發現阿貝爾終於醒來，身子斜靠著枕頭，一隻手搭在頭上，正吞雲吐霧。菸灰就彈在地板上。

「不行，不行，不行，你不能再這樣。」她大吼，飛奔上前，把他、被單、香菸、菸灰同時抖下床。「把那東西熄了，去把身體洗乾淨。這房間臭死了。」她用力拉開窗戶，用手搧空氣，就像幾世代以來所有母親面對令人傷透腦筋的兒子時一樣，但這種做法其實是徒然。她幾乎是抓著他的皮帶環，硬拉他走過院子到淋浴間。「把身體洗乾淨，然後我們談談。」阿貝爾快步穿過客廳時，葛妮特抬頭看，一臉驚訝。

哈蕾格雯替阿貝爾弄了早餐。他吃，但沒有狼吞虎嚥。他慢條斯理。她問：「在上學？」

「沒有，我上完了。」

「幾年級？」

「三年級吧？」

「有工作嗎？」

他聳聳肩。

「你打算做什麼？」

他聳聳肩。

「你要去工作。」她把附近一間小製磚廠的地址告訴他，替他準備了午餐：「去找他們給你份工作。那個工廠老闆是我朋友。」

他邁著僵硬的大步，像踩高蹺似的，走出屋子。晚上他很晚才回來，一臉飄飄然，眼睛泛紅。他吸食了毒品，人正恍惚。

「找到工作啦？」

他搖頭。哈蕾格雯追問：「你請他們給你工作了嗎？」

「誰？」他惱怒問道。

「就是那間製磚廠。」

「噢，我找不到那地方。」他朝自己房間走去。

「阿貝爾！」她厲聲叫道。他停了下來，但沒有轉身。她問：「你吸了什麼東西？」

「沒有。」

「我不是笨蛋，阿貝爾。你一直在吸騰巴可（tumbaco）。你一整天是不是就在吸這個？我在你身上聞到那味道。」

「沒有。」他說，然後進房關上門。騰巴可是一種大麻，在阿貝爾的故鄉哈拉爾地區生長茂盛，阿迪斯阿貝巴全城的黑市裡到處有得買。

隔天早上，日上三竿，她把他搖醒。他睡了十六個小時。「你不餓？」

「不，阿姨。」他語氣和善。他起了床，穿衣，朝大門走去。

「吃點東西，阿貝爾！」她大叫，為了兩人關係一開始就這麼不友善而自責。

「我沒事。」他回應：「不餓。」

騰巴可使得他不覺得餓，她知道。許多窮人因爲這樣而吸毒。騰巴可比食物便宜。

那天晚上和隔天晚上，他都沒回來。兩天後回來時，他搖搖晃晃走過大廳，進他房間。她知道不能讓他離開她的視線。

「站住！」隔天他又要溜出門時，她出聲命令。他瘦得像竹竿，頭部骨頭突出，稜角分明，門牙往外突得很厲害。她看得出這個年輕人天生資質不錯，卻一步步走上早夭之路。如果說是「無奈」使得衣索匹亞女孩走上歧路，而「絕望」則很容易讓男孩走上歧路。

「你今天不能出去。」哈蕾格雯告訴阿貝爾。

「什麼意思？」

「我的意思是說，你如果要跟我住，今天就不能踏出這院子一步。」

「那我要做什麼？」

「洗車。」她遞給他一個桶子。他聳聳肩，晃悠悠走進院子。不久傳來話語和笑聲。葛妮特和他在一起，但什麼事那麼好笑？哈蕾格雯往窗外看，看見葛妮特雙手環抱在胸前，站著，咯咯笑。阿貝爾呢？他跪在車子旁，臉緊貼著車。噢，天啊，他在吸油箱裡的氣。

「阿貝爾！」她尖叫。他跪著，但仍然很高；他身子往後倒，一臉傻笑，葛妮特被他的滑稽動作逗笑，覺得他的叛逆行爲很有趣。「阿貝爾，我眞服了你！你吸這東西吸上癮了？」

他聳聳肩，一臉陶醉模樣。

16

又過了六個星期後，天主教慈善機構的負責人來電：「我們又有兩個小孩。」他說得很急，彷彿深怕哈蕾格雯一聽到他聲音就掛斷。

「噢，天哪！我不想再收容青少年了。」哈蕾格雯大叫：「你最好去找別人。」

「哈蕾格雯太太！」他委屈說道：「我沒有其他人可找。」

她很驚訝，不知該怎麼回應。

「這次是兩個小女孩，都大概六歲大。」

「兩個？六歲？她們家怎麼了？」

對方停頓一會兒後，低聲說：「消瘦病。」

她不久後會學到：不要多問。

她打電話告訴朋友，說要收容兩個小女孩，那些朋友懇求她：「哈蕾格雯，別攬這事。」朋友們覺得，協助青少年重生是一回事，而且從某方面來看，這樣做也正延續了她那曾任中學教師與校長的已故丈夫的志業，大大有助於排解她的傷痛。但把因愛滋而淪爲孤兒的小孩帶進家裡，則是不智而危險之舉，而且這危險是另一種層次的危險。

在二〇〇〇年的衣索匹亞，那似乎是再危險不過的事。

□

在那之前的十九年，一九八一年春，紐約市有八名患有卡波濟氏肉瘤（KS）的同性戀男子到醫院求診。怪的是這種腫瘤通常發現於老人身上，且呈良性，但前述八人的肉瘤會快速蔓延到其他部位。一九八一年六月五日，美國疾病管制局通報，有五名年輕男子，都是活躍的同性戀者，經活組織檢查證實患有卡氏肺囊蟲肺炎（PCP），已在洛杉磯幾家醫院接受治療；其中兩名已死；五個人都感染了細胞巨化病毒（CMV）感染和念珠菌黏膜感染。這一通報，標誌著愛滋病在美國首次得到確認。

在此同時，也在洛杉磯，五名同性戀男子經檢查發現罹患某種罕見的肺感染，卡氏肺囊蟲肺炎（PCP）。

一九八一年七月四日，美國疾病管制局通報，過去三十個月來已診斷出二十六例卡波濟氏肉瘤患者，全是男同性戀。

馬里蘭州「國立癌症研究院」（National Cancer Institute）的研究人員，運用名叫「螢光激活細胞分選器」（Fluorescent Activated Cell Sorter）的新式儀器，檢測華盛頓地區十五位看來健康的同性戀男子的血液，發現其中一半男子的免疫系統異常，而由於異常的程度太過離譜，研究人員還因此斷定這新儀器有問題。

海地最早的愛滋病例，確認於一九七八和七九年，與美國最早通報愛滋病的時間同時。

後來，瑞典的研究人員斷定，人類免疫不全病毒（HIV）於一九七九至八〇年間傳入首都斯德哥爾摩的男同性戀圈子。

這種種令人困惑的症狀，以幾種不同的名稱——譬如男同性戀癌、男同性戀瘟疫、與男同性戀有關的免疫不全症（GRID）——出現在醫學期刊和主流媒體上。

這類患者既受到無數古怪而痛苦的症狀（這些症狀後來稱爲OIA，愛滋病機會性感染）荼毒，也由於落井下石者的道德譴責而受苦。這種病毒既是經由最親密的肉體接觸，由一人傳給另一人（致命的性傳染病），於是，在某些人眼中，這其中似乎帶有邪惡意涵和懲罰意味。

「愛滋是上帝所施的懲罰。」牧師法爾威爾（Reverend Jerry Falwell）訓誡道：「我們觸犯上帝的戒律，順從情欲撒種，就必有這種收穫。」

「可憐的同性戀者。」美國前總統雷根的助理布坎南（Patrick Buchanan）也表示不以爲然：「他們先向大自然宣戰，如今大自然要他們得到可怕報應。」

具影響力的組織「道德多數」（Moral Majority）的負責人古德溫（Ronald Goodwin）說：「在我看來，政府努力要把我們的納稅錢拿去做研究，好讓這些有病的同性戀者重拾他們那種不負責任的變態行徑。」

在加州，有人嚷著「瘟神」之類的稱號，把同性戀男子趕出商店和餐廳。

但有些血友病患者、吸毒成癮者、海地人，經檢查也發現帶有卡氏肺囊蟲肺炎和卡波濟氏肉瘤的症狀。

於是有人造了一個新名字：後天免疫不全症候群（acquired immune deficiency syndrome/AIDS），因爲這些病症並非遺傳而致，卻是後天所得；因爲它破壞免疫系統；也因爲它會表現爲多種不同症狀的症候群，而非單一疾病。

一九八二年，美國疾病管制局判斷這病與血液有關。男同性戀、靜脈注射施打毒品、海地裔、血友病，被公開列爲是可能致病的因素。

由於受到這流行病牽連的人都是邊緣族群，因此當時美國的共和黨政府並不重視。從一九八一年六月到八二年五月，只撥了不到一百萬美元調查最初發現的兩千個愛滋病例（其中一千人死亡）。同一年度裡，撥了九百萬美元調查退伍軍人症（Legionnaires'disease），這是一九七六年在費城美國退伍軍人大會上爆發的某種肺炎，而到當時的八二年爲止，死於退伍軍人症者只有五十人。

然後，一九八二年十二月，在美國，一名二十個月大的幼兒，在接受過多重輸血後，死於與愛滋有關的感染病。疾病管制局的葉非（Harold Jaffe）博士認爲，這幼兒的死是個轉捩點。「在那之前，愛滋被看成是男同性戀者才會罹患的流行病，於是一般人很容易出現『那又如何？』的漠視態度。」

一九八三年一月，出現了非海地裔、未吸毒、未輸血的婦女得到愛滋的病例。女性經由異性性行爲也會罹患愛滋嗎？

兩種不同類型的人類免疫不全病毒，似乎在這時期出現於歐洲。在法國和比利時，來自中非的移民出現感染病例。在英格蘭、西德和丹麥，男同性戀者被檢查出症狀，特別是其中那些自稱與美國男子有過性行爲者。

南非最早的愛滋病患於一九八二年診斷出來，而在烏干達的維多利亞湖沿岸地區，也出現這種流行病。尙比亞和薩伊的醫生與公共衛生研究人員，在未曾輸血、或者非同性戀、或者沒有以靜脈注射方式施打毒品的病人身上，發現某種會快速蔓延的新型卡波濟氏肉瘤。這意味著「透過異性傳染（愛滋）的跡象鮮明」。有份調查最後推斷：「非洲的卡波濟氏肉瘤患者，在免疫學和病毒學上所呈現的背景資料，似乎與美國愛滋病患的背景資料很類似。」

然而，愛滋病是以白種男同性戀者疾病的形象受到舉世矚目。當時普遍認爲這病源自美國。一九八三年十一月，世界衛生組織證實愛滋病存在於美國、加拿大、澳洲、歐洲十五國、拉丁美洲七國、海地和薩伊，日本則有兩個疑似病例。

對愛滋病和愛滋帶原者的恐懼逐漸滋生，日益嚴重。血友病患被媒體稱作是愛滋病的「無辜受害者」，但男同性戀者和吸毒者若染上此病則被視爲咎由自取。「伊莉莎白女王號」郵輪上的渡假旅客，得知船上有一名HIV陽性的乘客後紛紛下船。上教堂作禮拜的信眾，不敢再共用一個聖餐杯啜飲葡萄酒。

一九八四年四月二十三日，美國「衛生與人類事務處」（Health and Human Services）處長海克勒（Margaret Heckler），在記者會上宣布，美國國立癌症研究院的迦洛（Robert Gallo）博士，已找到愛滋病的病因，也就是他取名爲 HTLV-III（人類嗜T淋巴細胞病毒第三型）的逆轉錄酶病毒。在此之前一年，巴黎巴斯特研究院（Pasteur Institute）的蒙塔尼耶（Luc Montagnier）已抽離出同樣病毒，並取名爲LAV（與淋巴腺病有關的病毒）。在這同時，加州大學舊金山校區的列維（Jay Levy）和疾病管制局的一群研究員，也正把研究焦點放在同一病毒上。

一九八五年三月，研究確認LAV和HTLV-III是同一病毒。迦洛和蒙塔尼耶兩位科學家，各自認定自己是唯一一個發現此病毒的人，獨家擁有專利權和命名權，爲此互不相讓，激烈爭執。後來美、法兩國政府介入調解，讓兩人並列第一，這才平息紛爭。病毒分類系統國際委員會（International Committee on the Taxonomy of Viruses）裁定，這個病毒應該命名爲「人類免疫不全病毒」（HIV）。一九八五年十二月，法國巴斯特研究院對美國國立癌症研究院提起訴訟，認爲美國國立癌症研究院從享有專利權的愛滋病檢測法中所收取到的使用費，應有一部分歸給法國巴斯特研究院。

一九八五年，美國一個十三歲的白血病患者（也是一個「無辜受害者」）懷特（Ryan White），經檢測出對該病毒呈陽性反應後，就被學校禁止踏入校門。那一年首度有報告指出，有位母親透過哺乳把愛滋病毒傳染給小孩。中國境內第一個愛滋病例得到證實，意味著這流行病已傳播到世界各處。美國影壇偶像洛赫遜（Rock Hudson）公開坦承自己一直是未出櫃的男同志，並且已染上愛滋。他在這年十月二日病逝。

這年年底，全世界的通報病例已達兩萬例，其中將近一萬六千病例出現在美國。疾病管制局悄悄把海地人移出愛滋危險群的名單。

□

愛滋病於一九八一年就出現在醫學文獻和大眾媒體上，但美國總統雷根直到一九八七年十月才在正式演講中提及愛滋病⑫，而這時美國已有五九、五七二個通報的愛滋病例，其中二七、九〇九人死亡。

雷根總統至少曾經在一個場合裡顯現出他喜歡聽愛滋病的玩笑。一九八六年，紐約港，經過大肆翻修的自由女神像舉行一百週年再落成典禮；典禮上名人雲集，包括雷根一家人和法國總統密特朗夫婦。諧星鮑伯・霍普（Bob Hope）上台說話：「我剛聽說自由女神像得了愛滋。」霍普說：「但她不知道自己是從哈德遜河口感染的呢，還是從史泰頓島碼頭得到的。」電視畫面上可看到密特朗夫婦顯得震驚，但雷根一家人開口大笑。

獲得美國國家書卷獎的作家保羅・莫涅特（Paul Monette）寫道：「在西好萊塢鎮上常可聽到如此一針見血的言語：如果愛滋病先襲擊的是男童子軍而非男同性戀，而且是先在（美國）聖路易市爆發而非（非洲）金夏沙市，那麼媒體肯定早就像發生核子大戰一般大肆報導。」

西方公共衛生科學家仔細檢視從一九八二年開始就在烏干達傳出的「消瘦病」之後，發現該病與愛滋病的相似之處似乎比差異之處更為顯著。研究人員報告：「（證據）顯示，不能因為體重大幅減輕和嚴重腹瀉的症狀，就判定消瘦病是一種與愛滋病或愛滋相關綜合症不同的病。因此，消瘦病可能不是新症候群，卻是和非洲所見的愛滋病完全一樣的病。」

愛滋可不可能是比眾人所想像都更爲古老的一種病，且更爲牢不可破？它不是在西方同性戀社群或吸毒圈子裡出現的新症候群，反倒可能源自非洲。世界衛生組織的主持人，馬勒（Halfdan Mahler）博士在一九八五年提出警告表示，若說已有一千萬人受感染也並非不可能。

愛滋病的起源地和受害最烈地區，似乎從紐約、巴黎轉移到了烏干達、剛果民主共和國；如此一來，愛滋更加失去大眾的關注。愛滋患者的最大宗不是男同性戀者，而是非洲人，這一事實完全無法搏得西方大眾的同情，無法引來富國的援助。各國政府，包括絕大部分非洲政府（只有少數例外），都沒有把愛滋防治提升到更高的政務位階。

烏干達是個例外。前游擊隊領袖穆塞維尼（Yoweri Museveni），在一九八六年政變後掌權，隨即派遣六十名高階軍官赴古巴受訓。「幾個月後，」《新共和月刊》報導：「在辛巴威舉行的會議上，卡斯楚告訴穆塞維尼一個驚人消息：這六十名軍官在古巴接受體檢，發現其中有十六名爲ＨＩＶ陽性反應。這位烏干達領袖後來對多位訪客講述過此事，說卡斯楚如此告訴他：『老兄，你麻煩大了。』」

軍隊受到威脅，大大震醒了穆塞維尼總統。他親自主導一項計畫，動員全國人民對抗愛滋。這計畫名爲「克制，忠貞，或戴保險套」（Abstain, Be Faithful, or Wear a Condom），代號ＡＢＣ，不過大家最熟悉的是張貼在全國各地宣傳忠於婚姻的標語：「禁打野食」（Zero Grazing）。（譯按：Zero Grazing 原意爲零放牧，即只把牲畜養在固定牧草地，而不任其四處遊蕩。）

ＨＩＶ／愛滋病，透過異性（陰莖對陰道）性行爲而非同性性行爲，透過母傳子的傳染方式，透過未消毒的醫療程序（預防注射、驗血、分娩、輸血），在非洲各地肆虐。

但世人的看法仍如愛滋病在美國初發生那幾年，認爲會得那種病一定是觸犯了上帝誡律（宗教觀點），或者亂搞男女關係（世俗觀點），或是因性濫交而觸犯上帝誡律（綜合觀點）。

到了一九九九年，聯合國HIV／愛滋病聯合計畫署估計，全球有三千三百萬個HIV／愛滋病患者，並已有一千六百三十萬人死於該病。倫敦《獨立報》（*Independent*）報導：「未來二十年裡，預期至少會有三千萬非洲人死於愛滋。」

□

「一九九〇年代結束時疫情突然急遽惡化。」史蒂芬・路易斯（Stephen Lewis）告訴我。他是聯合國秘書長派赴非洲處理HIV／愛滋病疫情的特使，曾任加拿大駐聯合國代表、聯合國兒童基金會副執行長。他性子急，不耐煩，追根究底；角質框的雙光老花眼鏡滑落鼻梁，一頭硬而直的花白頭髮亂糟糟，彷彿正迎著強風或者心情戒懼。他妻子米雪兒・蘭斯伯格（Michele Landsberg）是位女性主義思想家暨專欄作家，他們在多倫多的森林丘區（Forest Hill）擁有一棟舒適的房子，屋外有綠樹遮蔭，內有滿牆書籍；但他很少踏入這棟房子。他父親，已故的大衛・路易斯（David Lewis），曾任加拿大新民主黨黨魁；他有個連襟是建築師利別斯欽（Daniel Libeskind）；他女兒伊拉娜（Ilana）、珍妮（Jenny），兒子亞維（Avi），都是活躍於政壇的左派人士，各自在基金會、紀錄片、電視等行業卓然有成；他媳婦娜歐蜜・克萊恩（Naomi Klein）寫了一

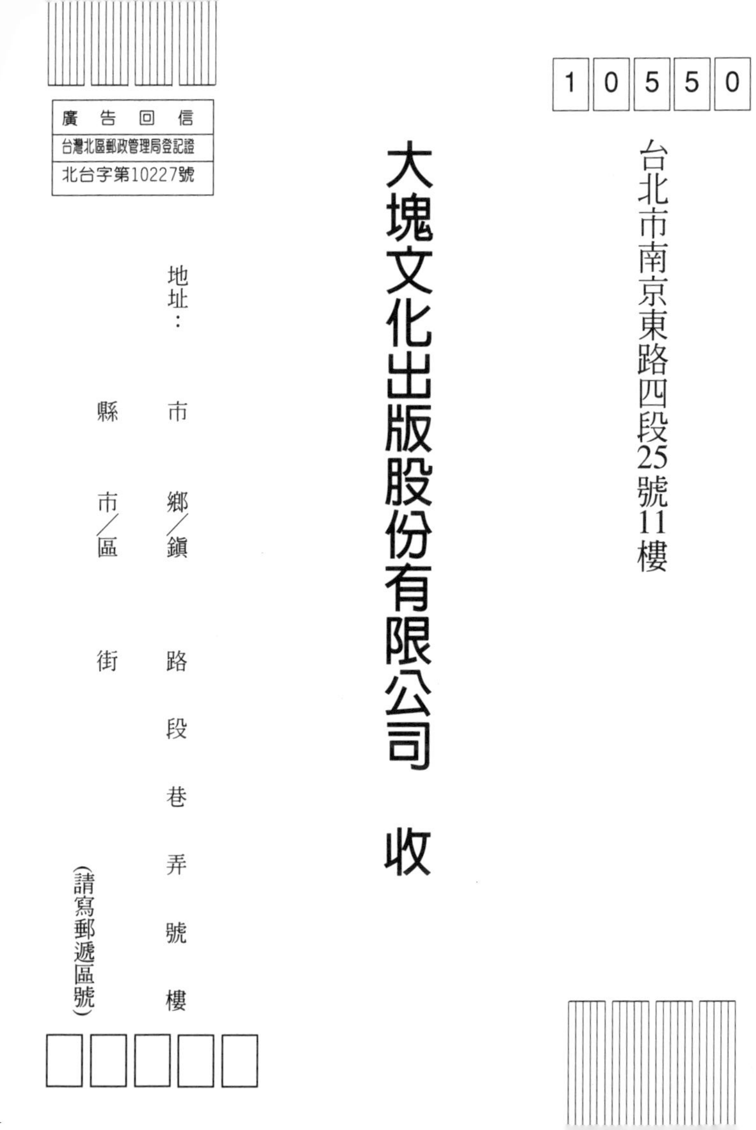

10550
台北市南京東路四段25號11樓
大塊文化出版股份有限公司 收
廣告回信
台灣北區郵政管理局登記證
北台字第10227號
地址：
市 鄉／鎮 路 段 巷 弄 號 樓
縣 市／區 街
(請寫郵遞區號)

本反全球化運動的經典作品，《No Logo》，他還有兩個孫兒。簡而言之，許多原因都值得他待在家裡，他大可以永遠窩在這房子，舒服躺在柔軟的長沙發裡，從木質書櫃上抽出英語、法語、斯瓦希利語（Swahili）或意第緒語（Yiddish）的精美學術巨著，喝杯茶，翻閱報紙。每一個前來他家，在門口地墊上脫下高統膠皮防水套鞋，穿上膠底運動鞋輕盈走過深色硬木地板的人，清一色是傑出、頂尖、有意思的人物，關心全人類與政治事務；他們一邊用餐，一邊辯論戰爭與石油的問題，夜裡拿著討論貿易與債務解除的晦澀書籍走往客房。非洲藝術品掛在牆上，架上擺了非洲雕塑。

即使路易斯足不出戶，也會有一道穩定的光芒從他這房子射出。那是智慧之光，一道明辨大是大非的道德之光。擲地有聲的期刊文章，從這裡寄出；他鏗鏘有力的聲音，既憤怒於世界現況，但同時又謙沖自抑，會透過公共電台傳送出去。

但他沒有窩在家裡；他從來沒有窩在家裡。路易斯二十二歲就前往非洲，長期旅行。

「在獨立前夕和剛獨立後那段日子。」他告訴我：「那是個大方而充滿人情味的地方。迦納、奈及利亞、幾內亞比索、肯亞……一個生氣勃勃而處處樂音的世界，充滿光明。那裡的人何等和氣而大方。如今這一切仍然沒變，只是因爲飢餓、貧窮、疾病和絕望而不如往昔了。」

聯合國特使路易斯馬不停蹄奔走於途。他的領帶鬆脫，他把袖子捲起，卡其褲皺巴巴，瞇著眼進入陽光毒辣的無樹平原，打著噴嚏頂著雨季的強風前進，窩在狹促的雙引擎螺旋槳飛機裡，嘟嘟低飛過辛巴威的馬托博丘陵（Matobo Hills），到南非與史瓦濟蘭、波札納與安哥拉、獅子山與盧安達，所到之處場場客滿。但是，巡迴全球的路易斯，在行程裡所排定的停留地點，乃是瀕死病人的安置所、晚期病人的收容所、孤兒院與墓地。他所問候的對象，乃是兩三個人擠在一張折疊床上的垂死病人。排排站在土院子裡唱歌歡迎他的孩童們，在不必開口的空檔有時就啜泣起來（因他來晚了，他們的父母已死去）。這位聯合國特使失去其選民的速度，爲世上任何官員所不能及。

「大家都隱約知道，這問題是逃不掉的。」他說：「但沒有人知道這問題嚴重的程度，沒有人看出那是即將降臨的大禍，因爲它的潛伏期太長。一九九九年，我離開聯合國兒童基金會，那時已了解到，這個人稱愛滋的東西，正在加大力道破壞我們想在非洲完成的事。聯合國兒童基金會想完成其所負任務所需要的一切憑藉，都因爲這病毒而逐漸掏空。早知道，我就該更早因應。我想，從某方面來看，我自己恰恰反映了西方大部分國家的失職。我們忙於解決孩童生存、少年士兵和童工的問題；我們忙著拆除地雷，解決兒童遭性剝削的問題；我也憂心於孟加拉水井裡的砷、印度母親的死亡率、越南少女的教育，以及波哥大的少年游擊隊。但是，愛滋病……哎呀，愛滋一直暗暗潛伏在那裡。

「老實說，在大約二〇〇〇年之前，除了烏干達，沒有人爲此特別費心。而在烏干達，那是因爲穆塞維尼體認到，軍隊如果亡於愛滋，他將會失去權力來源。要是當初我更有先見之明，也更堅決一點，那該多好。」

一九八四年，衣索匹亞首度診斷出感染HIV的患者。一九八六年，傳出第一個具有愛滋一應特徵的病例——所謂「具有愛滋一應特徵」，意味著患者除了經檢測對ＨＩＶ有陽性反應，其ＣＤ４（Ｔ細胞數）也從正常成人每立方毫米血液裡含有五百至一千五百個，降到兩百個以下，或者已出現至少一種「愛滋病機會性感染」。愛滋的機會性感染有二十四種左右，因地區而異，包括卡氏肺囊蟲肺炎、卡波濟氏肉瘤、細胞巨化病毒、腦部弓漿蟲病、肺結核。

「一九九九和二〇〇〇年，我在衣索匹亞的醫院成人病房，第一次見到愛滋肆虐的慘狀。」路易斯說：「對於正在發生的事和尚未發生的事，我愈來愈激動難抑。那些病房裡滿是糞便、尿液、腐敗食物和腐爛屍體發出的惡臭。混凝土地板上、床上、床底下都躺著人，每一個都在垂死狀態。我走訪辛巴威哈拉雷（Harare）某個五年級班級，十個小孩裡有八個的作文裡寫著的是父母的死。我陡然了解，他們的生命就在葬禮裡耗掉了，他們周遭每一個人都陷入垂死狀態。」

二〇〇五年世界愛滋日那天，路易斯在演說裡表示：「我深深覺得，只要能喚醒世人起來行動，就能制伏這個流行病。國際社會每一個角落，都必須付出超乎尋常的努力。但在目前，這方面的表現並不如人意。按照現行的速度，到二〇一二年時，死於愛滋和感染愛滋者，總數將達一億。而我們還自稱是先進文明國家。」

□

ＨＩＶ／愛滋病的傳染方式只有以下五種：在無安全防護下與已感染者性交；與已感染者共用針頭或身體穿孔設備；讓已感染者的體液進入身上的傷口或皮膚上已受感染處；接受了已

遭到感染的血液的輸血；由已遭感染的母親生下或母乳哺育。大部分衣索匹亞人很遲很遲才得知這一訊息，因爲大部分人不識字，也無電可用，無法從電視、電台、海報或宣傳小冊得知。已驗出對HIV呈陽性反應的人，往往要到病情已具備愛滋一應特徵的程度了，才告訴人自己得了病，因此愛滋的致死看起來很快，那是因爲從宣告得病到死亡爲時甚短。愛滋病早就在不知不覺中傳播了多年，因此，當它終於浮上了檯面，它是同時在各地方浮現，這便讓人誤以爲這種病的傳播非常容易，藉由咳嗽、接吻、打噴嚏、他人用過的衛生紙、盛在盤裡共食的菜餚、馬桶座、游泳池、河川、風、蚊等等，都能傳染。

由於欠缺正確資訊，錯誤觀念在都市裡大爲流傳。有人說，如果一個HIV陽性的男人把他用過的保險套丟在地上，草從那地點長出來，母牛吃了草，那頭母牛的奶就會要人命。還有人說，如果向HIV陽性的肉販買肉，那病毒會經由生肉傳進買肉者的廚房。於是顧客就避開了疑似感染HIV的店老闆、理髮師、裁縫。最盛行的觀念乃是認爲，愛滋是上帝對於不守誡律者所施加的懲罰，認爲小孩得了HIV／愛滋病是因爲父母不守上帝誡律的結果。有些神職人員訓示道，只有齋戒和聖水能免除這天譴。

因愛滋而淪爲鰥夫、寡婦、孤兒者，被家人和村民鎮民排斥，唯恐他們傳播這種接觸傳染病，引來上帝懲罰。在向來用心於扶助寡婦、照護孤兒的衣索匹亞社會裡，愛滋倖存者所遭受的拒斥和冷漠，顯得不近人情而令人難過。

全世界各地都出現了與愛滋有關的攻擊事件，以及「因不恥而殺人」的事件。一九八七年，幾名縱火者燒掉佛羅里達州某戶人家，只因那戶人家有三個患了白血病且都因輸血而感染HIV的兒子。一九九八年世界愛滋日那天，育有一子的三十六歲南非女性社運人士，古古・狄亞米尼（Gugu Diamini），登上祖魯語電台和電視台，坦露自己HIV陽性的身分。她鼓勵受感染者公開自己身分，呼籲大眾不要再迫害患者。那天晚上，她的鄰居糾眾施暴，對她又踢又打，最後致死。

羞愧感和恥辱感濃得化不開；談到這病時要壓低聲音，且以gizeyaw zamamu beshita（時代病）、kesafi beshita（致死病）或簡單的aminmina（消瘦病）之類化名稱之。因此而死去的人，死因也隱瞞不說。哀悼者會說這人死於肺病、感冒，或者死於肺結核、腹瀉，或神經疾病。在西方，訃聞上有一個人盡皆知的寫法：「久病不治。」

過去，除了HIV陽性者之外，幾乎沒有人從嘴裡說出「HIV／愛滋病」這幾個字。尚未受感染的人（或是希望自己未受感染者），害怕說出這字眼後自己也會染上病，於是絕口不說，彷彿這幾個字會污染其唇舌。只有像澤威杜之類已經不必有此疑懼的人，才放心大膽用自己喜歡的名稱說出這病的名。

二〇〇〇年時，衣索匹亞境內像他這樣的患者已達兩百萬，感染HIV／愛滋病的人數居世界第三，僅次於印度、南非。

在全球感染HIV／愛滋病患者中，每十一人裡有一個是衣索匹亞人。

□

在二〇〇〇年的衣索匹亞，一個健康、沒有染病之虞的中產階級寡婦，竟然決定打開家門，收容因愛滋而淪爲孤兒的小孩——這個決定，在她的至交好友和昔日同事眼中，既危險且愚蠢。

「哈蕾格雯，我想不通妳爲什麼要如此作賤自己。」有個老友說：「我努力想理解，但就是想不通。」

「我擔心妳最後會淪落到沒有人願意與妳來往的地步，」沃庫生前的一位老友說：「別人可能會對妳避之唯恐不及。拜託，務必三思。這事不能等閒視之。」

「我已經決定了。」哈蕾格雯說。

「房東可能不會再讓妳承租，妳會被趕出房子呀。」蘇西從開羅打電話來，很不高興：「我擔心妳。」

「小孩子沒有媽媽，怎麼活？」

「我擔心別人會認爲妳是陽性。」女兒低聲說。

「那又怎麼樣？」哈蕾格雯高聲說：「隨便他們愛怎麼想。」

「媽！妳那些朋友怎麼說？」

「他們說……」哈蕾格雯思索了一會兒才想出該怎麼接腔：「他們說我腦筋有問題。」

「如果哈蕾格雯說要去隱居，」她的朋友們相互說道：「顯然還比較明智。」

17

因此，有一邊是接觸性傳染病、畸形、恐怖、隱秘、恥辱、羞愧、死亡和慌亂。疾病專家形成一個新的上層階級。賤民則形成一個新的世界，一個下層社會。這是又一個使得非洲踉蹌的原因。另一樁一發不可收拾的人間災難。

然後，另一方面是兩個小女孩。

塞拉瑪威特（Selamawit）、梅絲克蓮（Meskerem）兩人，相隔幾天分別被送來哈蕾格雯家。先抵達的塞拉瑪威特，骨骼粗大，一張圓臉，由於餓得發昏，已無心去查明別人在聊些什麼傳言和消息。與哈蕾格雯同住的第一年，她最關心的是吃飯時間到了沒，以及可以吃到什麼菜餚。只要塡飽肚子，她就是個活潑快樂的女孩，老老實實，天不怕地不怕，樂於和人交談，一副傻呼呼模樣。哈蕾格雯驚訝萬分，這不就是蘇西的另一個翻版！

塞拉瑪威特失去了家以後，輾轉待過好幾個收容處，如此過了頗長歲月，但對母親的記憶深印在她腦海。

「和她在一塊的日子眞快樂，特別是寒假暑假。」塞拉瑪威特告訴哈蕾格雯：「我們玩得很開心，跳舞，吃爆米花。媽媽生病時，我照顧她，餵她吃東西，泡咖啡給她喝，但鄰居和親戚都不願靠近她。」

母親的死讓她在小小年紀就失去了憧憬，自此之後，別人施予的任何小恩小惠，她都大膽接受。在那段期間，她這裡一點那裡一點偶爾得到別人的關心，從中慢慢體會到寄人籬下的滋味。如果有人幫她編了一頭輕盈整齊的辮子，她開心接受；如果沒有，她就自己用髮刷把濃密頭髮往後面梳就了事。她對別人滿心好奇與關注，認爲別人也是這樣對她，她委屈自己遷就別人。夜裡，已故的母親來到她夢裡，對塞拉瑪威特說她不痛了，要女兒放心。

塞拉瑪威特來了之後，過了幾天，同一個星期裡，哈蕾格雯第一次見到六歲大的梅絲克蓮。小女孩獨自坐在天主教慈善機構廂型車內已被劃破皮面的皮椅上，孤伶伶的，讓人看了不忍。那張衣索匹亞人典型的瓜子臉上，掛著兩道好似用炭筆畫出來的濃黑眉毛；圓滾滾的大眼睛位於臉的中間位置，充滿靈性與憂傷。這女孩裹著麻布袋似的髒衣服，優美修長的手指在衣服上抓弄。「來我這裡。」哈蕾格雯張開雙臂對她說；梅絲克蓮彎身跨出廂型車，接受哈蕾格雯的擁抱。瘦成這樣！哈蕾格雯看了看梅絲克蓮的背，揚起眼睛，非常不解。

「她母親臨死前，只有她和母親兩人相依爲命。」ＭＭＭ機構的女職員說：「她搬去跟父親住，但過得很不快樂。她同父異母的哥哥把她帶來給我們。」

這時，黃昏才剛過去。瘦長而怯生生如幼鹿的梅絲克蓮，踮起腳走進屋，四處張望。但她的悲傷壓過好奇，她褐色雙唇開始顫抖，嘴角下撇，突然掩住臉哭了起來。正在前室翻閱舊雜誌的葛妮特厭煩於這一幕，彷彿很驚訝自己竟要在這號哭聲中度過睡前時光。

塞拉瑪威特立即上前扶住梅絲克蓮，給她一個熱情的大擁抱，但這個悲傷難抑、與她年紀相同但比她更瘦的女孩並不領情，奮力掙脫。梅絲克蓮剛淪爲孤兒，對母親耶希（Yeshi）仍抱著一絲希望，以爲母親還可能康復，前來找她。這世上的其他人其他事物（哈蕾格雯、塞拉瑪威特、葛妮特、這屋子車子院子），她看了都覺得刺眼；他們不是耶希，從來不屬於耶希。他們並不存在於她的過去。

哈蕾格雯把梅絲克蓮帶到她自己（哈蕾格雯）的臥房，替她穿上法蘭絨睡衣，蓋好被子，端來一杯熱茶。只要哈蕾格雯經過臥房要去照顧可憐的梅絲克蓮，葛妮特就連聲嘆息。塞拉瑪威特跳進跳出，因爲有人替她送來一個新朋友而興奮不已。「她媽媽怎麼了？」她大聲問。

「她爸爸怎麼了？」

「爲什麼沒有別人可以照顧她？」

「她要永遠住在這裡嗎？」

「她怎麼了？」

「葛妮特！」哈蕾格雯被逼得沒辦法，只好叫人來解圍。這個年紀長一點的葛妮特，一臉氣鼓鼓，把塞拉瑪威特帶離這臥室。

後來，阿貝爾回到家，和葛妮特一起弄了些吃的。兩人在廚房裡笑聲連連，吞雲吐霧。塞拉瑪威特這時來煩他們：「你們是男女朋友？……你們會結婚？……誰年紀比較大，是他還是妳？」

那天夜裡，梅絲克蓮因爲想念媽媽而醒來。她還沒全醒就先哭了，是一種從鼻腔發出的高昂哭聲，像是遠方傳來的警報聲。她的痛苦哭聲吵醒了哈蕾格雯，把這老婦人也弄哭了。她摸黑去探這孩子的頭，輕輕撫摩。梅絲克蓮的頭髮像海草一樣，發亮但糾纏成一團。哈蕾格雯從床上撐起身，背靠著牆，把瘦弱的梅絲克蓮抱起，輕輕搖晃，對她輕聲哼唱。哈蕾格雯能聞到小女孩吐出的氣息裡帶有晚餐吃的甜葡萄味和茶裡所加的糖味。梅絲克蓮漸漸放鬆，再度睡著。哈蕾格雯把她放上枕頭，但她自己睡意全消。她躡手躡腳下床，怕吵醒梅絲克蓮和塞拉瑪威特，以及在地板上打地鋪的葛妮特。

她從椅上抓起棉披肩，披在身上，走出前門。她吸了口山中空氣，閉上眼睛。「謝謝。」她對上天說。莫非是上帝，是阿特特蓋布，把這些小孩送來給她？送來另一個蘇西，另一個阿特特蓋布？她曾擁有的那個女兒的翻版，她已失去的另一個女兒的翻版？

梅絲克蓮進入了她內心深處，她最神聖的內心深處。梅絲克蓮在她眼中簡直就是阿特特蓋布。

□

突然間，她有好多事要辦：買小孩上學所需的鉛筆、筆記本，買襪子、帆布膠底運動鞋、牙刷。梅絲克蓮和塞拉瑪威特跟著她坐車出門。

「叫我阿瑪耶（「媽」）。」哈蕾格雯要求這兩個小女孩。

塞拉瑪威特立即照辦，露出燦爛的笑容。

但梅絲克蓮滿眼淚水。阿瑪耶這個字眼只能用在耶希身上，除了對自己那可憐的母親，她不願再說出這字眼。

又覺得充滿生氣了——哈蕾格雯心裡這樣想。她的身材回復豐潤。她把頭髮染回烏黑亮麗，以符合一個有年幼小孩的媽應有的模樣。她走訪這個學區的學校，找老師攀談。她在巷子裡與其他母親閒聊。她買了小擺飾、娃娃和鋪在碗碟底下的裝飾墊，好讓小屋更顯溫馨。她的人生重新開始。

就像所有初爲人母而驕傲自豪的母親，她邀朋友前來：「來看看我的小孩吧！」老友和老同事躡手躡腳走進院門口，往屋裡窺，神情緊張，生怕染上愛滋，也怕看到哈蕾格雯處境太悲慘。不管他們在腦海裡預想的是何等悲慘的情景（會不會看到一名黑衣婦人在可怕的流浪兒身邊抱頭痛哭？），那些都沒有呈現在眼前。她們看到的是哈蕾格雯精力充沛，在菜園裡種菜，而梅絲克蓮和塞拉瑪威特在院中車道上跳繩。

「你們看到沒？」哈蕾格雯大笑著說。

她把梅絲克蓮和塞拉瑪威特教得很好，兩個小女孩很有禮貌主動伸出手，要和她朋友握手。這幾個受邀前來的女士，大部分笑得很不自然，想辦法避免肢體接觸。其中一人雙手緊握，對菜園顯得很感興趣，然後轉身走開；另一個則在伸出的小手上遞上一顆芒果，避開握手。因爲是第一次來訪，面對主人招待的點心，沒有一個人拿起來吃。

「她們有病嗎？」有人直言不諱問。

哈蕾格雯知道，這個一本正經的問題裡的意思是說：「難道妳不擔心她們傳染給妳？」這問題使得哈蕾格雯大大不安，她並不是擔心自己，而是替這些小孩擔心。她想當作沒聽到這個問題，她想忘掉這個問題；但是她做不到。她們只是看起來沒病。她們看起來那麼健康，難道是假象？這問題盤旋在她腦海。她們早上跳著下床；整天拿有關人、鳥和狗（牠們會生小狗嗎？）的問題纏問她；並且迫不及待要穿制服去上學。

她推測她們的媽媽是死於愛滋，但她只是推測，無法證實。當孩子們坐在太陽下，玩著拋接小石子的遊戲玩得哈哈大笑時，她們血管裡難道有愛滋病毒在潛行？

如果她們眞的受到感染……噢，天啊，那不就表示她昏了頭，竟然愛上她們；她的衝動使自己陷入險境。她早該聽朋友的話；但不是因爲朋友們所說的理由（她們深信愛滋孤兒會危及他人健康），而是因爲，如果梅絲克蓮、塞拉瑪威特有病……那麼她自認無法再承受一次同樣的打擊。

這兩個小女孩擄獲了她的心，她現在樂在其中；難道她們現在就在把她們這個心甘情願爲她們做牛做馬的新媽媽，拖往她絕不想再見到的地方？

二〇〇〇年時，衣索匹亞境內，除了黑市，買不到治愛滋的藥。

在二〇〇〇年的衣索匹亞，如果梅絲克蓮或塞拉瑪威特感染了HIV，她們將會死於愛滋。

18

醫院門診部打電話來，要她去取小朋友的驗血報告。到這時，孩子們住進她家已有三個月。候診室裡人滿爲患，人潮還溢出到室外的院子。她跟著緩緩移動的隊伍往候診室一步步前移，這時她便置身世上至爲悲慘的一群人之中。

在門診處等待HIV驗血結果或是孩子的驗血報告，乃是現代非洲人常有的經驗。等待驗血報告的病人，心裡或許會想：外面的世界（西方工業化民主國家）一旦驚察這裡的慘狀，會飛奔前來相救。因爲人類怎麼會見死不救？

有些人或許會猜想外界早就完全了解這裡的情形，因爲已有一堆專家到來。事實上，外界確實已經蒐集了、也核對過廣泛翔實的資料，並製成圖表，把結果廣爲周知。

那些針對全球衛生課題和孤兒課題滔滔不絕的專家，在路易斯筆下，被稱作是在「比誰講話講得久」：他們「相信只要談問題談得夠久，就能營造出事情已有進展的假象……而我想，在各種報告、分析、數據、表格和示意圖，以及上千次的 PowerPoint 投影片說明的那部分作爲，確實已有所進展，當然也不要忘記各種絞盡腦汁的反覆思索；但是，在拯救活生生的孤兒和弱勢孩童這方面，可察覺的進展卻微乎其微。」

等待檢驗報告的非洲病人最後將會發現，外界並不是全然無動於衷，但外界無意及時伸出援手，拯救他們大人或者孩童的性命。

□

環顧全世界，有一些大受歡迎的電視節目，讓我覺得就是眼前場景的翻版。兩者異地而同時，只不過前者的氣氛是搞笑荒唐，後者卻令人心情沉重。

在《美國偶像》（American Idol）及其後一窩蜂跟進的類似節目裡，參加歌唱比賽者等待座上裁判做出宣判。他們可能會聽到以下幾種答案：「恭禧你進入下一輪」、「明天見」，或者「你的比賽到此爲止」、「美國人已作出表決」、「你不必再來了」。觀眾以打電話方式，投票給自己最喜愛的歌唱者。在另外的節目裡，一群人被丟到荒島上，各憑本事求生，由同伴以投票方式逐一淘汰掉參賽者，最後留下的那個人就是冠軍「倖存者」。

這些節目叫做「眞人實境秀」（realities show）。

在非洲，數以百計、千計、百萬計的人，一個接一個坐在醫院候診室裡，有的焦躁不安有的心如止水；有人覺得身體安好，有人覺得噁心想吐；有的咳嗽有的不咳。某個女人蹲在候診室外的泥土院子裡，一手托著頭，偶爾抬起頭叫兒子不要跑太遠。每一個人都等著聽到自己的名字被喚起。在診間，醫生或護士或護士助理檢視一張紙條，然後抬起頭。還未開口，眼神就洩露了結果。

宣判陰性，就相當於「美國人已作出表決」、「你不必再來了」。

宣判陽性，則相當於「恭禧，你進入下一輪」、「明天見」。

這裡沒有電視攝影機。

沒有觀眾在電視機前爲誰打氣或哭泣。

沒有觀眾從家裡打電話來投票。大部分觀眾渾然不知眼前已是危急存亡關頭。

「我聽說有治療方法。」會有女人這麼低聲說。

「但在我們國內沒有。」醫生會苦笑著說。

「這表示，我很快就會死？」會有男人這麼問。

「沒錯，恐怕是如此。」

「我以爲自己只是得了感冒。」

「我看恐怕不是。」

「有人說……嗯，其實我不信啦，但我聽說……有聖水可以治療這種病？」

「沒有，那說法是不可信的。」

「我也這麼認爲。醫生，謝謝。」

開車前往醫院途中，哈蕾格雯已經不再想著：「爲什麼讓自己陷入這樣的危險？」或「我家會再度變成病房嗎？」她毫無表情，在長長隊伍裡緩緩向前移動。直到輪到她。

護士打開資料夾，把檢驗結果看了一遍又一遍，然後隔著桌子抬起頭。

「塞拉瑪威特是陰性。」她說。

她輕輕闔上資料夾，慢條斯理拿起另一個資料夾打開。

「梅絲克蓮是陰性。」她說。

哈蕾格雯以行善心情，繼續用充滿愛心的管教方式來規範葛妮特與阿貝爾的生活。但她重爲人母的人生，是從塞拉瑪威特和梅絲克蓮這兩人開始。

出乎意料的，她又成爲一個有小孩的中產階級婦女。

第二部

19

MMM機構的負責人沒有丟掉哈蕾格雯的電話號碼。二〇〇〇年初他把塞拉瑪威特、梅絲克蓮安置於哈蕾格雯家後，過了幾星期，他再度來電。

「哈蕾格雯太太！」聽到她聲音，他熱情問候。

「饒了我！」她大笑：「你找我還能有什麼事？」

「哈蕾格雯太太，這裡又有小孩……」

「饒了我！」她大聲說，又大笑：「你有沒有搞錯？我家裡有四個小孩了。我現在很好，眞的很好。也許我忘了向你道謝？我心情好多了。梅絲克蓮和塞拉瑪威特是好女孩。她們眞的是上天賜給我的禮物。你說得沒錯，說得千眞萬確。我那時候眞蠢，在有小孩需要我的時候，竟想遁世隱居……」她噼哩啪啦繼續講。

「不，哈蕾格雯太太！」他急急回應：「該說謝的人是我們。」

「是。很好。非常謝謝你打電話來。」

「等一下……」

哈蕾格雯不再只想著過好自己的日子就好。她深信，阿貝爾、葛妮特、梅絲克蓮和塞拉瑪威特，是一份送來為她撫平傷痛的大禮。伸手援助傷痛的人，她自己的傷痛也隨之減輕。那位通曉人情義理的司祭，不讓她逃避人世，在禱告和哀痛中度日，反倒邀請她幫助無依無靠的小孩。她照著辦了，從中得到療傷止痛之效。這是一個關於療癒的寓言。自有人類以來就有這樣的交易，一施一受各取所需；但每一個痛苦靈魂似乎都必須找到讓自己痊癒的方法。她原本傷痛欲絕，如今她要善加利用自己的傷痛經驗，幫別人療傷止痛，使塞拉瑪威特和梅絲克蓮重展笑顏。「哈蕾格雯太太，」這位負責人說：「梅絲克蓮的哥哥現在在我們這裡。應該說是他同母異父的哥。他是她媽媽與第一任丈夫所生的兒子。」

「什麼？」

「他七歲，或者八歲吧。」

「噢天哪。」

「還有……」

「什麼？」

「還有一對小雙胞胎姊妹，約四歲大。一個叫海倫（Helen），一個是拉荷（Rahel）。母親剛死不久。那個女人很窮很窮，非常窮。」

她站著，思緒慌亂。

「還有……妳還在聽嗎，哈蕾格雯太太？」

「我聽著。」

「還有一個五歲大的女孩，名叫伯利恒（Bethlehem），她母親也死了。」

哈蕾格雯倚著門，凝望院子。塞拉瑪威特和梅絲克蓮正在院中尤加利樹蔭下玩家家酒。她們從土裡挖出瓶蓋，洗乾淨，正把它們一一擺好，打算進行喝咖啡儀式。

「你要我在這幾個裡面挑選嗎？」哈蕾格雯輕聲說，心裡其實已知道她得選一個，腦海裡已在盤算該怎麼調整床：「都是孤兒，我該怎麼挑？該選那個哥哥嗎？」

「不，哈蕾格雯太太！」他放聲大笑：「我們希望這幾個小孩你都收容。」

「我不懂這怎麼回事。」

「現在情況很糟，哈蕾格雯太太。幫個忙，我們可以把這些小孩帶過去嗎？」

「好，當然沒問題。」

兩天後，MMM機構的廂型車開進院子，車裡四個孤苦、惶惑、抽吸著鼻子的小孩，神色悲傷看著窗外。梅絲克蓮的哥哥尤納斯（Yonas）長得簡直像亞美尼亞人，三角形的臉上雙眼泛紅，眼神愁苦；日後，周遭的人會知道他是個性情溫和而聰明的男孩。愛鬥嘴的雙胞胎女孩長得一點都不像，一個勁兒拿手指頭捻弄對方衣服。沒其他地方可藏身的伯利恒，乾脆用雙手摀住臉。

梅絲克蓮與尤納斯握手，有禮貌地親吻他雙頰，以示歡迎。但這兩人從小在不同地方長大，她跟著媽媽住，他則跟著父親。「來，小朋友。」哈蕾格雯發出母雞般的咯咯聲，帶領這群安靜的小孩走進廚房，連忙在他們面前擺上吃食。她坐在雙胞胎中間，先餵一個，再餵另一個。她放聲大笑，唱著片段的兒歌，凝視每一雙眼睛，希望他們不要害怕，願意與她接近。

哈蕾格雯聽到葛妮特關上門的聲音，進了主房間：「葛妮特，來瞧一瞧！」她高興叫喚，但葛妮特不覺這有什麼值得高興。

「他們睡哪裡？」

「我打算讓那一個在阿貝爾房間打地鋪。」她朝尤納斯點頭。

葛妮特撅著嘴，雙手環抱胸前，等著聽她怎麼安頓其他幾個：「這對雙胞胎和那女孩，就跟塞拉瑪威特、梅絲克蓮一起睡我的床；妳和我打地鋪。」

「不了，謝謝。」葛妮特說。

「葛妮特，親愛的，我還能怎麼辦？」

葛妮特聳聳肩，轉身走開：「反正我不想在這裡再待很久。」她咕噥著說。

事實上，她言行乖張，愈來愈肆無忌憚。即使眞上了學，放學回家仍是一身菸味。有時下午穿的短上衣竟和早上出門時所穿的不一樣。然後，她開始晚歸，天黑後才回來。她開始回街頭鬼混。

阿貝爾也無意表現應有的待客之道。來來去去總是一副恍惚神情。前一刻他冷冷對待這些小孩，但孩子們一開始誤以為他這是和善，然後過一會兒吸毒亢奮感消失，恢復清醒，就甩他們耳光或踢他們。「小心點。」哈蕾格雯不只一次告誡他：「在這些小傢伙面前規矩一點。」

因此，有天晚上，大家發現阿貝爾在院裡車道上，小心抽出哈蕾格雯車子的汽油到桶子裡，就著桶子吸油氣，而尤納斯和幾個小女孩就在近旁好奇觀看，這時哈蕾格雯大概是裡面最失望的人。尤納斯像是在觀察科學大計畫似的，高聲發問：「車子沒有汽油怎麼開？」

哈蕾格雯不得不在隔天早上打電話給MMM機構的友人：「你們得來把阿貝爾帶走。我對他無能爲力。」

「好的，哈蕾格雯太太，我理解。」負責人說：「事實上我正要打電話給妳。」

那天下午前來接走阿貝爾的廂型車，同時送來名叫拉荷•吉達（Rahel Jidda）的小女孩。她剛失去雙親，只要有人走進房間她就抬起頭看，滿心期望是媽媽來接她。

阿貝爾緩緩走出前門，兩隻腿像剪刀似的一開一合，腿上的膝關節和踝關節像球似的突出來。他頭也不回，什麼也不帶：「拜拜，阿貝爾！」阿貝爾彎身跨進廂型車時，葛妮特喊叫：「待會見！」這句話惹得哈蕾格雯大爲光火。然後，這天下午和晚上，葛妮特都蹦著臉，咕噥著：「老巫婆。」她抓起地板上的枕頭和毛毯，走出哈蕾格雯房間，丟進第二間臥室，把這原屬自己的房間收回來用。

廂型車倒退時，哈蕾格雯趕緊跟上，拉開門，彎身親吻阿貝爾雙頰向他告別。她失望於這年輕人的表現，也失望自己未能幫上他，但見他離去，她還是難過。

□

接下來換葛妮特讓她頭疼。阿貝爾走後，哈蕾格雯盡量對葛妮特溫和一點，盡量順著她。但她擔心這個少女會虐待那些小孩。聽到葛妮特斥罵他們，她心裡在想，除了斥罵，葛妮特是否還壓低聲音出拳毆打，捏他們手臂。這些小孩自認是沒人疼愛的可憐蟲，默默承受葛妮特的欺凌，毫無怨言。他們低頭，落下淚，但沒有哭。葛妮特下午回到家，原在院子裡玩的這些小孩，立即停下動作，聚攏到哈蕾格雯身邊。

「不可以！」哈蕾格雯第一次看到葛妮特擰拉荷・吉達（最晚住進來的女孩）的上臂時，大吼道：「葛妮特，住手。絕對不准這樣。」

「那就叫她不要碰我東西。」

在這之前，已有一位奉派到衣索匹亞從事長期傳教工作的美國護士，經由MMM結識了哈蕾格雯，每個星期固定來看她一次。她是白人，四十多歲，一身曬紅的皮膚，作風務實，討人喜歡。她似乎覺得哈蕾格雯對葛妮特太過嚴厲。「妳會不會對她要求太高？」有一天她們來拜訪，在交誼室裡，她說道：「她只是個孩子。」

哈蕾格雯啜了口茶，喝得咕嚕咕嚕響。

「我很喜歡她。」這護士說。

哈蕾格雯皺起眉頭看她，等她繼續說。

「妳知道的，我一個人住在有兩間臥室的公寓裡。我從來沒養過小孩。」

她突然坐著轉身，正對這衣索匹亞女人：「我來收養葛妮特，妳看如何？我來當她養母，妳覺得怎麼樣？妳認為MMM會答應嗎？要妳放掉她，妳介不介意？」

在哈蕾格雯看來，這事正證明了上帝有時的確會讓人得其所願。「她很難管教。」她笑著說：

「妳覺得妳治得了她？」

「我也走過青春期！可以告訴葛妮特了嗎？」

「請。」哈蕾格雯說。

這星期的最後一天，葛妮特收拾好好私人物品，帶著高傲神情搬了出去，彷彿她一直知道自己終要搬到更好的地方，彷彿她一直在等待機會降臨。哈蕾格雯握住她雙手許久，凝視她雙眼，但葛妮特暗自竊笑，把額頭上一縷飾有珠子的頭髮甩開，正眼不瞧，啪嗒啪嗒走開：「你要做個乖女孩！」哈蕾格雯懇求她，並想起MMM負責人把葛妮特送來給她時也是同樣口吻。

那位護士讓葛妮特坐在前座，載她離去。這時，所有小孩又蹦又跳又叫，高興自己終於不必再受她欺負。

□

哈蕾格雯保有一張阿特特蓋布抱著她寶寶的彩色照片。她把照片放大，使得影像裡的輪廓線都變得輕淡柔和了。照片用相框框起，掛在沙發上方的牆壁正中央。她還有一張較小的黑白照片，是阿特特蓋布和蘇西在少女時期一起開心大笑的照片，她也拿去加了相框。相框面的玻璃片底下，壓了張小紙條，紙條上有一句打字的某流行歌曲的歌詞：「沒有你就沒有我」（There is no me without you.）。

小孩沒有了母親或父親，活不下去。母親或父親沒有了小孩，活不下去。

每天至少有一次，她會由於想念已故的女兒而突然啜泣，但她很滿意現在這一窩小孩。年紀較大的四個，每天穿紅色套頭衫校服去上學，三個年紀較小的孩子則在院子裡玩耍。她講故事給他們聽，教他們唱歌，要他們脫掉鞋襪，跟著她在金屬製洗衣桶裡用力踩著滿是肥皂泡沫的衣服。有小孩陪，連洗衣都很有趣。

他們初來時，臉上盡是震驚、木然與惶恐。總會有那麼一個小孩僵立在院子裡，露出迷惑但謹慎的神情，就像是置身漆黑走廊，找不到路回到自己床上的小孩。但現在，哈蕾格雯一直在他們面前；她彎下身到他們視線的高度，用她那令人安心的大笑，鼓勵每個小孩笑，或者至少不要哭。夜裡他們傷心、害怕，痛苦大叫「媽！」時，她立即跌跌撞撞上前安慰，儘管她知道她不是他們口中所叫的那個媽。她一次又一次緊抱他們，逗他們笑；哄他們再墮入夢鄉。她替他們洗頭髮，綁辮子，教他們認寫字母。現在她常常大笑，生活愜意。一兩個月過去，他們夜裡大叫求救的對象往往就是哈蕾格雯了；至少，害怕的小孩看著從黑暗中浮現的哈蕾格雯的面孔時，似乎沒有受驚嚇或大叫，卻露出了覺得寬心而帶感激的惺忪眼神。

蘇西每個月寄錢回來。哈蕾格雯的友人也伸出援手。她找到可以在深夜或大清早工作的會計工作。七個小孩上床睡覺後，她就坐在廚房桌旁，就著燈光和一杯咖啡，工作著。

但上天不想讓哈蕾格雯縮回她的安樂世界，安享養兒育女的天倫之樂。人類史上最可怕的流行病，開始敲叩她那道已有刮痕的金屬院門；一剛開始還客客氣氣輕聲叩門，但它一直敲門，然後，開始用拳頭砰砰砰猛拍。

20

她的一舉一動開始受到矚目。

有傳言從哈蕾格雯家和周遭鄰里傳出，說這婦人在收容愛滋孤兒。到二〇〇一年，衣索匹亞有九十八萬九千名愛滋孤兒，數目居世界第二，僅次於奈及利亞。

有天早上，孩子們亂哄哄正準備上學，這時哈蕾格雯聽到有人敲著院門。穿著夾腳拖鞋和家居服的她，頭髮未梳，向門外喊道：「來了！來了！」

「我是警察。」一個男人的聲音響起。哈蕾格雯打開沉沉的大門。門口有兩名穿制服的警察。身材較矮的那個，懷裡抱著一個扭動著的包袱。他把那東西遞向哈蕾格雯，哈蕾格雯傾身前瞧，拉開包毯，看到一張被毯子遮住的嬰兒的臉，那嬰兒顯得很不高興，五官緊皺。

「這是誰家的孩子？」哈蕾格雯驚訝叫道。

「是我們撿到的。」較高的那名警察說：「她被人丟棄在路邊的灌木叢裡。」

哈蕾格雯舉手摀住自己嘴巴。

「妳可以收容她嗎？」較矮的警察問，一副搞不定這嬰兒、需要哈蕾格雯接手的樣子。

「我？爲什麼把她帶來我這裡？這可憐的小傢伙！你們該把她帶去凱貝列那裡！」

「我們帶她去過凱貝列，他們要我們帶來給妳。」抱著嬰兒的警察一面說，一面把嬰兒抱離他自己。

「那個德蕾莎修女慈善機構呢？」哈蕾格雯問：「他們有收容孤兒的地方。」

「他們那裡滿了，不再多收了。」

她以爲那裡容得下幾百名小孩；日後，她會努力去弄懂這句「德蕾莎修女慈善機構已滿了」是何含意。

「如果妳可以照顧她個幾天，他們大概就能想出辦法安頓她。」較矮的警察說，再度表現出左支右絀抱不住嬰兒的模樣，冀望她接手。嬰兒開始發出咿咿呀呀聲。

「沒人問過我，沒人打電話來。」哈蕾格雯腦子裡很紛亂：「現在叫我收容嬰兒，我措手不及。」

「妳不是那個收容愛滋孤兒的太太嗎？」較高的警察問。他從胸前口袋抽出一張紙條：「對不起，妳是哈蕾格雯・帖費拉太太嗎？」

「我是。」她說：「好吧，如果凱貝列希望我收容，就把這嬰兒給我。但事先該打個電話來。我現在連個奶瓶都沒有。」

兩名警察點頭稱謝；較矮的那個把包著毛毯、手腳亂揮的嬰兒交到哈蕾格雯手上，轉身走向車子。嬰兒極力想掙脫出包毯。

「等一下！她叫什麼名字？」哈蕾格雯說。

兩名警察互看著對方，然後較高的那個喊道：「妳幫她取一個吧！」。

她關上門。

「小朋友們，來看！」她大喊：「你們有個小妹妹了！」

這嬰兒很高興再見到陽光，手腳不再揮舞，臉上惱怒的紫色轉爲平靜的牛奶咖啡色。小孩們圍著她又蹦又跳。她吐出舌尖，咯咯直笑。

哈蕾格雯根據阿姆哈拉語裡的 mena（無用、沒人要的廢物）一詞，把這個棄嬰取名「梅娜」(Menah)。幾個月前，她徘徊於家裡與墓地之間的時候，就稱自己是 mena，無用之人。

隔天過去。再一天過去。沒有人打電話來告訴哈蕾格雯該如何處置梅娜。一個月後也沒有。此後再也沒有。完全沒人來詢問這個嬰兒的狀況。

這下眞的完了——哈蕾格雯心裡這樣想，但生命眞美好。她身體往前傾，把嬰兒安穩擺在她上背部，拿起披巾把嬰兒捆在她背上。哈蕾格雯挺直身子時，眼睛滑溜的梅娜，轉頭瞧那些小孩，發出一聲嬰兒的傻笑。

雖然名字的本意是廢物，但梅娜現在不是廢物了！

哈蕾格雯也不是了。

21

阿特特蓋布死了三年後，二〇〇一年春天的哈蕾格雯，仍然一身黑衣。

有天下午，一名凱貝列的官員前來探視她的狀況。他皺著眉動四處走動，雙手在身後交握，這裡看看那裡瞧瞧，以正經八百的姿勢與八個小孩裡的幾個握了手，逗得他們開心大笑。然後他露出微笑，扯直上衣，表示滿意：「哈蕾格雯太太，妳是個好心腸的女人。」他說：「你該脫下黑衣服了。妳是這些小孩的媽，他們會喜歡看到妳穿上不是服喪的衣服。」

她聽進這忠告。

兩天後，他送來四個新小孩。

□

有天晚上，不銹鋼院門不斷傳來敲打聲，把哈蕾格雯從睡夢中驚醒。她穿著睡衣，光著腳，躡手躡腳走到外門邊，傾聽動靜。街上的狗和山羊，遠方山坡上的狒狒，更遠處平原上的土狼和豺，使得非洲的夜晚散發爵士樂的氣息。阿迪斯阿貝巴的山區氣候很是清冷，院子裡粗糙的水泥地面反倒使她覺得腳底溫暖。一個高瘦男子在馬路邊，身子搖來擺去，他穿著羊毛運動外套，打了領帶。他眼睛布滿血絲，唇上的髭很凌亂。她猜這人四十五歲，喝醉了；後來她才知道他二十九歲，不喝酒。一個小女孩睡在他懷裡。

「我太太死了。我叫西奧多羅斯（Theodoros），這是貝蒂（Berti）。」哈蕾格雯把舌頭從上頜彈開幾次，發出衣索匹亞人表示同情的聲音。

貝蒂四歲，他說。

哈蕾格雯把身上的法蘭絨睡衣拉直，踮起腳尖瞧：「這麼小？」

「來。」他突然變得很熱情，提議道：「妳可以看看她長什麼樣子，以前的樣子。」他把一隻手抽離懷中包著小孩的毛毯，伸進口袋，抽出幾張皮夾大小的貝蒂照片。那是一年前在相館裡拍的，照片裡的小孩眼睛明亮，留著辮子，身穿黃緞緊身連衣褲和芭蕾舞短裙，肚子圓滾突出，她雙手高舉過頭，擺出芭蕾舞姿。四張照片，哈蕾格雯一一看過，每張相片裡擺的是不同姿勢，相片本身軟趴趴而破舊，像一疊舊撲克牌。

「我是建築工。」他開口說話，並把照片放回空無一物的皮夾子裡：「我有阿迪斯阿貝巴大學的學士和碩士學歷，但自從我太太過世、女兒生病後，沒有人肯給我工作。我餵不飽她，買不起藥。

「我會設計房子，監督營造工程。妳那裡不知有沒有什麼小工作？」

「你在深夜吵醒我，是爲了問我有沒有工作給你？」哈蕾格雯問。

「沒有人願意和我握手。看到這小孩就知道怎麼回事。她是陽性。」

她注意到他沒有提及自己的健康狀態。但顯然是和他小孩一樣的病。

「我帶她進醫院時，別人都離我們遠遠的，不肯幫我。有一次她在外面玩，手上的傷口開始流血，鄰居就跑出來把自己孩子叫回去，嚷著說『有貝蒂在，你快進來！』貝蒂現在完全不想和其他小孩玩。

「拜託你，太太。我聽說妳在救助小孩。

「只要麻煩妳一段短短的時間就好。」

哈蕾格雯原以爲，這個斯文瘦男子是來求她施捨食物或討錢或找工作機會。如果是爲乞求食物，她會毫不遲疑端出東西，甚至慷慨送上她貯存的一袋穀物。但這時才知道，他原來是希望她收容他女兒。

她從這父親手裡接下沉睡著的女孩。他向哈蕾格雯深深彎下腰，雙手抱拳，久久未起身。她用腳關上門時，這父親大叫：「我星期天會來！」然後隔著鎖上的門又說：「只是暫時的。」

哈蕾格雯抱著貝蒂回她床上，但睡在床上的四個小女孩已翻身佔去她溫暖的床位。她用膝蓋和臀部輕輕推開孩子們，勉強擠進床上，讓貝蒂睡在床墊邊緣。她半躺著，懷裡抱著這新來的女孩沉沉睡去。

那天早上稍後，貝蒂在哈蕾格雯床上坐起，發現自己不在家裡的那個幼兒床裡，旁邊地板上有父親睡著，卻是置身一群女孩中，她立即抿起下嘴唇。其他小孩柔聲對她說話，一個勁兒想抱起她，就像抱起學步幼兒般。貝蒂沒有抗拒，任由她們把她抱到院子裡。

一如以往，院子裡很熱鬧。童年世界的歡快打擊樂聲，掩蓋了陰鬱悲傷的小調：院子裡有跳房子遊戲的聲音，有對坐擊掌遊戲的聲音，有洩了氣的足球被踢上空中引來的「哇！哇！」驚嘆，有濕衣服披上吊衣繩的啪啦聲，塑膠湯勺敲擊塑膠碗，跳繩咻咻作響。圍籬邊一棵尤加利樹隨著熱風晃動，濃密的小葉發出尖銳的沙沙聲。

接下來的星期天下午，西奧多羅斯叩門來訪。貝蒂跑上前，兩隻小拳頭緊緊抓住父親褲管。西奧多羅斯揮手，示意她去找新朋友玩；她不肯，她怕一轉身，爸爸就走了。因此他仍然無緣享受為人父者看著女兒與玩伴一同戲耍的那種喜悅。她緊依著父親的大腿；父親輕撫她的頭，兩人露出帶著些許徬徨的微笑，一起看著健康的小孩在院子裡奔跑，踢著亂無章法、不時推擠爭執的足球賽。

西奧多羅斯每個星期天都來探望，傍晚時離去。父親走出門的時刻，貝蒂並不哭，只是猛吸拇指——她的臉，從把她抱去吃晚飯的那小孩的肩頭轉回，只能見到她塞入嘴裡的拳頭，和一雙睜得非常大而且非常不安的眼睛。

有個星期天，西奧多羅斯沒來。他請人轉告哈蕾格雯他住院了。

一個月後他才又再來，行動緩慢，小心翼翼彎曲的雙腿，像蚱蜢的腳；他身上仍是那件羊毛運動外套，但沒打領帶了。他對所有人點頭微笑，彷彿這樣的慢動作是騎士面對女性時謙恭有禮的表現。

這時貝蒂的病情也惡化了。她沒有飛奔上前。她吃力移動一隻腳，再移動另一隻腳，慢慢走過粗糙的地面，直到抓住父親的雙臂。

西奧多羅斯這天把貝蒂帶走，幾個月後才再帶回。哈蕾格雯非常意外。她後來才知道，那幾個月裡有一段時間，他把貝蒂安置在德蕾莎修女的孤兒院。更後來一點她又知道，原來他原盼望德蕾莎修女孤兒院裡有藥能治孩童的愛滋病。但希望落空。衣索匹亞要到二〇〇五年，才出現給小孩子施用的愛滋病藥物。

但西奧多羅斯怎麼會知道這個。他不要眼睜睜看著病魔奪走女兒，他堅信只要能找出另一條出路，想出另一個辦法，父女的命運就會改變。

某個星期天下午，西奧多羅斯登門拜訪。他臉頰瘦得皮包骨；他頻頻點頭，彷彿要別人知道他的笑是出於友善，而不是故意擺出的怪表情。他輕手輕腳走到一低矮的混凝土窗台坐下，貝蒂讓一個朋友扶過去，靠在她父親的大腿上。

父女倆一如以往，轉頭觀看健康的孩子們在院裡玩耍。西奧多羅斯輕撫貝蒂頭髮。貝蒂已經停止成長了；即使她也許還記得很久以前曾擺過的芭蕾舞第五姿勢，她這時也沒有力氣把雙手舉起擺出舞姿了。但是，能靠在爸爸身上，她覺得滿足。暮色漸濃，兩人相依，一動也不動，恬靜安詳。

22

哈蕾格雯也許是因爲自己失去過親人，傷痛久久難以平復，因而每當陌生人出現在巷子裡求助於她，她總是半掩著門，難以拒絕，無法立即把門關上。她一眼就能看出失去至親者共有的傷痛，不想再傷害他們。

有時她覺得，她自己似乎也在等待著誰。

患病者求助無門，遭神職人員斥爲有罪之身，連自己家人都不願與他們爲伍。就在這片愛滋患者處處碰壁的土地上，哈蕾格雯開出了一道歡迎他們的小縫。被社會遺棄的那些人，不知怎麼的發現了世上有這麼一個婦人，她不會對他們尖聲辱罵、丟石頭或揮掃帚驅趕，當著他們面猛然關上門。如今，他們乘車，騎驢，長途跋涉或者跛行，前往阿迪斯阿貝巴一處位在山坡上的破落住區，前往位在這住區裡的，哈蕾格雯・帖費拉的磚房。

大人站在哈蕾格雯大門外多石的馬路上，禮貌地敲門，然後在杜松樹的參差樹影下等待，手牽著一臉驚恐的孩子。

「拜託，我病了，我養不活他。」

「請收容他們，我們活不了多久。」

「我養不活他，我沒錢，而且他父親死了。」

「我在自家院子裡發現他們，我連他們叫什麼名字都不知道。」有些一身破爛的小孩，硬是被急著甩掉他們的鄰人或遠親推往哈蕾格雯這兒；還有些小孩是由窮得養不起他們的祖父母一路哄一路哭著過來。

「拜託。」有些人懇求。

「收下她，我不想要她！」有些人這樣說。

哈蕾格雯看到一張張瘦削憔悴的小臉蛋，頭低垂在胸口，好似已和脖子分開。小孩子如同一袋穀物似的轉送給新主人。他們拖著碎步往前移動，始終低著頭，覺得見不得人。

有天，有個男人從八十公里外的村子開車過來，在哈蕾格雯大門外按喇叭。她打開門，這輛車身有凹痕的廂型車隆隆駛過院裡地面的石子。男人下車，與哈蕾格雯握了手，拉開側門，示意裡面的幾個小孩下車來，彷彿是一群前去科學博物館做戶外教學的孩童到達了目的地該下車。這些小孩一身髒兮兮，臉上拖著鼻涕，頭上長疥瘡，觸染性軟疣的小結節像蘑菇般冒在唇邊和眼周。車裡還有一個才在學步，無法自己從車踏板下地的小孩。「等等，你是哪一個？」這男人叫住一個小男孩。

男孩定住，嚇一跳，然後說：「我是納特內爾（Natnael）！」

這世上只剩下他還知道自己叫什麼名字。

有時，剛來的小孩呼天搶地喊叫媽媽名字，把嗓子都喊啞了，令人鼻酸。漸漸的，這樣的小孩開始懷疑媽媽大概不會來了，但仍止不住喊叫：「媽，媽。」這時，哈蕾格雯在這小孩身旁蹲下，輕聲說：「Ishi, ishi, Ish shi shi shi」，也就是「沒事，沒事，噓。我知道，我知道，沒事。」

有時哈蕾格雯打開院門，發現敲門的大人已離開，留下一個尿布濕透的小孩子蹲坐在地，蒼蠅圍著小孩嚶嚶飛舞。

□

哈蕾格雯那些老友對此依舊震驚不解。她竟然寧可收養一大堆小孩，也不願去上班或找個兼職工作享受悠閒的半退休生活？

然而，這時候，愛滋病已蔓延到她們周遭，阿迪斯阿貝巴城裡的孤兒多得像鴿子。流浪街頭的孤兒從四面八方湧進首都。在每一輛呼嘯而過的救護車之後，在每一個因生產而死的女人尖叫聲之後，在每一個爲親人送葬的行列之後，世上就又多出幾個可憐的孤兒。首都裡僅有的幾處孤兒院人滿爲患，醫院與學校也不敷使用。孤兒給安置在精神病院、貧民醫院、墓地、垃圾場。有些孤兒不再上學，在外遊蕩；過去放學後即飛奔回家，如今他們無家可歸，而且沒有人替他們付學費買制服，他們也沒有學校可以上。有個四歲大的小女孩，獨自在飯店廚房門外的巷子裡撿剩菜剩飯，她已死的母親生前在那飯店裡工作。飯店員工在垃圾桶旁替她留下食物。

「我收容那些被遺棄在街頭的幼童。」哈蕾格雯這樣告訴朋友。她不知道流行病學家已經開始蒐集統計資料，也不知道除了MMM負責人和一些好心人之外，人人都意識到這場危機了。

她渾然不知，她所見到的景象嚴格來講就是場「危機」了。

「他們是被人在教堂附近、警察局附近發現。」她告訴朋友：「我無法拒絕。」

小孩子沒了媽媽怎麼活？

沒有你就沒有我。

「他們健康沒病，對吧？」有些朋友會追問。

「是啊，是啊，他們沒病！」哈蕾格雯高聲說，她對這個問題深感厭煩：「就算他們有那個病，也不會傳染給你！」

她的這一個見解，使她對於愛滋病的了解比一般大眾超前了幾年。與其跟她那些拘謹的中產階級中年女性友人深入探討ＨＩＶ／愛滋病的傳染途徑，還不如向院子裡那群小孩揮手，告訴友人：「沒病！沒病！沒病」

於是，她那些朋友們再度登門拜訪。在下雨的午後，友人坐在她的交誼室裡喝咖啡，臨走前留下一點錢給她。沃庫生前的老友也來走動。幾對曾與哈蕾格雯、沃庫一起打撲克牌的夫婦也來小坐。他們都步入中年的後段了；他們帶著大部分（不是全部）的家人，安然度過皇帝與獨裁者上台下台的動盪歲月，度過戰爭與饑荒的蹂躪；他們奮鬥大半輩子，這會兒可以喘口氣，安享晚年。他們當然有資格抱著美好憧憬，認爲當政的梅列斯會是個開明領袖，認爲衣索匹亞將再度躋身強國之列。當他們得悉，有一種令人難以啓齒的病威脅到衣索匹亞的全民健康和生產力，大爲震驚；所以他們希望旁人體諒，讓他們可以逃離現實一陣子。來訪時，他們透過肢體語言勉強認同了哈蕾格雯的計畫。但有些人把她當作是離經叛道的怪人，他們不想中計，不小心觸碰到院裡的小孩。

□

有天下午，院外大門傳來微弱的刮擦聲。「埃瑪瑪（「奶奶」），我覺得這裡有人。」有個小孩向哈蕾格雯喊道。

哈蕾格雯打開門，見到一個幽靈似的少婦，裙子沾滿灰塵。她臉上毫無血色，雙眼腫大，似乎很迷惘。她突然動了一下，露出包在她骯髒披巾下的男孩。男孩一頭鬈髮，長得很漂亮。

「請收容我的寶寶，我快死了。他才二十天大。」她上氣不接下氣。

哈蕾格雯收下男嬰，準備請這女孩（她只十九或二十歲）進屋喝杯茶。有人幫忙的話，她或許可以把自己小孩留在身邊；只要一點小忙，一些零錢，一點食物，她或許就可以在這附近活下去。但這女孩立即轉身離開，倒在地上。她的胸部爆開了。哈蕾格雯看得膽戰心驚，倒向一旁石子路上。哈蕾格雯驚呼求救。兩個年紀最大的男孩跑來抬起少婦（她輕得像紙！），抬進院子。但人已死。

找了凱貝列的人幫忙抬走屍體後，那晚，哈蕾格雯坐著，把嬰兒抱在大腿上。他有明亮的雙眼、泛著光澤的長鬈髮、深櫻桃色的嘴唇，但他沒有名字。垂死的母親，使盡最後力氣替這嬰兒找到歸宿，但再也沒有力氣說出他的名字。

□

駭人的事變成家常便飯，到後來唯有眞正稀奇古怪的事能激起人拿來當作談資：「你看到那一個沒？」有天，哈蕾格雯低聲對澤威杜指著一個坐在餐桌邊等吃午飯、頭髮濃密的六歲小女孩。她叫努莉特（Nurit），正低頭等著大家做飯前禱告。

「她沒有兄弟姊妹。她和父母親擠一張床，睡在父母中間。有天早上她醒來，發現爸爸媽媽在夜裡死了。」

「這算不算是一場對我們開打的冷戰？」澤威杜問哈蕾格雯。

每一個白天每一個夜晚，都有人死於愛滋。愈來愈多小孩由於飢餓、驚恐和悲傷，步履蹣跚走出自己的家和自己的村落。在愛滋病殘忍摧毀一個個家庭、村莊和聚落之後，還有饑荒這個惡名昭彰的死神在旁虎視眈眈。愛滋已使得聚落元氣大傷，沒有力氣用傳統方式預作防備，於是饑荒就更凶險，更具破壞力了。

□

有天清早，哈蕾格雯站在外門的門檻上，喝著咖啡，欣賞馬口鐵皮屋頂和茅屋在山坡上所拼綴出的綠銀相間美麗圖案，一塊塊玉米田和一道道竹圍籬，黃色金絲雀飛過，掛著鈴鐺的山羊成群走過。用泥土、禾稈搭建的簡陋小屋和木頭搭的披屋（lean-to，搭建在主屋一側的單坡簷屋），建得非常馬虎，除了從外面撿來廢物利用的金屬片或防水塑膠油布之外，在設計或材料上完全不見現代的痕跡。雜亂而低垂的電線與電話線，說明了這個國家在民生公共建設方面的潦草馬虎。一隻白胸紅尾的鵟停在電線桿上頂，作勢欲飛起。

然後，哈蕾格雯往下一瞥，看見她家圍牆邊有個用布裹著、沉睡中的新生兒。她大吃一驚，連連喊著：「噢，天啊！噢，天啊！」然後她把嬰兒抱起：「謝天謝地，謝天謝地。」這小孩還有氣息。

接下來的年月，她還會在門外發現新生兒棄嬰，一個又一個，一個又一個。

23

到目前為止，送到哈蕾格雯家的小孩，沒有一個看來性命垂危。不過現在有這麼一個病重的小孩，正朝她這兒過來。

阿迪斯阿貝巴某一極其窮困的地區，住著一個可憐的女孩，她身邊還帶著一個瘦小、禿頭、吃不飽的嬰兒。她把自己和瘦小的寶寶一起包在披巾裡，在好心人提供的泥地上席地而睡。有時會有人送上一塊塑膠布，供她倆鋪在地面當睡墊。下雨時，雨水從泥牆、馬口鐵皮屋頂間的縫隙滲下。白天，女孩上街行乞，只要得到一點錢立刻花掉，盡量餵飽自己。陋屋主人發現她對自己家毫無貢獻，就請她離開。

她又瘦又餓，分泌不出足夠的奶水，嬰兒因此似乎時時都很失望、不高興。他把頭轉離女孩胸脯，失望尖叫，臉部漲得暗紅，雙眼圓睜，揮舞著小拳頭拼命哭鬧。即使她勉力擠出一點稀薄的乳汁，他還是不滿足。她給他一根甘蔗咬；他拼命用他無牙的嘴含住甘蔗，但吸不到什麼，於是皺緊眉頭，嚎啕大哭。他睡覺時像老人家一樣時睡時醒，夢中喃喃責怪著母親。他甚至很少尿濕，彷彿不信任她能讓他保持乾淨，或者是他不肯讓女孩可以因此證明她做對了事。她覺得寶寶不喜歡她。在她生長的村子裡，她原本一直很討人喜歡；她原本是個笑口常開的女孩；她原本有許多朋友，生活裡充滿歡笑。從沒有哪個人像眼前的寶寶一樣把她弄得那麼悲慘。

她低頭看寶寶，放聲大哭。她父親早死，使得一切都亂了套。如今，她自責爲何離家來到這城市，爲何輕信那個說會娶她的男人而跟他發生性關係；她極度自責她當了未婚媽媽，不知道怎麼樣讓寶寶好過。她覺得寶寶阿巴布（Ababu）在生氣，心中想著：我怎麼那麼不幸，碰上這個無能的女孩當我媽；我媽媽怎麼不是一個慈愛、圓胖、由男人正式娶進門的村婦。

她既羞愧又飢餓，走到她祖母所住的披屋。她祖母是個壞脾氣的老太婆，身材像她賴以維生的那些引火柴枝一樣乾癟。她住的地方三面圍起，一面敞開，面積比公車停靠站還小。女孩把阿巴布放在祖母屋裡地板的草墊上，然後跪下，請求祖母幫忙照顧小孩一個鐘頭，好讓她可以到河裡洗淨衣服和身子。她低著頭，心知老祖母會對她吼叫：「妳爲什麼把這個多餘的嬰兒帶來給我們？爲什麼不留在村裡？妳是讓什麼給附了身，竟會認爲到首都生活會更好？結果呢？結果呢？」萬念俱灰的女孩跪著，等著老祖母用她滿是硬結的拳頭，軟趴趴連續打她的肩和頭。老祖母果然打了她，她知道這表示祖母同意幫忙。她在阿巴布硬而禿的頭頂吻了一下，快步離開。她沒有去河裡，然後回到祖母的小屋，而是光著腳往上跑，進入山裡。

隔天天亮時分，老婦人知道，這個骨瘦如柴的嬰兒，她這個曾孫，已經跟定她了。她還知道原本勉強餬口的日子這下會更難過了。她每天爬上阿迪斯阿貝巴四周的陡峭山丘砍柴，然後把比她身高還高出兩倍的一捆柴枝揹在她佝僂的背上，幾乎像是用爬的一般走下山，來回十二小時。她簡直是一隻馱物的小驢。她和同樣靠這方式維生的人，已經使得這座城市失去森林。政府並不樂見這局面，但這是她唯一懂得的謀生方式。而且，一百萬貧民負擔不起現代化的電爐或瓦斯爐，除了用木柴炊煮、取暖，別無選擇。在這期間，大片森林消失，趕走了雨水，使得已然失去地力的土壤更為貧瘠。

這位老婦人如此辛苦幹活，一天只能賺五塊錢，勉強換成一盤煮熟的豆子，在夜裡塡補她凹癟的肚子。她生活非常拮据，每天這麼辛苦，也只能勉強讓自己不至於在家裡活活餓死。她沒有力氣揹著阿巴布到山上搜尋柴枝，也沒力氣一面揹著大捆柴枝，一面在懷裡抱著他吃力走下山，趕在天黑之前回到城裡。於是她學孫女的辦法，上街行乞。她用披巾把阿巴布包在背上。她沒辦法像年輕女人那樣，靠著漂亮光滑的臉蛋，誘使觀光客或商人施捨東西（或更親密的接觸）。她是個老朽不堪的女人，只乞求到一點夠塞幾口的食物，在睡覺時塡塡肚子。她夠苦了，如今又多了阿巴布這個累贅。

這時大概十八個月大的阿巴布，不再抱怨或嗚咽。他頂著皺縮的頭，從曾祖母背上睜著憂慮的大眼睛往外看。他一點也不重，什麼話也沒說。有東西可吃時，他大感意外。食物經曾祖母嚼爛後從她口中直接餵到他嘴裡。她每天兩次嚼爛煮熟的菜豆，送進阿巴布嘴裡。這就是他的嬰兒食物，也是她們祖孫兩人僅有的食物。他無精打采躺在她大腿上，張開嘴，眼神呆滯。她俯身向他，像母鳥一樣啄食、吐出，餵進他嘴裡。她喜歡他，但推測他大概活不成。

□

有一天這老婦沿著土路行走，漫無目標搜尋道路兩側是否有可吃或可賣錢的東西，途中經過哈蕾格雯敞開的大門，瞥見院裡有小孩在玩。她問另一個路人：「那是學校嗎？」

「那是一個收容孤兒的女士。」對方說。

她看見矮胖的哈蕾格雯吹口哨叫小孩們讓路，猶如農婦趕著院子裡的雞別擋路。老婦悄悄走到院中車道的盡頭，發出貓頭鷹般的叫聲，吸引哈蕾格雯注意，然後把阿巴布從背後拉到身前，順著車道大膽衝出幾步，大叫：「這是阿巴布！人在這裡！收下他！」然後把他放在地上，快步走出到馬路，揚長而去。

「等等！妳叫什麼名字！」哈蕾格雯喊道。

「再見！再見！」老婦人頭也不回，嘴裡大喊。

「你們認識她？」哈蕾格雯問巷子裡的人。

「認識。她住在凱切內（Ketchene），是個 enchut teshukemab（揹木柴的人）。」

小孩已被倒在車道上。哈蕾格雯低頭看。他剛才被老太太從一側往下倒時，一聲不吭。她舉起他，簡直像是要把他拋向空中——想不到他那麼輕。他的大頭在皮包骨的肩膀上前俯後仰。

「這個乞丐老婦沒有親吻他。」哈蕾格雯告訴朋友：「她沒有跟他道別。她受夠這個男孩了。她把他放在地上，差不多就像是用丟的，然後大叫『這是阿巴布，人在這裡』，然後就跑開。

「他沒哭，也不動，一句話也沒說，甚至沒叫『媽媽』或『爸爸』。他說不出話。給他東西吃，才知道他已經餓了很久。」

把食物擺在這小孩面前時，他不安得發抖。

哈蕾格雯知道，面對餓壞了的小孩，應該特別調製哪一種食物。她把豆子和種籽碾碎，加入牛奶，每隔幾小時餵阿巴布一次，接著餵他喝一瓶鮮奶。夜裡聽到他發出可憐的嗚嗚叫聲，她起床把食物搗成糊狀，泡好牛奶瓶，一晚餵他兩次。

「他有腹瀉。」她記載：「我想，他還是很餓。」

「噢，我收容阿巴布時，大家都大呼小叫。」她告訴我：「大家都喊說，『這男孩快死了！妳幹嘛收下他？把他送到凱貝列去。』」我說：「上帝把他送來這裡一定有他的道理。我要養他。」

她原本一直認為自己再也沒辦法陪著垂死的小孩走過生命最後時光，如今她卻在做著這件事，而且她知道自己做得來。因為，假如她不做，就只好把阿巴布丟到經費、人員、設備都不足，而且人滿為患的城中醫院裡，那麼阿巴布的下場會更淒慘，因為雖然他在醫院裡仍難逃一死，但他會是在孤單而無人憐愛的情況下死去。

這屋子裡的生龍活虎——一群健康小孩風也似的進出，在屋外玩耍，年輕看護人員東奔西跑——在在像暴風雨般掃過阿巴布。他無緣享受其他小孩所享受的生活，只能任由風暴吹襲。但他有自己的一丁點生活樂趣。哈蕾格雯遞給他麵包捲時，他拿起來啃咬。當她抱起他，對他猛講親暱的話語，他發出愉快的嗯嗯聲。

阿巴布弓著身，坐在陽光照得到的屋裡地上，竭力想坐直身子，但他累壞了。哈蕾格雯把他抱回有圍欄的嬰兒床；他眼神呆滯，在她懷裡了無生氣，就像個塡充動物玩偶。她把他放下時，他在最後一刻，用他瘦如竹竿的脖子，使勁抬起頭，想得到她的吻。他如願了。

24

「妳這個機構取了什麼名字嗎？」一名凱貝列的官員來問。

「我的機構？」她很茫然，不確定他此話何意。

「這樣說吧，現在妳家成了收養中心，應該替它取個名字。」

於是她把它取名爲：Atetegeb Worku Metasebia Welage Aleba Histanet Merj Mabber。

阿特特蓋布·沃庫孤兒撫養紀念協會。

哈蕾格雯從附近請來一位齒縫很大、身材瘦長而動作笨拙的老人，擔任她宅院的警衛(zabania)，報酬是供應三餐和一間馬口鐵皮搭的棚子，供他放置披巾、拐杖與晚上睡覺之用。

二〇〇二年起，哈蕾格雯發揮個人行政經驗，開始在每一個小孩進來他這兒時建立個人檔案，登錄他們少得可憐的個人資料。她把檔案夾放進金屬檔案櫃，按照進來的先後順序擺放：

小男嬰，三個月大，邱吉爾路上撿到，由警察送來。取名尤納斯。

街上撿到的新生女嬰，由警察送來。取名耶米絲拉克（Yemisrach）。

馬斯雷夏·梅斯芬（Masresha Mesfin），九歲男孩，母親死後由其祖母送來；父親已死。

埃蘇布魯·阿拜涅（Esublew Abayneh），八歲，妹妹貝特恒（Betelhem），三歲，被人發現只有兄妹兩人相依爲命，由凱貝列一名官員送來。

米蕾特・塔德塞（Mihret Tadesse），十歲女孩，由母親送來，母親很窮，且愛滋病情嚴重。

哈蕾格雯一開始是收留了七名小孩，然後變成十二名，然後是十五名，然後十八名。這時，她宅院裡有四間臥室，其中兩間在主屋，另兩間在更大的外屋。她請人拖來一個鏽跡斑斑的鐵路貨車車廂，把車廂壁切割出一道門，擺在院子裡，充當較幼小孩童的飯廳和教室。哈蕾格雯睡在嬰兒與小女孩的房間，許多小孩和她同擠一張床，夜裡還有其他小孩擠上來。

她把最靠近自己的位置留給梅娜，也就是警察送來給她的那名小女嬰。梅娜很愛咯咯笑，睡前喜歡靠在她身上，喜歡玩。有時房間裡跡近漆黑，身邊橫七豎八躺著熟睡的小孩，梅娜和哈蕾格雯專注互望著對方；然後哈蕾格雯閉上眼，假裝睡著，再突然睜開。梅娜出聲大笑，嬰兒特有的咯咯大笑。哈蕾格雯不得不噓聲要她安靜，以免吵醒整個房間裡的人；哈蕾格雯緊抱著她，自己也大笑起來。

□

二〇〇三年時，衣索匹亞的愛滋孤兒已超過百萬，其中二十四名住在哈蕾格雯家，還有更多小孩已經在前來這裡的路上。

梅克迪絲・阿斯納基（Mekdes Asnake），五歲大，與祖父阿迪蘇（Addisu）、年輕姑姑法希卡（Fasika Addis）和弟弟雅布西拉（Yabsira），同住在一間茅屋裡。茅屋位在首都郊外，與幾戶人家共用一個泥土院子。她家的屋牆是用泥土加禾稈搭建而成，質地堅硬；牆上割出方洞充當窗戶。一家人有時有柴枝可燒，沒柴枝時，地板上一圈黑色灰燼，屋裡很冷。一整年都靠吃蛋勉強維生。

這孩子的父親已死，生前在咖啡加工廠當散工。梅克迪絲三、四歲時，有天焦躁等著父親回家陪她玩，突然目睹一件怪事：父親就要走到茅屋了卻突然跪下，整個人躺在泥土院子裡，過了一會兒才起身進屋。

後來父親就生病了。梅克迪絲認爲一定是那天吃了泥土才會生這重病。接下來幾個月，父親愈來愈消瘦，褐色眼睛裡露出驚嚇神情。然後他皮膚上長出厚厚的黑色水疱，白天時他痛得大叫，夜裡則整晚呻吟。梅克迪絲認爲父親病情會好轉。有天晚上醒來，聽到母親穆露（Mulu）對著阿斯納基消瘦的身體號哭，大爲震驚。那哭聲縈繞她腦海，揮之不去。

梅克迪絲尚未從父親過世的驚駭平復，看到母親臉上也開始出現同樣的失望與驚嚇表情。夜裡，在毛毯底下，梅克迪絲、雅布西拉緊緊依偎著母親。白天，當時四歲的梅克迪絲拼命與母親聊天，想逗她開心。她對母親說著院裡雞隻或巷子裡小孩的事；這類事曾經逗得母親大笑。但穆露病情日益加重；她全身也長出水疱；眼睛突出，不常眨眼；聲音變粗啞。儘管瘦骨嶙峋，她也不吃東西。

梅克迪絲幫母親跑腿，傳重要口信給鄰居；她幫母親照顧比自己小二十個月的弟弟雅布西拉。弟弟的體重比她體重的一半還多，但她和母親以前一樣把他揹在身後。餵弟弟吃東西時，她也在母親身旁擺上食物，稍後再拿走餐盤；餐盤裡的食物，母親完全沒碰。就寢前，母親幾乎不再回應梅克迪絲的熱情擁抱和親吻；她雙眼張開，但沒有反應。然後，有一晚，穆露一動不動。梅克迪絲知道母親過世了。

雅布西拉仍然像以往開心。他光著身子逃出茅屋，梅克迪絲與阿迪蘇追了出去，三人抱在一塊大笑。雅布西拉已經幾乎忘記父親，至於母親，在他記憶中，母親一直纏綿病榻。但梅克迪絲什麼都沒忘。

二〇〇三年十一月某天早上，梅克迪絲發現祖父一臉嚴肅。姑姑法希卡也安靜得出奇。小阿姨（已故母親的妹妹）左德涅什（Zewdenesh）突然進屋，兩個小孩眼睛爲之一亮，但阿姨也悶悶不樂。

七天前，姑姑替梅克迪絲把頭髮編成數條辮子；阿迪蘇深情撫著梅克迪絲的頭。他精瘦結實，臉部瘦削，鬍子未刮；頭戴鬆垮垮的漁夫帽，身穿格子衫與深色長褲，外披套頭式灰色羊毛披風。梅克迪絲則穿著睡覺時的衣服，條紋T恤和條紋綁腿。除了一件藍色棉短上衣之外，這是她僅有的衣物。阿迪蘇示意梅克迪絲穿上她的藍色短上衣，因爲天冷，她要出門。

祖父輕拍兩個小孩，漫不經心把他們身上的衣服這裡扯一下、那裡塞一下；他彎身用力親吻梅克迪絲雙頰，然後蹲下來，也想親吻掛著鼻涕的雅布西拉。姑姑與阿姨各牽一個小孩，一家人走出，到泥院子。

一位上了年紀的宗教耆老，阿布都爾塞勃（Haj Mohammed Jemal Abdulsebur），已經在等候。他穿著燙平的卡其襯衫和卡其寬鬆長褲，戴著手工鉤編的奶油色穆斯林圓帽。兩個老人（這位官員和祖父）各用左手托住右前臂，伸出右手恭敬相握，彷彿這一隆重的握手禮非常沉重。阿布都爾塞勃帶領兩個年輕女子人和兩個小孩走上泥巷。梅克迪絲沒有向祖父說再見，她不知道自己要離開他。一行人往山下走，走向設有公車站而路面鋪砌平整的街道。

□

那天下午，我在哈蕾格雯院子裡，小孩在我身旁尖叫，因爲我從美國帶來了一樣令他們驚喜的東西：火箭氣球！這種氣球呈長條形，帶有環狀條紋，很不容易吹漲；洩氣時，它會在空中橫向亂竄，發出如泣如訴的聲音。火箭氣球會突然咻一聲竄進樹枝裡，或飛到屋頂上，或者猛擊某人背部。不管氣球落在哪裡，總能引來小孩開懷大笑。有時氣球繞著小孩的腳亂竄，然後逐漸在泥地上發出微弱嘶嘶聲，終至沒了氣。他們高興大叫，在院子裡拼命追著氣球跑。氣球俯衝，在他們腳踝邊呼哧呼哧作響；他們手舞足蹈，裝出害怕的樣子。氣球爆破，小孩跑上前撿起碎片。即使只是擁有火箭氣球的一小塊碎片，對大多數小孩來說，都是這輩子最接近於擁有玩具的經驗。

就在眾人樂翻天的時候，幾個垂頭喪氣的人走進院子，站在洗衣盆和曬衣繩附近，姿勢僵直而拘謹。阿布都爾塞勃和兩個年輕美麗的女子，帶著兩個小孩，等人上前招呼。兩個女子包著樸素的頭巾，身穿長裙。這群人的僵直和拘謹，讓我直覺認爲有大事要發生。我猜，那兩個小孩會被丟在這裡。

哈蕾格雯急忙跑過院子前去迎接，一邊在圍裙上擦手。

水泥院子裡有那麼多小孩奔跑玩耍，梅克迪絲看得目瞪口呆。這裡是學校嗎？她想上學。但這些小孩沒穿制服。她感到害怕，彎下身想躲在弟弟的圓頭後面。

大人們互相一一握手，行吻頰禮，談過小孩的可憐身世。然後，阿布都爾塞勃和兩名年輕女子轉身離開。梅克迪絲感覺背後有風吹過，陡然察覺姑姑與阿姨已不在自己身後，卻正朝門口走！梅克迪絲驚聲尖叫，追上前去。她不認得路，如何回祖父家？姑姑和阿姨轉過身來，撫摩梅克迪絲的臉，吻了她好多遍，向她道別。

姑姑與阿姨緩緩步出金屬門，拉門關上。這時，哈蕾格雯上前，抓住梅克迪絲的手臂，不讓她跟上。

梅克迪絲轉過身來，非常哀傷而害怕。她知道大人不要她了！她弓起身子表示不滿，然後猛甩開哈蕾格雯的手，往後倒在地上，扭動身體，開始尖叫。

然後她站起身，跑去追已經離開的親人。她直直跑向金屬院門，絲毫沒有放慢速度。她撞上門，反彈，跌倒在地。然後她立即爬起來，再次直直跑向大門。又是砰一聲。她發狂尖叫，繞著圈子跑，大叫著「啊咿、啊咿、啊咿」。她避開老守衛，使盡全力再度衝向大門，決心穿門而過，一路跑回家。砰一聲，她反彈倒地，氣力使盡，難過至極。她朝著大門跪著，頭愈來愈低，直碰到地，然後抓起幾把土，抱住頭，泥土紛紛落在後腦勺和後頸。她嗚咽，身子抖動，朝金屬門伸出懇求的手。

我溜出大門，想察看剛剛丟下這對兄妹的大人情況如何。我以爲他們應該已走到土丘的丘頂，在回家的路上；結果他們就在我眼前，他們就在院門外，同樣悲傷難抑。那兩個二十出頭的年輕漂亮女子，用披巾蓋住臉，也在嗚咽，身子抖動，哭喊著「啊咿、啊咿、啊咿」。其中一人伸出雙手，手心朝上，彷彿在求上帝給個答案。年老的阿布都爾塞勃眼睛泛紅，神情難過。街上的人對他們敬而遠之，然後大家都聽到砰聲，都知道梅克迪絲又飛身撞門；又是砰一聲。我也開始啜泣。我在背包裡翻找，然後告訴司機兼朋友塞蘭努：「我有兩百美元，把這錢給他們，他們是不是就可以把小孩帶回家？」

「不會。」他說：「就由他們去吧。他們太窮，養不起小孩。」

這三個大人紅著眼看我，我也紅著眼回望。大門傳來砰一聲。我不知該說什麼，低下頭，轉身走回院內。

老守衛從泥地上抱起梅克迪絲，往屋子走。她鬆垂無力，仰靠在他懷裡，好似昏了過去。梅克迪絲眼看這一招無法讓他停下腳步，開始又踢又叫，憤怒與恐懼之情絲毫未減。哈蕾格雯走上前，接下這狂揮猛踢的小孩。梅克迪絲掙扎，拳打腳踢，嘴裡大叫，哈蕾格雯瞇著眼，避開臉，緊緊抱著她，任她打。

哈蕾格雯習慣了這種事。

□

那天我要離開哈蕾格雯家時，梅克迪絲站在她附近，神情茫然，身上滿是塵土，雙眼半開半閉。來到衣索匹亞，我帶了好幾個圓筒狀行李袋，裡面裝滿要給幾個孤兒院的玩具和學校用品，但最後剩下的東西在那天早上已經送光，全都送給哈蕾格雯院中的孩童了。

我很想送她禮物，在塞蘭努的計程車內東翻西找，但玩具似乎都送光了。最後，我在行李廂裡找到一個遺漏的玩具。一個麥當勞免費贈送的玩具，塑膠製亞歷山大夫人伴娘娃娃，約七、八公分高。這不是什麼好玩具，很拿不出手，但我還是把它遞給梅克迪絲。她閃電般伸出手，把它抓在手裡。其他小孩想看這娃娃，梅克迪絲像橄欖球裡的中後衛，一路用手肘把他們頂開。我退著走出院子時，可憐的梅克迪絲站著看，面無表情。家人已離她而去，但她手上握有一只麥當勞快樂兒童餐的塑膠玩具。

如果不是在那之前不久，我送出一個更不得體的禮物，我會說那是我這輩子所送過最不恰當的禮物。

院內小孩亂哄哄尖叫追著火箭氣球跑時，阿布都爾塞勃站在外圍看，帶著渴求的微笑。法希卡與左德涅什上路離開後，他往回走進院子，突然輕拍我肩，伸出兩根手指，在他身側比畫出兩顆小頭。我認爲他是希望我送氣球給他家裡的兩個小孩或是孫子。但我可憐哈蕾格雯這兒的孩子，可憐他們沒有慈愛的祖父，沒有家。因此，我只掏出一枚氣球給他，心想他的小孩可以一起玩。他向我鞠躬，誠誠懇懇緊握雙手，謝謝我。

那天稍後我才知道，阿布都爾塞勃在他村子裡經營了一間狹小簡陋的孤兒院，類似哈蕾格雯家的孤兒院。他是大約八十名年紀更大的男孩的代理祖父。

而我送給那樣的好人一枚氣球。

25

梅克迪絲・阿斯納基哭天搶地入住的隔天，我再次到哈蕾格雯家去看那可憐的小女孩。塞蘭努與我同行。澤威杜也在那裡。

「他們沒有受教育，他們一無所有。」澤威杜神情難過，談著院裡的孤兒：「他們父母當然是因爲得不到藥物治療而死；而他們的父母大部分甚至沒吃飽過。」

對澤威杜來說，他人生的無望與衣索匹亞的崩垮，是密不可分的兩件事。

「衣索匹亞人民革命民主陣線從一九九五年掌權到現在，國內還有一千兩百萬人不確定能否每天吃到一餐。」他說：「他們不得不選擇今天是吃早餐呢，還是留到晚餐再吃？政府和某些有權有錢人士是地主，人民是佃農。我們是小農。我們有六成人口是文盲。這種情形下，不可能有發展。」

澤威杜爲像他一樣的ＨＩＶ陽性人士創立了「希望曙光」(Dawn of Hope)，好讓仍有體力的患者能夠照顧虛弱者和垂死者。由於成員死亡率高，這組織從一開始就運作不順。患者只有到愛滋病已明顯得無法掩飾時，才加入這個組織。新成員的預期壽命，從幾個月到幾個星期不等。

澤威杜原本希望仿效南非的「治療行動」(Treatment Action Campaign, TAC) 的做法。那是一個由ＨＩＶ陽性人士所發起的草根組織，對於督促南非政府防治愛滋已經取得很大影響力。

他們要求政府提供治療機會，讓患者取得可負擔的藥物，駁斥對相關課題認識不清的大眾對於愛滋患者的排斥和歇斯底里反應。澤威杜從報紙上讀到，該組織在南非發動了幾起示威遊行，數百人身穿該組織的T恤，在T恤上印著HIV陽性的字樣。連曼德拉也穿上T恤表示支持。

但在衣索匹亞，事情不是如此。加入他組織的人，大部分是男性，但他們一無所有，只剩一身皮包骨和無盡苦楚，家人和大眾得知他們染病後的反應，使他們抬不起頭。

澤威杜垂眉坐著，凝視外面明晃晃的白日。

哈蕾格雯領著不情不願的梅克迪絲進房間。小女孩似乎連移動每一步都覺得害怕。她表情茫然，彷彿還未全醒；她身上仍是昨天的髒衣服和昨天的辮子，但臉已洗過。塞蘭努把這瘦弱的小孩抱到大腿上，動作極盡輕柔。梅克迪絲害羞得講不出話。她想把臉埋在他懷裡，但因爲還不夠熟，不敢這麼做。於是她僵直坐著，任由四面八方的目光射來。

三歲大的雅布西拉衝進房間找梅克迪絲，看見了梅克迪絲；她讓哈蕾格雯擁抱、親吻，隨即轉身乒乒乓乓玩起地板上散落的玩具。只要姊姊在附近，他就放心；帶領他們姊弟倆通過人生地不熟新世界的這責任，就落在五歲大的梅克迪絲身上。

「她記得她爸爸嗎？」

「妳記得爸爸嗎？」塞蘭努以阿姆哈拉語輕聲問道。

梅克迪絲神情木然，動了動嘴唇，但沒發出聲音。房間裡的所有大人，不由得把身體湊向前，想聽清楚那輕得只是氣息的細語。

「我爸爸叫阿斯納基・阿迪蘇。」僵立不動的女孩說。

「我爸爸死於帶狀疱疹。當時我在場，就在夜裡。」

「她記得她爸爸什麼事？」我問。塞蘭努幫忙翻譯。

「我絕不會忘記爸爸。」梅克迪絲輕聲說。

她眼神木然，但坐在塞蘭努大腿上，不安地擰絞雙手。她用手指甲摳另一隻手的手掌。

「妳記得媽媽嗎？」

「我媽媽叫穆露・阿傑傑。」女孩的聲音輕得幾乎聽不到。她臉上毫無表情，褐色眼睛呆滯，仍在擰絞雙手：「爸爸死後，媽媽生病，很痛苦，然後就死了。」

「妳還記得媽媽病倒前的樣子？」

她用輕得不能再輕的聲音說：「我叫媽媽的名字，這樣就會記得媽媽。」

「妳什麼時候叫媽媽名字？」塞蘭努同樣輕聲問道。

一番沉默後，平靜臉上皸裂的嘴唇再度動了動：「有人打我，我就叫媽媽名字。」

「梅克迪絲，這裡的人對妳好不好？」塞蘭努問。

停頓了好一會兒後，梅克迪絲輕聲說：「好。但這裡有個規矩我不喜歡。」

「什麼規矩？」

每個人傾身向前想聽答案。

「在昨晚之前，我從沒看過電視。」她輕聲說：「昨晚我很高興看了電視，但這裡有個規矩。」她微微抽噎了一下，繼續說：「八點一到就得關電視，上床睡覺。我覺得還沒看完。」

房間裡大人們又笑又叫，梅克迪絲跳了起來。梅克迪絲雖然遭逢那麼多慘事，但終究是個把看電視看得比上床睡覺更重要的正常小孩。我們大家都放下了心。

澤威杜也立即抬頭看，綻出笑意，然後大笑。

26

衣索匹亞的愛滋孤兒占全國人口的比例，高居全球第二位。失去母親的小孩蹣跚走出城市裡的公寓和簡陋小屋，走出鄉間的傳統圓屋（tukul），他們光著腳或穿橡膠夾腳拖鞋，穿過金黃色的大河谷；他們在城鎮的車陣裡閃躲，伸手輕敲車窗。他們一身破爛，賣力工作或行乞，以此塡飽肚子。他們很容易成爲性工作者，成爲身體受虐或遭性虐待的家僕或農工。中學年紀的小孩，突然變成一家之主，負起照顧弟妹（包括嬰兒）的責任。嬰兒一旦死於愛滋或營養不良，兄姊深深自責，爲此消沉。在美麗的衣索匹亞各地，在無數陋室茅屋裡，小孩盤腿一起坐在泥地上，無言挨餓。

專家稱他們是「小孩當家的家庭」（child-headed household）。

聯合國兒童基金會指出，這些由小孩當家的家庭，其「生存辦法」就是「吃得少」。

有天下午，一對姊弟激烈互指對方不是，衝進哈蕾格雯臥室。兩人都哭得很厲害，都有著晶亮的黑色眼睛、烏亮的皮膚和鬈髮，以及賽跑選手般的結實大腿。九歲大的弟弟說姊姊打他。哈蕾格雯坐在床上聆聽。

「他叫我做這個做那個！」十一歲的姊姊叫道：「我年紀比較大！他不能指使我！」她重

重跺腳，非常生氣。

「她是女生。」做弟弟的說：「男生是家裡的男人。我現在是這家裡的男人。男人是老大。」

「你才不是家裡的男人，你是愚蠢的小鬼頭。」做姊姊的說。

「我說什麼，妳就是要照做！」弟弟大叫。

「沒這回事！」她打斷弟弟，因受激怒而大叫：「我年紀比你大，我是姊姊。他不能命令我。」

兩人氣得不願正視對方。他們停止叫嚣，氣鼓鼓看著哈蕾格雯。

「你們全家就只剩你們兩個吧？」她問。

他們點頭。

她拿下眼鏡，捏住鼻梁一會兒，抬起頭說：「你們要互相尊重、友愛，要互相疼惜。沒錯，你是男孩，那很重要。但她是姊姊，她現在是你的媽媽。你應該聽她的話。等你長大一點，你會變強壯，會成爲她的幫手。現在她是你姊姊，也是你媽媽。」

兩個小孩驚訝盯著哈蕾格雯，聽了這裁決震驚得說不出話。他們原先以爲會有一個人要挨頓罵或打屁股。兩人轉身互望對方，無語，好一會兒，仍然僵著。突然，男孩撲倒在姊姊腳邊，抱住她的涼鞋親吻，請求原諒。

「繼續去玩吧。」哈蕾格雯說完，兩人轉身跑出去，繼續先前的遊戲。

□

兄弟姊妹間的爭吵無人來仲裁制止，並不是這些遭遺棄的小孩所面臨的最大危險。

同樣在雨季，同樣是濕答答的單調午後，有人打電話來找女孩凱達瑪威特（Kedamawit）。那一天，在哈蕾格雯家暫住的客人是兩名老太太。兩人都是白色袍服和披巾的傳統打扮，其中一人戴著繫有珠鏈的老花眼鏡。電話響時，兩人正在半明半暗的舒適氣氛裡喝著咖啡。接電話的是莎拉，也就是哈蕾格雯收容的那位HIV陽性、大學二年級肄業生。莎拉接了電話，然後走到門口叫凱達瑪威特。如果電話是哈蕾格雯接的，或許她會自行處理掉這通電話，省去無謂的麻煩。

一名骨瘦如柴的邋遢女孩衝進房間，後面跟著她一臉驚恐的妹妹梅塞蕾特（Meseret）。八歲大的凱達瑪威特，身穿破了洞的T恤和太小的牛仔褲，拿起電話後就開始發抖，尖叫，哭泣；她舉起未拿話筒的那隻手打自己的臉，淚水潸潸落下。她驚慌不已，狀甚痛苦，嘴張得很大，嚎啕大哭。她乾澀而稀疏的頭髮根根直立；皮膚上的白斑似乎隨著號哭而發紅。她把話筒摔在桌上以控制住渾身發抖的自己。妹妹梅塞蕾特也嚎啕大哭，只不過不知道她是因爲知道了來電者的意思，或只是看到姊姊難過所以也跟著難過。哈蕾格雯衝進房間，拿起話筒大叫。掛斷電話後，她把兩姊妹攬在懷裡，輕輕撫摩。凱達瑪威特厲聲尖叫，扯頭髮；梅塞蕾特驚慌失措，兩手猛抓姊姊和哈蕾格雯。

那兩名老太太轉身對看，非常不安：這兩個小孩是不是剛收到媽媽的死訊？哈蕾格雯向朋友猛搖頭。她向兩個小女孩輕聲說話，然後要她們去隔壁臥室。臥室裡靠牆處，堆著外界捐贈的舊衣：「去找件新衣服穿上。」她告訴她們。兩女孩再度大哭，以內八字的姿勢笨拙跑進房間，砰一聲關上門。莎拉跟進去，留在裡面幫忙。

她們母親並不是剛過世，卻是已死了半年。事情恐怕比那個還糟。

□

現年分別是七歲和五歲大的凱達瑪威特和梅塞蕾特，原本相依爲命，住在爸媽生前所租的煤渣磚房裡。房裡只有一間房間，與其他幾戶煤渣磚房共用一塊夯實的硬土院子。院子中央有一個公用的炊煮區，院裡還有一間公廁，公廁以馬口鐵皮圍成，鋪上樹枝當屋頂。穿長裙的老婦在院裡照料火，用濕黏土製成碗，運到梅卡托市集兜售。

兩姊妹的父母先後死於愛滋，屍體是由凱貝列派來的陌生人收走。鄰居與遠親連忙趕來弔唁；木桌上留下一盤盤食物；有人捐了一張毯子；然後所有人就各自散去。沒有人告訴兩姊妹怎麼辦或者去哪裡，只能孤零零留在家裡。隔壁的婦人每天送來食物一次，那是她們一天裡唯一的一餐。院子裡有個老太太總是笑呵呵與她們打招呼，露出黑牙和缺牙的縫，有時會用有缺口的杯子遞咖啡給她們。學校沒有要她們退學，所以她們每天早上手牽手一起上學。

放學後，她們回到空蕩蕩的家，吃鄰居留下的冷食，脫下制服裙和針織上衣披在兩張木椅上，換上尺寸過大的T恤當睡衣，上床。她們相互擁抱，以此捱過清冷的山中夜晚和可怕的聲響。她們哭著要找爸媽，但這樣只會讓淚水濺到對方身上，而叫喊「爸！媽！」只會讓她們覺得更難過。於是，在妹妹梅塞蕾特面前，凱達瑪威特努力扮演媽媽；她零零落落唱起記憶中媽媽唱過的歌，像媽媽那樣輕撫妹妹的頭。這讓兩姊妹覺得安心一些。兩人害怕會有陌生人或土狼野狗闖入，於是凱達瑪威特下床，用椅子頂住門，然後飛奔回床。她們想辦法同時睡著，以免較晚入睡的那個人覺得孤單。

她們有個叔叔。

凱貝列請他照料這對姊妹，問他：「你願不願意收容她們？」

「不行，這幾位先生，說實話我沒辦法。」他說：「我有老婆和幾個小孩要養。」

愛滋，他暗示。

「反正你一定得管教她們，給她們錢。」

有天晚上，這人來到這已故的同父異母哥哥家，敲門。他忽地鑽進屋裡，呵呵笑說：「沒事，沒事。」他張開雙臂，兩個小女孩立即跳下床，跑上前抱住他。他坐下，把她們放在大腿上輕搖，搔她們胳肢窩癢，把自己粗糙的臉頰湊上她們臉龐摩擦；她們覺得害羞（因爲與他不熟），但還是咯咯笑，努力顯得開心。

「認識我嗎？」他問。

「你是叔叔。」她們說。

「說對了！妳們需要什麼嗎？」

她們聳聳肩，打量他的臉，想從中找到一點爸爸的樣子。兩人互望，興奮微笑。

「沒事，沒事。」幾分鐘後他又說。他站起身，讓她們從他大腿輕輕滑下，看著她們回到床上。從口袋裡抽出幾張紙鈔，放在木桌上。隔天早上，凱達瑪威特飛奔到隔壁鄰居，把錢給她。那女人把錢放進圍裙口袋。那天下午，除了平日用布蓋著的一盤食物之外，木桌上還多了兩顆發亮的蘋果。整個房間因爲又圓又紅的蘋果像電燈一樣，把屋子點亮了。感覺像在過節。兩姊妹從來不知蘋果的滋味，決定先吃一顆，另一顆留著。她們輪流咬皮，然後開口咬下甜美多汁的果肉，把它吃得精光，只剩下梗子。然後兩人打算把另一顆也吃掉。

隔天下午，她們發現兩根香蕉。

再隔天下午，錫盤上擺著一大串葡萄。

叔叔又來看她們。

他來時已過晚上十二點。院子裡其他人家都在睡夢中。他沒有敲門，直接走到侄女床邊。他搖凱達瑪威特的肩膀，命令道：「起床。」她睡眼惺忪起來。他坐在椅上，攬住她腰一把拉過來：「脫掉衣服。」

「爲什麼？」

「妳聽到我說的，我說脫掉衣服。來，我來幫妳脫掉上衣。」

她半睡半醒，以為叔叔買了新衣服要送她，急急要她換上。她舉起雙手，讓他脫掉她的大T恤。看到他褪下內褲，她大驚失色。

早上時，她看到桌上又有他丟下的錢。

兩個晚上後，他又來。他很用力推，才把頂住門的椅子推開。他乒乒乓乓弄了好一陣子，進來時臉色鐵青。這一次他發現凱達瑪威特醒著，在發抖。他把椅子拖到她床邊：「起床。」她嗚咽，沒有照辦。他喊：「我說起床，否則我就叫妹妹起來。妳希望這樣嗎？反正對我沒差。」她乖乖起床。

事後離開時，他只丟了一塊錢比爾（約合九分錢美元）在桌上，並說：「下次我來的時候，不希望還有椅子礙事。椅子該擺哪裡，就擺哪裡。就是這裡。」他用力把椅子推進桌下，差點弄倒椅子：「這地方像豬窩。」出門時他發牢騷：「把它清乾淨。」

他每個星期來一兩次，如此過了許多個月。有一次他在星期天早上來，還帶了他自己的兒子來，也就是她們的堂兄弟。他大剌剌對所有鄰居打招呼，握手，接受他們的弔唁。他端著一盤用布蓋著的食物，食物是他妻子準備的。他把盤子舉得老高，好讓大家看到他帶來好多吃的給兩姊妹。

「叔叔為什麼深夜來？」梅塞蕾特問。從妹妹發問的神情，凱達瑪威特知道妹妹夜裡醒著，看到發生的事。

「跟她講。」梅塞蕾特說，去跟隔壁的姨婆講。好主意。

隔壁姨婆在晾衣服時，凱達瑪威特扯她的裙子說：「我叔叔脫我褲子。」

「什麼！」

「她怎麼說？」凱達瑪威特跑回家，梅塞蕾特問。

「她打電話報了警，告訴我們該怎麼做。」凱達瑪威特說：「今天晚上我要穿上所有衣服上床。叔叔如果來，我要尖叫讓鄰居姨婆聽到，然後她會來，帶她所有朋友來。」

多穿衣服的用意，在於讓她叔叔得花更多時間脫她衣服，拖延他的行動，進而讓她有時間尖叫，鄰居有時間趕過來。

她先穿上梅塞蕾特的校服，再穿上自己的校服，再套上媽媽的褐色長連身裙和棉披巾。胖嘟嘟的凱達瑪威特在房裡搖晃走動，兩姊妹都笑了。梅塞蕾特在床上緊抱著她，雙眼緊閉，聞著媽媽連身裙的味道，墮入回憶之中。

她們叔叔那晚沒來，連著幾晚沒來。鄰居姨婆每晚往屋裡探頭說：「需要我就叫，知道嗎？大家都準備好了。」

凱達瑪威特開始以爲惡夢已經結束，認爲這身衣服不知怎麼回事就趕跑了叔叔。然後，他來了。她睡得很熟，他戳她的肩，她猛然驚醒。

「起來。」他說：「嘿，妳在幹什麼？」

「我怕冷。」她說。

「脫掉衣服。」

她的喉嚨不知怎麼閉得好緊，害怕得叫不出來。

「快點。」他說。

她起床時試圖輕推梅塞蕾特，想把她吵醒，由她來大叫，但梅塞蕾特沒醒。

凱達瑪威特雙手發抖，笨拙地解著紐扣，感覺到叔叔飢渴的眼神盯著看。叔叔把她按倒在泥土地板上，開始解自己衣服。她往後倒時，猛吸一口氣，閉上雙眼，尖聲呼救。她扯開嗓門、使盡力氣尖叫，不知道他已進入她身體。梅塞蕾特立即從床上坐起，也尖聲大叫。

左鄰右舍幾名婦人光腳衝過院子，破門而入，舉起提燈，發現女孩躺在地上，那個大男人叉開雙腿，趴在她身上。

「你在幹什麼？」她們大吼。

「做這種事還不如去死！」其中一個咆哮道。

「你最好想想，『如果媽媽見到我現在這樣子會怎樣。』」另一個厲聲叫道。

「我只是來查看這兩個小孩睡得好不好。」這男人結結巴巴，並用手護著頭，抵擋她們紛紛落下的拳頭。他拉上褲子跑出門，眾女急忙抽出手機報警。梅塞蕾特開始哭。凱達瑪威特沒有哭，只是驚訝望著。

那一晚，隔壁的姨婆把她們帶到自己家裡，隔天早上送她們到警察局。警察打電話給哈蕾格雯：「妳可不可以收容這兩個小孩？」哈蕾格雯答應了。

那個男人逃到鄉下，躲藏了很長時間。他知道兩個小女孩從父母那裡繼承了村裡的土地，他覬覦那塊土地，但他需要兩姊妹簽名才能把土地弄到手。

「他回阿迪斯阿貝巴了，一心想要掌控那兩個小孩。」哈蕾格雯告訴朋友：「他需要她們的簽名，才能賣掉她們的地。上個星期他到我這裡來。

「他第一次來的時候，我們不知道他是誰，但我們一轉身，發現小孩已經躲起來了。我們這才知道他就是那個叔叔。」

他又來，哈蕾格雯不讓他進屋。

「你來幹嘛？」她隔著門大叫。

「來看小孩。」

「小孩不是你帶來這裡的，是警察帶來的。」

「她們是我的人。凱貝列要我帶她們回我家。」

「警察在找你，我現在就去報警。」

那男人逃之夭夭，又躲到鄉下。

那天下午讓兩姊妹嚇壞的那通電話，是她們隔壁那個姨婆打來的。

姨婆看見那個男人在她們家附近探頭探腦，於是打電話給凱達瑪威特要她小心，那個叔叔已經回到鎮上。

兩姊妹從哈蕾格雯臥室出來，換上乾淨衣服，臉上淚痕已乾。兩姊妹斷斷續續抽噎著，手牽手回到外面玩。

「妳打算怎麼辦？」屋內那兩位老太太以粗啞聲音問道。

「噢，已經搞定了。」哈蕾格雯說：「我把他的行蹤告訴了警方。他們最好去把他抓起來。那個叔叔眞壞，我不會再讓他靠近這兩個小孩。我會替她們找個新家，讓他再也找不到她們。我會替她們找到新的爸媽，確保能讓小姐妹拿到自己的錢。那個叔叔我才不怕。」

□

我在想，在我的故鄉，在我們那些漂亮的住宅區裡，如果小孩的成年監護人或保護人一個接一個消失的話，情形會是如何。

如果，在我們那兒，瘟疫開始奪走一個一個的母親、父親、小學校長，奪走路口導護爸爸或媽媽、小兒科醫生和運動教練、老師和神職人員、樂隊指揮和家長會會長，那些北美的歐洲的大洋洲的小孩，會比亞洲非洲那些無力保護自己的同年齡小孩更安全一些嗎？我們的小孩，如果必須自己照顧自己了，他們還會做家庭作業，還會有溫馨的睡前時光嗎？他們還能打高中球賽、玩樂器，紀念各種宗教節日，開車出門安然返家嗎？他們，能拿優等獎畢業，上大學，然後就業，然後選擇合意的配偶，並且稱職地撫養自己小孩嗎？

有人曾告訴我，美國有一個以非洲愛滋病爲主題的公益廣告。我沒看過那廣告，但我在想像那則廣告的情節：一個頭髮染成黃色的白人美國小孩，身穿牛仔褲T恤，腳穿運動鞋，騎腳踏車在人行道上，轉進自家的車道。他把腳踏車往草地上一丟，走上階梯，來到家門前。那是間乾淨舒適的房子，牆上掛著畫，沙發上有色彩艷麗的抱枕，銅傘架裡插著幾把傘，但屋裡悄無聲息。他叫：「媽，在家嗎？爸？嘿，有人在家嗎？」他走遍所有房間；廚房流理台閃閃發亮，餐桌上擺了一瓶花，鋼琴上擺著打開的樂譜。但，沒有人在家。廣告最後，男孩走上樓梯，仍在喊著：「我回家了！嘿，人都到哪裡去了？」

然後浮出聲音低沉的旁白：「這種事，已經發生在非洲一千兩百萬孩童身上。如果，它發生在你所住的地方，你會怎麼辦？」

我不知道是否眞有這麼一個喚醒愛滋危機意識的廣告；還是說，這只是我的想像罷了。

27

哈蕾格雯很有自信，自認能保護這對姊妹花不遭受到壞叔叔的蹂躪。她自信能保護並撫養她收容的所有小孩，那些以步行、牛車、計程車或廂型車送來的所有小孩；至少，在收容的小孩總數於二〇〇三年超過三十名之前，在她應付得來的時候，她很有自信。

（在四周環繞著十六世紀古城牆的哈拉爾市，面對愛滋孤兒危機的社工找到了一項解決辦法：聚集一群小孩，借輛廂型車，開一整天的車來到阿迪斯阿貝巴，把孩子全部丟給哈蕾格雯。有時候，哈蕾格雯接到他們通知之後的幾個鐘頭，小孩就送到了她家門口。）

哈蕾格雯是沒有受過訓練的義工。她收養這些孤兒，政府未提供任何協助，不管是地方層級還是中央層級的政府都沒有。

孩童遭到性虐待後會造成哪些長遠的心靈創傷，她一無所知。她讓凱達瑪威特從堆積如山的舊衣中挑選一件漂亮衣服，然後向她保證絕不會讓她叔叔靠近。她的處置就只如此。

沒有人派社工或心理學家來到她這兒，也沒有人提供相關課程給她進修，讓她了解關於收養照護、心理諮商、孩童發展或保健的基本原則。失去親人的傷痛，她了解得再透徹不過（如何平復這種傷痛，她經驗老到），但面對因父母或手足死亡而受驚嚇的小孩，該如何協助其心理正常成長，沒有人教導她現代的處理原則。關於孩童心靈創傷，她一無所知。

沒有人提供她商業管理的訓練。沒有人測量過她房子、院子的面積。沒有人在送小孩來之前，考量過她家的容納量、床位數與經費。

沒有人提供她指導員、行政管理人、顧問。

她所知道的懲罰方式，也是她國家唯一一種懲罰方式，就是打——用手摑打，或是用從樹上扯下的細軟枝條抽打。

三餐飲食該如何安排，沒有人給她建議。有人告訴她ＨＩＶ陽性孩童需要吃青菜，於是她貯存了罐裝嫩豌豆，哪幾個孩童看起來病情最嚴重，就在他們飯碗上撒一些豌豆。

沒有人指導過哈蕾格雯該如何選擇職員。她所招募的職工，一天工資只相當於美元幾分錢。前來她這兒應徵工作的人，沒有人按他們指紋，或者調查有無犯罪前科。她從未想過，來到她家遠離外在傷害的小孩，仍有可能受到她內部人員的傷害。

衣國政府只給了哈蕾格雯一樣東西：收養照護執照。政府免費發給她這執照。

從專業角度來看，哈蕾格雯一路走來至今，始終就是個好心腸的鄰家大嬸。

□

對於人生要走的路，她愈來愈堅定而明確，於是她請老守衛把收容所的名稱用白漆漆在馬口鐵皮上。老守衛不識字，這工作由院裡一名大男孩替他完成。哈蕾格雯要守衛用鐵絲把這招牌掛在馬口鐵皮圍牆外。

警衛提醒她：「這樣一來，別人會更容易找上門來。」

她厲聲說：「如果小孩子沒被我收容，最後會流落何方？」

班拉克（Bamlak），男孩，四歲，父母先後去世。來自哈拉爾。

米蕾特（Miret），女孩，二十個月，父母先後去世。來自哈拉爾。

埃德拉威特（Edlawit），三歲女孩，父母先後去世。哈拉爾。

羅托（Roto），一歲，母親去世，無人願收容。哈拉爾。

有些旁觀者開始和那位警衛一樣納悶，不知這位老友是不是走火入魔了。他們的納悶之中，還帶著憂心。

□

夜裡，哈蕾格雯開始祈求上帝賜予食物。

有時她的祈求果眞得到實現。有名農民在開著老舊卡車回鎮上的途中繞道過來，卸下一袋馬鈴薯、穀物或蛋。梅卡托市集裡，一名知情的小販，以賤價把碰傷的水果或還不太爛的蔬菜賣給她。一名當地流行歌手請人轉告哈蕾格雯，可以在當地找幾名年輕婦女當看護；看護的薪水（每月十八美元）由她來支付。蘇西固定撥出一部分薪水給媽媽。哈蕾格雯的老友們從家用裡抽出一些錢塞給她。每收到一份贈予，哈蕾格雯都閉上眼睛，雙手掌心向上說：「感謝上帝。」不實用的東西，包括她幾乎全部的衣服，悉數變賣。小裝飾物、書籍、手鐲、唱片，一個不留。變賣所得，她拿去買豆子。當她在院子裡踩洗著鍍鋅鐵皮盆裡的衣服，小襯衫、內褲、襪子深及腳踝，想起自己和沃庫曾經有一部洗衣機，這時她不知該笑還是該哭。

她東摳西省，仍然不敷所需。她和小孩子靠著羽衣甘藍葉、濱豆和味淡如水的茶過活。夜裡，孩子喊肚子痛，她哄他們睡覺，有時語氣嚴厲或者說出氣話，但她事後會後悔。

哈蕾格雯開始在夜裡緊捏拳頭，怒氣沖沖責罵自己：絕不再收小孩了。她敲打自己大腿，以示決心。不能再收小孩了。再這樣來者不拒，我們會餓死。難道她的人生合該如此？她向上帝祈禱，但願自己沒有錯擔了使命。她希望小孩能分配、安置到其他地方；但她得到的回應一如MMM負責人當初懇求她收下小孩時所說的話：「哈蕾格雯太太，沒有其他地方可安置。」哎，當初是有一些收容所，但都像她如今的收容所一樣，人滿為患。

哈蕾格雯和沃庫兩夫妻，曾經擁有兩部車、一棟備有室內浴室、瓦斯爐、電話和電視的上等房子。如今她開始擔心自己是不是衝得太遠太快，自陷困境，收養了太多小孩。別人稱讚她：「哇，妳人眞好，眞是具有基督精神。」但她擔心人家是在她面前說謊，背地裡其實認為：「這個太太眞蠢，最後會自食惡果。」

每一張床，每一間房間，都睡了過多的孩子。

每一天都有新抵達的小孩懷著期盼心情等在她門外。老人家帶著幼兒，或坐牛車或徒步，從鄉下來到首都這一處不排斥愛滋孤兒的地方。她每天張開雙臂迎接新來的小孩，讓每個小孩都感覺受到憐愛和接納，彷彿每個小孩的到來才讓這一大家子眞正和樂圓滿。她彎下腰，努力逗小孩笑或者停止哭泣。每天晚上躺上床，擠在橫七豎八的幼童中間，她驚愕得睡不著。

外面有人嗎？

有人知道我們國家怎麼了嗎？

□

有天深夜，傳來憤怒的敲門聲。那不像是即將割捨小孩的哀痛大人那種遲疑的敲門聲。

「來了。」哈蕾格雯粗啞應門。她穿著睡衣站在院牆內。

「我是阿赫梅德（Ahmed）。我女兒在妳家裡！」一個男人大叫。

「你女兒是誰？」

「梅絲克蓮・阿赫梅德。」

「爲什麼這麼深夜來？」

「她必須回我家。」

「她不是你帶來這裡的，是MMM帶來給我。你去跟MMM拿證明函。」

對方沒回應。人走了。

隔天下午他再度登門，手上揮著證明函。她開了門，口氣並不客氣：「這一次你至少是白天來的。」她喊：「梅絲克蓮！有人找你！」

但這個濃眉女孩梅絲克蓮，也就是MMM最早送來的幼童之一，並沒有飛奔上前抱住爸爸。她躊躇著，站在內屋的門邊看著。

「來，梅絲克蓮。」他喊：「你該回家了。」

「不要！」這個平日優雅的女孩大叫。大家很吃驚。梅絲克蓮從不大聲叫嚷。她個性溫和，課業成績很好。她緊握著最好的朋友塞拉瑪威特的手。

「來，梅絲克蓮。」他又喊：「乖啊。」

「不！」她又大叫：「你爲什麼現在才來找我？媽媽死之前，你爲什麼不去看她？你知道這段時間我過的是什麼生活？」

哈蕾格雯張口結舌。梅絲克蓮八歲了，想不到她也會發這麼大脾氣。

「你老婆生小孩了嗎？」梅絲克蓮在門口揶揄道：「你家裡需要幫手對吧？需要我去幫忙取水是不是？在這之前你爲什麼不來找我？」

「他沒料到會這樣。」哈蕾格雯大爲驚訝：「連我也沒料到。」

「我要強行帶走她。」阿赫梅德告訴哈蕾格雯。

「不行，不准你強行帶走她。」哈蕾格雯說：「如果她想走，她會跟你走。」

「梅絲克蓮！」他再度喊。

「我想你最好離開，阿赫梅德。」哈蕾格雯說。

「我會去找警察。」他說。

「那就去。」

隔天警察打電話來，要哈蕾格雯把梅絲克蓮帶到警局，跟她爸爸見面。她們倆臂緊挽著臂走進警局。受理阿赫梅德訴願，處理這場監護權爭議的警察問梅絲克蓮：「這女人是誰？」

梅絲克蓮緊握哈蕾格雯的手，說：「她是我媽媽。」

警察回頭看了一下他的文件：「上面寫著妳媽媽已去世。」

「沒錯，她是死了，但我有了新的媽媽。她把我當自己的小孩。假如要我離開她，我不如現在就去死。」

「是MMM把她交給我的。」哈蕾格雯說：「那是她母親的長子，梅絲克蓮的同母異父哥哥要他們把她交給我。」

「你怎麼說？」警察問阿赫梅德。

「她是我的。」他說。

「如果這小孩不想跟你住，你不可以強迫她。」警察說：「如果她想跟你住，她可以跟你走。否則，她就要待在她同母異父哥哥替她安置的地方。你對這位養母有什麼地方不滿嗎？沒有？那麼你不准騷擾你女兒。」他強迫阿赫梅德簽署文件，把監護權轉讓給哈蕾格雯。

梅絲克蓮生日那天，阿赫梅德的年輕妻子出現在哈蕾格雯家，並帶著剛烘焙出爐的麵包送給梅絲克蓮。

「幹嘛做這東西？」梅絲克蓮厲聲說道：「妳沒看到我媽媽已經替我辦了慶生會？」

「想不到她會說那樣的話！」哈蕾格雯心想。

她繼母放下麵包。大家看得出來，她懷孕了。

「啊哈！」梅絲克蓮指著繼母肚子大叫：「難怪你們要我回去。」

於是，梅絲克蓮雖然留了下來，卻時時擔心會被硬拖出哈蕾格雯家。哈蕾格雯也擔心，但她擔心的是別的事。梅絲克蓮聰明機靈，討人喜歡。她在這裡能有什麼未來？衣國女性的生活落後，處境堪憐。許多家庭把女兒的陰蒂切除；女孩無緣上學，年紀小小就許配給人。不識字、貧窮、不斷生育、早么，使得她們人生悲苦。哈蕾格雯很可憐阿赫梅德的年輕妻子，她也只是個女孩，得一手包辦養兒持家的大小事務，賺錢養家的重擔也多半要落在她肩上；但她看來找不到幫手，連一個八歲小孩這樣的小小幫手都不可得。

哈蕾格雯也自責沒有教好梅絲克蓮。她一直把這小孩當成她的第三個女兒：「如果收了她之後沒有再收其他小孩，如果只收梅絲克蓮和塞拉瑪威特，我就能像養蘇西和阿特特蓋布那般撫養她們。」她想：「結果，看看我對她們所做的。」這些女孩雖然快樂，卻一身襤褸，也沒有受教育。

「我把她們從街頭救回來，是爲了什麼？」哈蕾格雯忿忿想著：「不行，不行，不行，不行。絕不再收小孩了。」

□

「對不起，不行，別爲難我。」眼前事一對鄉下來的老夫婦，帶著一個小女孩站在泥土路上。哈蕾格雯苦苦哀求。她很想信守自己半夜的決定，當面關上門。

「我不能再收了。眞的不行。」哈蕾格雯竭力不去瞧那個小孩。

「她不是我們的。」他們用鄉下人的語法說話。

「她是誰？」

「她們一家住在我們農場的茅屋（kojo）裡。」老太太說：「她爸爸去年去世，我猜的。我其實不清楚。她媽媽上星期去世。那以後，我們一直幫助她，但她不能自己過活，而我們又沒地方給她住。我們自己的幾個女兒死於那個病，我們有孫子要養。可是，這一個——」她指著女孩說：「一直跑到我們家門口來。一送她回去，她又跑回來。」

哈蕾格雯耐心聆聽，但心意未改。她順手伸進圍裙口袋，抽出一個麵包捲，遞給那個一身泥土的小女孩。小女孩抓下麵包捲，立即在路上蹲下，開始咬。她四歲左右。她的名字，老夫婦猜想是魯希瑪（Ruhima）。

「她沒有祖父母？」

「可能有，但我們不認識。」

「魯希瑪，妳有祖母嗎？」哈蕾格雯問。

「有。」她嘴裡塞滿食物。

「祖母叫什麼名字？」

女孩抬頭看了一會兒，想了想，然後說：「阿雅提耶（即「祖母」之意）。」

三個大人面面相覷，不禁微笑。

哈蕾格雯說：「哎，我眞的沒地方可容納她。沒地方給她睡。」

兩老不好意思得低下頭，不敢看哈蕾格雯。老先生咬著自己臉頰內部。兩人都很瘦，一身邋遢。

「你們曾經找過她祖父母嗎？」哈蕾格雯問。

「我們問遍所有人。」老太太說：「沒人認識這小孩。」

才不是這樣，事實上是因爲她父母死於那病，才沒人願意認領這小孩，哈蕾格雯心想。

「好吧，我們會帶她去凱貝列。」老先生說：「他們比我們有辦法。」

「噢，天哪。」哈蕾格雯說：「凱貝列會把她送來這裡。」

「沒錯。」老先生說：「我們也這麼想。」

哈蕾格雯收下了魯希瑪。

□

「我們可以跟妳一起住嗎？」哈蕾格雯打開院門，聽到門外傳來一群稚嫩嗓音的合唱。她不再突然開門，以免被附近成群的孩童衝上前撞倒。她只開一道縫，手緊抓著門。這群孩子並不全是想來投靠的（有些小孩的父母必定還健在），但有些小孩確實苦苦哀求。

「不行，沒地方了。很抱歉。」

「拜託，姨婆。拜託！拜託！」

「請給我們東西吃！」有人會這麼說，然後一夥人跟著起鬨。

「我們很餓，姨婆！」

如果她罵：「回家去找你們爸媽要飯吃！」話說完總會後悔，因爲小孩會吼著回敬：「他們死了，姨婆！我爸爸媽媽都死了，夫人！」

她每天早上把幾十個學齡孩子送出門外。他們上公立學校，制服和學費全靠她的老友與蘇西支應。下午放學後，外面的小孩隱身在他們之中，想混進來。這時她就站在院門口把關，擋住想混進來的小孩，然後叫自己小孩從她手臂下鑽進去。

有時，麵包店會送來幾袋隔夜的麵包捲，她分出一部分給附近小孩吃。她很樂於去看他們，只怕他們一擁而上。有一天，她跟他們道別時差點滑倒。「媽，哎喲，媽！媽！」整群小孩亂哄哄大叫，抓住她身體和衣服的每一處，吻她的手，輕撫她手臂，趴到地上吻她的鞋。「我很乖，媽！」一個大男孩這樣說。她看見巷子裡有個小男孩閉著雙眼，舉起雙手，想著她就要來帶他過去。

「不行，不行。」她一邊說不，一邊往後退，把他們撥開，用衣袖揩掉憤怒的淚水。

「夫人！」有個小女孩叫。那不是我有一天在這巷子裡遇見的小女孩？那個穿著有褶邊粉紅色禮拜服的女孩。她那身漂亮連身裙這時已沾了泥污，也扯破了；同樣穿著這件衣服的她，不再感到驕傲。她往哈蕾格雯一側飛奔過來，想與她吻別。哈蕾格雯略微猶豫了一瞬，俯下身讓她吻。小女孩的臉使勁在哈蕾格雯臉頰上磨蹭，久久不肯鬆開，雙眼閉著，非常陶醉，然後堅持要吻另一邊的臉頰。她再次在哈蕾格雯疲倦的頰上吻得很熱情，也很久。她沒有要求哈蕾格雯收容她，似乎理解自己不可能成爲哈蕾格雯的小孩，她只求有個機會能親吻這位母親。

28

明帖西諾特，那個來自人行道的鬈髮小王子，惹了麻煩。他在貯藏食物。與他同床的小孩抱怨房間臭，而且床鋪高低不平，又會引來螞蟻。吃晚餐時，哈蕾格雯注意他——果然，他吃了幾口，就把剩下的飯菜都倒在衣兜裡。稍後，她看著他偷偷把食物帶進擠滿了鐵床的外屋去。檢查他的床，發現了幾塊已發霉而且硬得像卡紙板的麵餅碎片，幾顆像小石子般的上個月的燉肉碎塊，一根不知擺了多久的雞腿，幾個瓶蓋和一團黏成糊的義大利麵。這些東西藏成一堆，霉點一圈又一圈往外擴散。

「明帖西諾特！你來！」

「什麼事？」他跑進來。

「明帖，不能這樣。」她指著這堆腐敗的東西說。

「那要留給我爸！」他大叫。

「但這些不乾淨了，不能把它們留在這裡。你爸不會要這些東西。」

她把床單拉下來。

「他要，他要！」他尖叫著，同時把床單往回拉，試圖保住他藏著的腐敗食物和找到的物件。

「明帖，別這樣。」

「給我爸，給我爸，給我爸！」他尖叫著，由於絕望而激動得漲紅了臉，雙眼緊閉，兩隻手猛捶她。

她繞著他收拾爛攤子。床墊和床單都弄髒了，她把床單拿到門外，回來時見他躺在地板上，頭往左右猛甩，雙腳往地面猛跺，尖叫著：「爸！」

「明帖西諾特！明帖西諾特。聽我說。」她坐在床墊上：「明帖西諾特，你想不想去看爸爸？」

「想！」他抽著鼻子：「想！想！今天去！」

「我來打電話給認識他的那個好心女人，看看什麼時候可以去看爸爸。」

他站起身，走過來，雙手放在她膝蓋上：「今天去！」

「今天太晚！現在該睡覺了。」

「今天過後的那天？」

「也許可以。」

「塞蘭努會載我去？」

「我會請塞蘭努來，好嗎？」

「好。」

隔天，哈蕾格雯打電話給蓋里姐，也就是與埃斯肯德住在同一區的那個女人。

「我正想打電話給妳，哈蕾格雯。」蓋里姐說：「埃斯肯德上星期去世了。」

□

二〇〇四年，明帖西諾特的母親埃梅巴帖去世，而他父親埃斯肯德出現病癥時，撒哈拉以南的非洲地區有兩千六百萬的ＨＩＶ／愛滋病患，患者裡面有男有女有小孩。其中可能只有四％的病患有幸得到能保命的抗逆轉錄酶病毒藥物（ＡＲＶ）。這種藥能把ＨＩＶ／愛滋病由不治之症降爲慢性病，並使受感染者的觸染性降低。

二〇〇四年，衣索匹亞有二十五萬ＨＩＶ陽性病人病情惡化到危急階段，亟需抗逆轉錄酶病毒藥來遏止病情加劇。四％的人（一萬人），能得到這種在富國挽救了許多人性命的藥物。

□

這些藥到底在哪裡？

第一種抗逆轉錄酶病毒藥，一九八七年在美國批准上市，這是通稱爲ＡＺＴ的齊多夫定(zidovudine)。

一九六四年，位於底特律的偉恩州立大學（Wayne State University）化學教授霍維茨（Jerome P. Horwitz），就和密西根癌症基金會合作，合成出ＡＺＴ分子。他們認爲它可能充作治癌藥，但實際應用發現不具治癌效果。一九八〇年代，杜克大學研究人員在試管和早期臨床試驗中發現，ＡＺＴ具有抑制ＨＩＶ的潛力。

在這個分子經證實能抑制ＨＩＶ之前，有家藥廠，巴勒斯維康（Burroughs Wellcome）——也就是日後的葛蘭素維康（Glaxo Wellcome）——購得這分子的所有權。（藥廠分成兩種，一種是研究型藥廠，亦稱「創新型」藥廠，進行原創研究，開發新藥，取得新藥的專利權。另一是非專利藥廠，生產與販售的是自行仿製的非專利藥。）巴洛斯維康這家私人藥廠，以ＡＺＴ唯一發明人的身分申請專利保護，得到美國專利局批准。ＡＺＴ經證實能抑制ＨＩＶ成長，巴勒斯維康公司等於中了大樂透。

世上第一個、也是當時唯一的抗逆轉錄酶病毒藥，其獨家銷售權落入巴勒斯維康公司之手（就在那一年，四千名以上的美國人死於愛滋）。隨後，巴勒斯維康以專利商標名稱「立妥威」（Retrovir）把ＡＺＴ上市販售：一位病人一年的用藥費，索價一萬美元。

高得離譜的ＡＺＴ藥價（以二〇〇五年的幣值換算，相當於一年一萬六千美元），引來大眾抗議，但巴勒斯維康不爲所動。於是，一九九一年，幾個消費者保護團體和非專利藥製造廠聯合提出訴訟，希望迫使這家私人製藥廠釋出專利權，讓其他藥廠共享。只要這家私人製藥廠不再擁有該藥的專賣權，其他藥廠就可以用低廉許多的成本，生產與配銷非專利的仿製藥。在加拿大和其他幾個不受巴勒斯維康專利權約束的國家，非專利的ＡＺＴ照常販售（有些政府認爲，讓基本藥物擁有專利保護是不合理做法）。但在愛滋流行病開始肆虐的頭二十年，歷經雷根、布希和柯林頓三任總統的美國政府，都與私人製藥廠站在同一陣線。

這群起訴人主張，巴勒斯維康不是ＡＺＴ的唯一發明者；美國國立衛生研究院（National Institutions of Health）轄下的美國國立癌症研究院，彼時已發展出ＨＩＶ藥物檢驗的基本技術，也已設置了當時唯一一座有意願、也有能力檢測抗ＨＩＶ物質的實驗室，此外也已經詳細記錄了ＡＺＴ的功效。事實上，美國國立癌症研究院的傑出研究人員，迦洛，正是最早發現ＨＩＶ的研究者之一。

國立衛生研究院支持這群起訴人的主張，認爲ＡＺＴ是依靠官方出資的研究所研發出來；然而，美國司法部提出辯護狀，站在葛蘭素維康藥廠這邊。聯邦地區法院和聯邦上訴法院，最後裁決葛蘭素維康擁有獨家專利權。這案件在聯邦司法體系裡面旅行了五年。一九九六年，聯邦最高法院駁回上訴。葛蘭素對ＡＺＴ的獨家所有權，獲得保障到二〇〇五年，於是使它可以在那年限之前繼續賺取暴利。

「證實（ＡＺＴ）具有抗逆轉錄酶病毒之功效的研究，大部分出自國立衛生研究院之手。」英國醫學期刊《刺胳針》（*Lancet*）在二〇〇〇年報導：「但葛蘭素維康藥廠……一九八七年把此藥上市販售，藥價定得極高。十三年後，這藥物仍非多數愛滋病患者所能負擔。他們還得等五年，這個藥的專利才會到期。」

一九九一年，第二種治ＨＩＶ的藥，去羥肌甘（didanosine/ddI），於美國批准上市。此藥由必治妥施貴寶公司（Bristol-Myers Squibb Company）推出，商標名爲Videx（惠妥滋）。

一九九二年，羅氏大藥廠（Roche）的札西他賓（zalcitabine/ddC），獲美國聯邦食品及藥物管理局核准上市，商標名Hivid（癒濾）。

一九九四年，必治妥施貴寶公司的「司它夫定」（stavudine/d4T）核准上市，商標名Zerit（滋利特）。

Roxane Laboratories公司推出奈維拉平（nevirapine），商標名Viramune（衛茲）；亞培製藥（Abbot Laboratories）推出利托那偉（ritonavir），商標名Norvir（諾億亞）；羅氏推出沙奎那偉（saquinavir），商標名Invirase（服妥美）；默克公司（Merck）推出茚地那偉（indinavir），商標名Crixivan（克濾滿）。葛蘭素維康推出拉米夫定（3TC），商標名Epivir（速汰滋）。

各家藥廠使出渾身解數，一連推出這幾項展現卓越才智與創新能力的產品。這些不同等級的藥（包括蛋白酶抑制劑和非核苷逆轉錄酶抑制劑），在病毒接管宿主細胞的運作機制而開始複製時，可在不同階段打斷病毒的運作。目前尚未發現可治癒ＨＩＶ／愛滋的藥，但上述藥物能抑制ＨＩＶ的成長，這便使愛滋病患的未來陡然光亮許多——他們至少可以保住性命，靜待愛滋特效藥的研發問世。

一九九五年，美國食品及藥物管理局核准了幾種新藥（蛋白酶抑制劑）。把一份蛋白酶抑制劑與兩份逆轉錄酶抑制劑搭配使用，經證實可以更有效抑制ＨＩＶ。這種混合療法，又稱「高效抗逆轉錄酶病毒療法」（HAART），或叫「三藥雞尾酒療法」、「三藥療法」；此療法一九九六年在溫哥華舉行的第十一屆國際愛滋病大會上推出，使愛滋病的治療有了突破性的變革。三種藥（分屬三家藥廠）混合使用，可把患者體內的病毒量降低到測不出的程度。從此，愛滋病由幾乎必死無疑的病，降爲慢性但可駕馭的病。

三藥療法問世後不到兩年，美國的愛滋死亡率下降了四七%。一九九八年，一萬六千名原先很可能在前一年就死去的美國人，因爲這一新療法而仍健在。到了二〇〇〇年，在歐洲、美國，與愛滋有關的死亡人數下降超過七成。

「它使許多日漸虛弱、瀕臨死亡的人，回復爲較健康，較有生產力的狀態。」聯邦食品及藥物管理局的HIV／愛滋病小組統籌人，克萊恩（Richard Klein），一九九九年夏天如此說。高效抗逆轉錄酶病毒療法，讓末期愛滋病患從瀕臨死亡回復爲生龍活虎，收效之快，成效之顯著，令人贊嘆。有人根據《聖經・新約》裡一個起死回生的人物，拉撒路（Lazarus）之名，將此稱作「拉撒路效應」。

可是，說到藥價，幾乎所有抗逆轉錄酶病毒藥都和AZT一樣昂貴。《刺胳針》報導：

> （這些藥）往往由官方實驗室發現，在由官方資助的臨床試驗裡短期間內發展出來，然後高價販售。抗逆轉錄酶病毒藥的研發，包括去羥肌甘、阿巴卡偉（abacavir）、司它夫定、札西他賓的研發和蛋白酶抑制劑的發明，都受過公立研究機構大筆資金的資助……但這些藥上市營利的權利卻都以獨家方式授予私人企業。

因此，爲了解釋藥價爲何那麼高，各藥廠一概說是研發過程漫長而所費不貲云云；但這說法根本站不住腳。企業爲何定那麼高的價格？只有一個合理的解釋，那就是（這些藥）

最初都是在美國這個不對藥物設定標價管制的富國上市。很不幸的，這麼一來，對全球三千四百萬感染ＨＩＶ者（二〇〇〇年）的大部分人來說，製藥廠是在強迫其他地方的人接受美國的藥價。

這種情形不只出現在抗愛滋藥物上。一九九五年最暢銷的五種藥（Zantac、Zovirax、Capoten、Vasotec、百憂解），是十七篇科學論文的產物，而據美國國立衛生研究院的報告，其中只有一篇來自製藥界。《波士頓全球報》（*Boston Global*）報導，一九九二至九七年間核准上市的前五十大暢銷藥物中，有四十五種在研發過程得到政府資助。一九九八年，《健康事務》（*Health Affairs*）雜誌報導，臨床藥物申請專利所倚仗的科學論文，只有一五%來自製藥界，但有五四%來自大學，一三%來自官方實驗室，其餘來自其他公立機構或非營性機構。二〇〇〇年，《富比士》雜誌估計，美國前十大製藥廠，把二百一十億美元的利潤再投資於研發之後，扣除製造成本，銷售利得達一千億美元。《新英格蘭醫學月刊》（*New England Journal of Medicine*）前總編安傑爾（Marcia Angell）博士寫道：「毫無疑問的，新藥物的創始者是官方資助的醫學研究，而非企業本身；癌症和ＨＩＶ／愛滋病方面的藥尤其如此。」

製藥界一再辯稱，爲了償還過去挹注的研究投資，同時資助未來的創新研究，必然要制定高藥價。但批評者反駁，認爲研究花費遠遠比不上廣告與行銷的花費。「二〇〇一年，藥廠贈予醫生相當於一百一十億美元價值的『免費樣品』。」安傑爾寫道：「……這些藥當然不是眞的免費。成本根本是轉嫁到藥價上（這些廠商不是慈善機構）。同一年，藥廠派出約八萬八千名業務代表到各地醫生的辦公室，贈予免費樣品，外加若干饋贈私人的禮物⓭。」二〇〇一年，藥廠Pharmacia的行銷、廣告與行政支出，占其總營收的四四%，而研發只占全支出的一六%。藥廠的預算非常不透明。密切觀察藥廠的人士，只能揣測其經費的流向。「葛蘭素史克（GlaxoSmith-Kline）和其銷售夥伴拜耳（Bayer），與全球足球聯盟簽定協議，促銷他們所跟進推出的力威大（Levitra），準備與威而剛爭奪龐大的『勃起障礙』市場。」安傑爾寫道：「據說，這筆交易花掉這兩家公司兩千萬美元。除了取得對該聯盟的獨家贊助權，並且獲得在該聯盟比賽時的廣告曝光機會，他們還與某些球隊達成個別協議……阿斯特捷利康公司（AstraZeneca）在二〇〇一年花費五億美元，努力說服消費者捨棄舊藥Prilosec，改用新藥Nexium。（譯按：兩者都是該公司的產品，都用來治療胃灼熱。這家公司在Prilosec專利權即將屆滿之際，另外推出成分完全相同的新藥Nexium，藉以接收原先的使用者，繼續掌控市場。）……這些……只是充斥於周遭的藥廠行銷策略的幾個例子罷了。沒有人知道藥廠的行銷支出到底多少；藥廠對於這方面支出的態度，比他們對研發支出更爲保密。這麼保密到家，當然是有原因的。廣告行銷的開銷這麼大，一旦披露，到時候他們哪還有理由爲自己辯解。」

HIV／愛滋病藥物的原名和商標藥物名稱——Norvir、saquinavir、Invirase、Crixivan, Epivir—都是古怪的複合字，所描述的也是古怪的複合物。這些字彙，是根據實用原則而取，看上去一點也不美；而它們聽起來就像是人造世界語的詞彙。但它們成爲全美國、全世界家喻戶曉的字眼。它們不只是青春之泉，更是生命之源。這些晦澀的醫學術語，所指的是一個肉眼看不見的微世界；而以這些保命分子爲基礎所建立起來的產業，成爲世上獲利最高的產業之一，在某幾年裡的獲利甚至超越石油業。

「在製藥界，高階主管所領的固定薪水和薪水外的各種報酬，占了企業支出的很大比例。」厄文（Alexander Irwin）、米倫（Joyce Millen）與法洛斯（Dorothy Fallows）在合撰的《全球愛滋：迷思與事實》（*Global AIDS: Myths and Facts*）書中寫道：「帕諾斯研究院（Panos Institute）報告道，光是二〇〇一年，製業界年薪居前五大的高階主管，就總共支領了超過一億八千三百萬美元的薪水，這數字還不包括尚未行使的員工認股權，而這些認股權換算成金錢，金額『超過許多貧窮國家一整年的衛生預算頗多』。」

美國勞工聯盟及產業工會聯合會（AFL-CIO）針對高階主管的固定薪水和其他報酬所做的年度調查指出，製藥界二十位企業執行長在二〇〇五年領到的薪酬，每人都超過一百萬美元。必治妥施貴寶執行長年薪酬超過八百萬美元。禮來公司（Eli Lilly and Company）與亞培製藥的執行長，都超過一千一百萬美元。輝瑞藥廠執行長該年薪酬更達一千六百四十一萬九二七〇美元。

□

雞尾酒療法無法治癒愛滋病。這種療法很複雜，必須嚴格遵照醫生指示進行；它可能產生不適的副作用，也可能與其他藥物相衝；但是，它能暫時保住患者一命。這療法讓患者能生龍活虎多活幾年，雖然並不確定到底能多幾年。它讓HIV陽性的母親能生下HIV陰性的嬰兒，也能讓HIV陽性的小孩在看起來與同儕無異的情況下成長。有幸得到這些藥丸的幸運兒，重拾元氣、健康與希望，但這樣的幸運兒幾乎都在西方國家。

因此，就在美國、西歐的愛滋死亡人數陡降之際，非洲愛滋的死亡人數暴增⑭。

北半球愛滋死亡人數下降，大眾對HIV／愛滋病的關注隨之降低。

二〇〇四年，有一項針對美國媒體報導愛滋病的比例所做的調查顯示，與愛滋病相關的報導次數，在一九八七年達到最高，一九九〇年代初下降，一九九一年因魔術強生HIV陽性的新聞而使相關報導一度變多，隨後又下降。雞尾酒療法的問世，也在一九九六、九七年激起一陣愛滋報導熱潮，但整體來講，愛滋新聞漸漸退居到報紙末尾的頁面，退居到訃聞那一欄。

一九九三年一月六日，俄羅斯芭蕾舞巨星努瑞耶夫（Rudolf Nureyev）去世，醫生表示他「死於某痛苦疾病併發的心臟病」。該年二月，曾奪得網球大滿貫賽冠軍的阿什（Arthur Ashe）去世，他在死前不到一年對外公開自己感染愛滋病毒。一九九四年三月，演員湯姆·漢克斯以電影《費城》奪得奧斯卡獎，他在片中飾演一個罹患愛滋的同性戀男子，最後死於愛滋。一九九五年，作家保羅·莫涅特去世。他曾以《成爲男人》（*Becoming A Man*）一作，贏得美國國家書卷獎非小說類獎；他一九八八年的作品《借來的時間：愛滋回憶錄》（*Borrowed Time: An AIDS Memoir*），以他的伴侶羅傑·霍維茨（Roger Horwitz）的去世爲主題，他在書中寫到愛滋病在美國初爆發的那幾年，彼時，診斷出愛滋等於被宣判死刑：

而今這場災難邁入第七個年頭，我在洛杉磯的那幾位友人，已記不得這疾病沒有出現之前的日子是什麼滋味。但幾年來，因爲還未沾染到自己身上，我們冷眼旁觀死亡人數先後在紐約和舊金山累積。它悄悄逼近，像是緩緩現身的恐怖惡魔。最初你配備了上百種護身符，讓它無法近身。然後，你認識的某人進了醫院；突然間你全副武裝，進入倒數計時的戰場。他們忘了先告訴你，你並沒有武器可領用，什麼武器都沒有。於是你將就拿起手邊的任何東西，拼湊成一件武器，就像囚犯把湯匙柄磨成匕首。你奮勇抵抗，不擇手段抵抗，但再怎樣抵抗都比不上它不擇手段。

他這段文字已不適用於今日美國，但仍是今日非洲的寫照——這並不是因爲治病的藥物尚未問世，大體上卻要歸因於令人震驚的專利保護制度早已經發明。保命藥物的問世，使得歐美各國無數身在危險邊緣的患者脫離了險境，使愛滋新聞從訃聞欄消失，不再受到大眾關注。蓋爾曼（Barton Gellman）在《華盛頓郵報》發表文章道：「一知道自己已脫離最險境地」，富國就不再關注此事。

□

私人企業和私人，竟可以把官方出資研發而成的產品納爲自家商品販售，大賺納稅人的錢——這憑的是哪條法令？

在美國，這樣的法令是在雷根總統當政時立下。一九八〇年之前，由政府資助所發掘出的新發現，都屬於公共領域；任何民間企業可以自由拿運用。

安傑爾博士在她的暢銷書《藥廠黑幕》（*The Truth About the Drug Companies*）裡寫道：「一九八〇年起，美國國會通過一連串法案，旨在加速官方資助的基礎研究轉化為實用新產品。這個轉化過程，有時被稱作『技術轉移』。」

這麼做，目的在於促進美國高科技產業在國內和全球市場的擴張。

聯邦參議員貝伊（Birch Bayh）和道爾（Robert Dole）聯合提案而獲通過的「貝伊道爾法案」（Bayh-Dole Act），使得官方資助的大學和實驗室可以把所屬專利品轉移給藥廠，分享其利潤。國立衛生研究院的新發現轉移給民間企業之後，確實如同該法案所預見的，促進了民間產業成長。

「這些法條，意味著藥廠不必再倚賴自己的研究才能研發新藥；而各大藥廠裡自行研發新藥者日益稀少。」安傑爾寫道：「藥廠愈來愈倚賴學術界、新成立的小型生化科技公司，以及國立衛生研究院……這條貝伊道爾法案，無疑是天外飛來、送給大藥廠的大禮。」

其後更進一步的立法，賦予私人藥廠獨家壟斷權，延長專利期限。

「獨占，乃是製藥業的生存憑藉。」安傑爾寫道：「因爲那意味著，在規定期間，其他公司都不可以販賣同樣藥品。獨家銷售權到期後，仿製藥（非專利藥）進入市場，藥價通常降到只有原價的兩成。」

然而，安傑爾寫道：「企業律師鑽法律漏洞，利用該法的部分條文，把專利期限延長爲更久，遠比立法者所構想的還要久……

「藥廠現聘了一批律師，要他們竭盡所能從這些法條裡榨取出對公司有利的東西，而律師們的確不負所託。

「結果，專利藥的實質專利期從一九八〇年的八年左右，到二〇〇〇年增加爲十四年左右。對熱賣藥品（通常指年銷售額超過十億美元的藥，例如 Pipitor 或 Celebrex 或 Zoloft）來說，多出六年獨家銷售期可不是小事，這能讓他們多賺數十億美元。」

「專利保護對於藥價的影響，可以從一件事上看出來：藥品專利到期後、非專利的仿製藥上市時藥價的轉變。」厄文、米倫、法洛斯寫道：「以藥品連鎖店CVS或 RiteAid 所賣的非專利布洛芬（ibuprofen）跟專利藥 Advil 對比就可以知道。在美國，非專利藥的售價，平均比受專利保護的同一種藥便宜四八%。」

受到HIV／愛滋病大肆蹂躪之處，往往是那些買不起藥、沒有能力配發高效抗逆轉錄酶病毒療法專利藥的國家。但是，在愛滋藥暢銷大賣之後開打的專利期延長大戰，不只讓這些藥的專利期延長了幾年，更把獨家專賣的黑網擴大，籠罩多國、數大洲。

大藥廠並不是一開始就有意要讓窮人買不起保命藥；他們關注的也不是數百萬人死於愛滋（到一九九七年，有六百四十萬人死於愛滋，兩千兩百萬人感染HIV）的事實。藥廠眞正不想見到的，乃是非專利藥（與高價專利藥一模一樣藥效的藥）以超低價販售。這會引來兩個大問題。首先，先是高價再變成低價，這樣對照的結果會讓他們難堪；如果一個在巴西或印度的人，用一年一千美元的價錢就買得到一份藥效等於AZT的藥，那麼另一個在瑞典、法國或美國的顧客可能就會質疑他爲什麼得付一萬或一萬五千美元購買正版的商標藥。

第二個問題，如果非專利藥的製造廠開始大量生產較廉價的仿製藥，這類藥最終必會流入北半球的富國市場。

因此，取得全球性的專利保護，才是藥廠爭相競逐的目標。

大部分窮國缺乏製藥產業，頂多只有初級的工廠，而這類初級工廠無法仿製像抗逆轉錄酶病毒藥那樣成分複雜的非專利藥。他們得靠著進口基本藥物來維持營運。

「挑明了說吧，藥在北半球，愛滋病在南半球。」世界衛生組織會長布倫特蘭（Gro Harlem Brundtland）這樣表示。

研究型藥廠，在世界各大權力中心大力遊說，非要促使外國政府（甚至是愛滋猖獗的亞、非、南美洲的政府）尊重他們的專利權不可，而他們的遊說工作成效卓著。這類藥廠以深具影響力的工會爲代表，例如美國藥物研究暨製造工會（Pharmaceutical Research and Manufacturers of America/PhRMA），以及總部設在日內瓦的國際製藥協會聯合會（International Federation of Pharmaceutical Manufacturers Association/IFPMA）。

這些遊說行動，促成了世界貿易組織（WTO）在一九九五年採行嚴苛的智慧財產權法。

智慧財產權法所要保護的，是創作物的發明者與所有者的經濟利益。WTO的智財法稱作「與貿易相關的智慧財產權協議」（Trade-Related Aspects of Intellectual Property Rights），簡稱TRIPS。TRIPS要求各國尊重藥品專利權至少二十年。

世貿一百四十七個會員國⓯都必須簽署TRIPS，否則將面臨嚴重經濟後果。（但智財權的保護期限不一，最窮國享有優惠期。）

「以美國爲首的西方國家……在國際間竭力保護這些專利權。」林塞（Daryl Lindsey）在《沙龍》（*Salon*）上寫道：「表面上高舉的是鼓勵創新、拯救未來更多人命的大旗，實際上，他們看重智慧財產更甚於拯救岌岌可危的性命。」

專利保護和伴隨著專利保護而來的高昂藥價，總被當作是讓藥物進一步創新的先決條件，可是窮國的病患因此更陷慘境：「即使享有專利權，藥廠針對主要感染窮人的疫病生產藥物，是無利可圖的。」愛咪‧卡普欽斯基（Amy Kapczynski）在《全球耶魯》（*YaleGlobal*）上寫道：「一九七五至九九年間核准上市的一、三九三種新藥中，只有十三種是用來醫治熱帶疾病……這些疾病主要是在較貧窮地區傳播肆虐。這表示，對於開發中國家而言，專利制度是不公平交易，因爲專利制度給了他們壟斷價格，卻沒有給他們創新。」

一九九〇年代，使用專利藥來對付愛滋，所需付出的成本一年估計三十億美元。美國政府針對某些美國人提供了醫療補助；但是非洲政府太窮，國內愛滋患者太多，補助的事連想都不敢想。這些藥本身不貴，貴的是專利。使用專利藥一年，一人要價一萬五千美元，但生產成本可能不過將近兩百美元。這種出乎意料的高價，嚇壞了各國政府；非洲根本不可能做到讓人民不分貴賤一律得享治療。

有鑑於非洲人根本買不起這些基本藥物，在規劃全球衛生事宜的最高階人士圈子裡，引發了辯論：預防與治療，孰輕孰重。許多學者專家主張，事前預防遠比事後治療更省錢。加強宣導安全性行爲，鼓勵使用保險套，這類的公共衛生訊息可以保住尚未感染者的性命；至於已感染的人，只能任其自生自滅。

雙管式全球衛生策略隨之應運而生，這也就是說，對富國的HIV陽性患者（和窮國的有錢病患）使用一種辦法；針對窮國的大多數患者，則使用另一種做法。「這套作法，得到學術圈、公共衛生專家、若干極具影響力的國際衛生與發展組織領導人的大力支持。」《全球愛滋：迷思與事實》一書作者寫道：「由於全球愛滋防治經費不足……高所得地區的人（和開發中國家的上層階級），有幸得到有效的抗逆轉錄酶病毒藥治療；而低所得國家的公共衛生當局則聽到別人建議他們，應把全副精力放在預防工作上，避開治療計畫的技術問題和開銷。」

二十世紀末尾，世人普遍抱持一種令人洩氣的看法，認爲對那三千四百萬還活著的HIV／愛滋病患而言，一切都太遲了。他們之中有機會取得抗逆轉錄酶病毒藥的人，乃至於讓繼發性疾病得到基本治療的人，不到百分之二。「愛滋病大肆荼毒窮國人民，這不爭的事實多年來赤裸裸呈現，卻沒有人把治療藥帶給一般非洲人。」《時代》雜誌報導：「事實上，製造這些藥的人（歐、美跨國藥廠）和他們所屬國家的政府，特別是華盛頓當局，一直在限制藥物出口到第三世界，大力推行專利法，藉此極力讓藥價居高不下。他們主張，爲了取得研發神奇新藥的資金，藥廠理所當然需要這些利潤。可是，恪遵專利權和追求利潤的重要性，難道高於那些絕望的赤貧國家人民的性命？

《全球愛滋：迷思與事實》作者寫道：「這種著重預防而摒棄治療的策略，未能爲數千萬人帶來……希望，事實上是在判他們死刑。有位國際組織的官員，以匿名方式向《華盛頓郵報》直言不諱：『我們或許得眼睜睜看著這幾百萬人死亡。』這也許可以說是國際衛生領域迫於現實不得不採取的立場，但這種現實立場違背了平等、人權的基本原則，默認了所謂的『全球性醫療差別待遇』制度。」

《華盛頓郵報》引用美國某衛生官員的話說：「他們已經死了，只是還在走動。」

□

藥廠辯稱，他們的商標藥與專利藥的高價，絕不是打擊非洲ＨＩＶ／愛滋病的障礙。他們堅稱非洲這場健康浩劫的眞正原因，乃是政府貪污、醫療基礎設施不足（醫護專業人士、實驗室、診所、醫院太少）、目標族群不識字（意思是說病人聽不懂醫生的囑咐），以及欠缺道路、電力、冷凍庫之類的技術設施的支援。

二〇〇一年，小布希政府的外援機構負責人，美國國際開發署（USAID）署長納齊歐斯（Andrew Natsios），公開表示，窮人的見識淺陋，無法忠實執行複雜的藥物治療過程。這一說法暗暗意味著由於文盲沒有謹遵藥物療程，從而引發抗藥性的病毒株，而這將使富人陷入受感染的風險。《波士頓全球報》報導：「從事非洲援助工作長達十年的納齊歐斯說，許多非洲人『不懂什麼是西方時間』。據引述，這位國際開發署署長說：『這些（愛滋）藥得每天固定隔幾小時就服用，否則無效。非洲許多人這輩子從沒見過鐘或錶。跟他們說下午一點鐘服用，他們不懂你說的什麼意思。他們知道早上，知道中午，知道傍晚，知道天黑後是夜晚。』」

政府貪污常被視爲妨礙人民得到保健服務的主要障礙。但即使在組織健全、力行民主、把公共衛生視爲首要政務的非洲國家，高昂的藥價仍逼得HIV陽性患者沒有活路。非洲有四成國家屬於民選民主政體，因此，非洲人民無緣享有醫療服務一事，不能完全歸咎於昏庸獨裁者的治國無方。而官員貪污、賄賂和高官挪用公款這些現象，並不是非洲國家獨有的問題。難道非洲以外的地區，若有人民得不到保健服務，我們也要說那是官員貪瀆的惡果？要知道：「全球基金」（Global Fund）之類的組織，在會計與稽核上要求甚嚴，務使援助的款項與物資用於所當用的地方，不致遭中飽私囊：「泰國、烏干達、巴西的實際經驗顯示，國家不需要等到盤根錯結的貪腐網絡根除，照樣可以把大規模打擊HIV／愛滋病的計畫執行得非常成功。」厄文、米倫、法洛斯寫道：「打擊貪腐和打擊愛滋，可以同時進行。」

至於衛生基礎設施不足（醫護專業人士、診所、醫院太少、既有的醫院、診所不夠完善），常被視爲窮國無緣享有高效抗逆轉錄酶病毒療法的另一個原因。這些衛生設施的問題當然重大，而且是存在已久、未來也很可能難以消除的障礙，但這無法充分解釋爲何數百萬人無緣享有保健服務。而且，這種概括性的說法，忽略了許多例外和小規模防疫成功的案例。例如，在撒哈拉沙漠以南十四個HIV／愛滋病爲害最烈的國家，有七二％的孩童注射了痲疹疫苗。在窮國施行的小規模實驗性計畫，例如法默（Paul Farmer）博士在海地主持的非營利性組織「健康夥伴」（Partners in Health，克里奧爾語稱作 Zanmi Lasante），率先展示了可以如何在資源貧乏地區施行爲複雜醫護作業。只要病人有機會取得藥物，資源就可以聚集；假如欠缺正規醫生護士，可以培訓一些接近專業程度的人員；把不同村鎮結合起來一同推動某些以挽救性命爲宗旨的計畫：「無國界醫生組織」（Doctors Without Borders/Médecins Sans Frontières），二〇〇一年在柬埔寨、喀麥隆、瓜第馬拉、宏都拉斯、肯亞、馬拉威、南非、泰國、烏干達和烏克蘭等地，發起愛滋病治療計畫。這些組織在懷疑論者認爲不可能做到的地方提供了複雜保健服務。他們發現，只要給予病人治療機會，前來自願接受檢驗、找尋衛生諮詢的人數就大大增加；他們也發現，這麼一來，其他的致命或重大惡疾也變成可以討論的東西。愛滋病一旦從不治之症降爲慢性病，它原先見不得人的形象隨之消失。對於愛滋這種突變迅速的流行病來說，抗藥性病毒株的確是一項未來仍可能難以消除的禍害，但不應將抗藥性病毒株的出現單單歸咎於窮人。落後地區施行的衛生計畫已清楚顯示，窮國的窮人在接受藥物治療時，比第一世界國家許多受到追蹤關注的群體，更謹遵醫生的囑咐。

有人就開玩笑建議說，要是由可口可樂公司負責把抗逆轉錄酶病毒藥，發送到地球上最偏遠的角落（甚至是文盲比例極高而冷藏設施不可靠的地區），他們將會把這任務執行得非常成功。到處都會出現搶眼的標語、看板和向全國放送的廣告。地方上每一個人都會知道這產品的名稱與功用，以及應該去哪裡排隊購買。[16]

□

統計資料顯示，一九九〇年代中期，南非是HIV／愛滋流行病爲害最烈的國家，有四百三十萬南非人感染HIV，有二十五萬南非愛滋患者將活不過二〇〇〇年，而且據估計，到了二〇一〇年，南非人的預期壽命將減少二十餘歲。

一九九七年，南非政府利用「與貿易相關的智慧財產權協議」裡的一則法定例外情況，通過了「藥物與相關物質管制修正案」(Medicines and Related Substances Control Amendment Act)。根據「與貿易相關的智慧財產權協議」，某國公共衛生出現緊急狀況時，理論上，該國政府可以暫時中止某商標藥在該國國內的專利保護（這情形叫做「強制授權」），並可以在市面上選購最廉價的該商標藥的仿製藥，而不必直接向商標藥的製造商購買（這叫「平行輸入」）。南非總統曼德拉簽署上述「藥物法案」後不到三個月，代表三十九家藥廠的南非藥廠協會（Pharmaceutical Manufacturers Association of South Africa），就向南非憲法法院提起訴訟，試圖阻止該修正案生效。起訴人包括愛爾康（Alcon）、拜耳、必治妥施貴寶、勃林格殷格翰（Boehringer-Ingelheim）、禮來、葛蘭素史克、默克、史克美占（SmithKline Beecham）等藥廠。

「製藥業和柯林頓政府認爲，強制授權和（平行輸入）威脅到整個智慧財產保護制度。」

《舊金山紀事報》報導：「他們說，愛滋藥取得的問題，可以在不必破壞專利制度下得到解決。」

「專利是我們這一行業的生存憑藉。」必治妥施貴寶公司的稅賦與貿易政策部副總沃爾（David Warr）說：「強制授權和平行輸入，剝奪了我們的專利權。」

前述那篇《舊金山紀事報》報導繼續寫道：「沃爾表示，專利權一旦受損，只造福了那些不透過銷售收入來補貼昂貴研究費用的非專利藥製造業者。可是，最先進的療法要靠研究才能問世。他說：『不應該打擊那些打火的消防隊員。』製藥業者強調，即使愛滋藥價格爲了配合非洲市場而立即調降，也會由於配送藥物和監控病人的基礎設施付諸闕如，使得得益者將只限於少數人。」

全球各地維護消費者權益和公共衛生的組織大爲震驚，並譴責大藥廠的作爲。幾個組織，包括了無國界醫生、釋放權力愛滋同盟（AIDS Coalition to Unleash Power/Act UP）、樂施會（Oxfam）、全球醫療取得計劃聯盟（Health Gap Coalition）、總部設在華盛頓的消費者科技計畫（Consumer Project on Technology），聯手與南非草根組織「治療行動」（TAC）合作——這個「治療行動」對於南非「藥物法案」的通過，出力甚多。南非最高法院的白人法官喀麥隆（Edwin Cameron），曾挺身對抗南非種族隔離制度的人權律師，他公開自承是HIV陽性患者，並把這一場爭取基本藥物的努力比擬爲當年的對抗種族隔離制度。在英國廣播公司電台，他描述了自己接受治療逃出鬼門關的經驗：

過程非常戲劇性。一九九七年十月底，我肺部感染，突然病得很重……體重掉了一大半，免疫系統失去作用，病毒肆虐全身。我知道我必須考慮要不要接受這治療……治療費用高得嚇人……非洲大部分愛滋病或HIV患者都負擔不起。

服用抗逆轉錄酶病毒藥才十天，我的身體就奇蹟似好轉。我知道病毒沒有動靜了。我感覺健康，精神和胃口都變好，高興自己獲得重生。

一九八〇年代，有良知者經過道德倫理上的掙扎，出聲反對南非種族隔離政權；類似的道德抉擇，「在二〇〇〇年代以另一種形式，重現在爲愛滋患者爭取公平治療權的行動中」，法官喀麥隆這樣說。他的看法，得到社運人士以「病患權高於專利權」、「停止醫療差別制度」等口號加以呼應。

「藥廠擔心的是，萬一氟康唑（fluconazole，抗眞菌藥物）之類藥物在義大利賣二三·五〇美元，但在印度只賣〇·九五美元，這會很難看。從這方面來說，這變成一個攸關公司形象的問題。但只因爲面子問題竟要數百萬人就此喪命？」消費者科技計畫執行長洛夫（James Love），在美國國會政府改革委員會的刑事司法、人類資源、藥物政策小組委員會的聽證會上如此作證表示。

然而，柯林頓總統和高爾副總統當政時的美國政府，向南非施壓，要求撤銷「藥物法案」。美國國會暫時中止一九九八年十月起對南非的外援；美國貿易代表白茜芙（Charlene Barshefsky）拒絕給予南非某些關稅優惠，並把南非列入「觀察名單」；柯林頓政府並試圖打消ＷＨＯ的以下決議：敦促會員國「在制定藥物、衛生政策時，務必將公共衛生利益列爲最重要考量」，並且「迫不得已時，可考慮採取國內立法措施，以充分利用『與貿易相關的智慧財產權法』裡所蘊含的變通性。」

一九九九年二月五日，美國貿易代署向國會報告：「美國政府所有相關機構已採取堅定而一致的行動」，務使南非屈服，撤銷「藥物法案」。

六月十六日，副總統高爾宣布角逐美國總統寶座。民眾對大藥廠的痛惡，瞬間轉爲對他個人的痛惡。高爾在田納西州迦太基市（Carthage）宣布參加總統大選時，抗議者大聲叫喊，譴責他欺凌那些欲自行生產基本藥物的非洲國家。選戰開打後，高爾巡迴各地造勢，抗議者如影隨形，在現場叫囂詰問，高舉寫有「讓非洲取得愛滋藥」、「高爾貪婪殺人」的標語；主流媒體開始報導高爾如何阻擋垂死的南非人取得保命藥。

朱迪斯（John Judis）在一九九九年一月七日出刊的《美國前景》（*American Prospect*）上，扼要說明了高爾與製藥業的深厚關係，指出美國藥物研究暨製造工會是他競選活動的大金主，他的核心競選團隊裡面有人曾擔任藥廠國會說客。在這同時，ＣＮＮ播出了高爾以「我相信憲法第一修正案，大家來幫幫他們！」之類言詞回應抗議者的畫面，現場群眾以掌聲蓋過抗議聲浪，抗議者遭請出會場。抗議者不再出現在畫面中。

六月二十五日，受到教訓的高爾，寫信給眾議員克萊本（James Clyburn）——他也是國會黑人議員連線（Congressional Black Caucus）主席——表示：「我希望你知道，我從一開始就支持南非提升人民的保健服務，包括支持南非實施藥物的強制授權和平行輸入，但前提是這類作爲符合國際協議。」

「表面上，（副總統）這番話說得很對。」洛夫在國會聽證會上表示：「問題在於，美國政府的貿易事務官員一直在捏造牽強而站不住腳的說法，指稱南非（藥物）法案何以違反了『與貿易相關的智慧財產權法』。」

同年九月九日，製藥界大老闆宣布他們擱置了對南非所提的訴訟。美國貿易代表白茜芙宣布，美國與南非現在毫無齟齬。紛至沓來的示威抗議，特別是十一月在西雅圖所舉行的世界貿易組織部長級會議場外的兩萬五千抗議者，促使柯林頓總統轉移關注焦點，改絃更張，不再阻擋非洲政府取得基本藥物。柯林頓政府的貿易代表白茜芙證實：「由於釋放權力愛滋同盟和愛滋社運人士的活動，促使我們注意到有一不容置疑的危機存在。」柯林頓不顧共和黨所主導的國會的強力反對，發布行政命令，承諾美國不會阻撓非洲政府把較廉價的愛滋藥物配與人民。

大藥廠對南非提起官司的這件事，慘遭媒體徹底修理。這場官司無疑是企業公關宣傳的一大敗筆。兩年後，某個仍然畏懼社會清議的製藥界代表，在一場衛生與人權記者上演說，一開場就開玩笑說：「有人問我我們怎麼會蠢到這種程度，竟然向曼德拉提起告訴。」

他接著說：「我說我們不得不如此。德蕾莎修女已經死了。」

□

二〇〇〇年，印度某家製藥廠改變了這場遊戲的所有規則。

這家印度藥廠名叫西普拉（Cipla），由現任老闆哈米耶德（Yusuf K. Hamied）的父親於一九三五年創立。哈米耶德深信，藥價過高是阻礙人人得享治療的最大因素。他也深信，人人都能取得藥物之後，將可帶動愛滋病的教育、諮詢、預防、去除恥辱感，以及醫療基礎設施的發展，因此他宣布，西普拉藥廠將以遠低於現行價格的藥價銷售抗愛滋藥。在「與貿易相關的智慧財產權法」中，有一條針對窮國的延後施行條款；印度便利用這扇機會之窗，合法擺脫醫藥專利的約束。當時，商標藥要價每個病人每年一萬兩千美元；在布魯塞爾的歐洲委員會會議上，哈米耶德宣布，西普拉藥廠將生產的高效抗逆轉錄酶病毒藥，每個病人每年只要價八百美元。

隔年，他再降價，降為每個病人每年三百美元。

「我們是營利企業，」哈米耶德說：「但我在印度販售的產品有四百種，其中六種產品不賺錢也沒什麼大不了。我們賣的治癌藥和地中海貧血的藥，都沒賺錢。地中海貧血是印度很常見的血液疾病。這些藥，我們幾乎是以成本價在賣，因為我不想從這些會使得整個社會瓦解的疾病上面賺錢。」

有人認為他這番話與沙克博士（小兒麻痹疫苗的發明者）的觀念遙相契合。沙克從未替他發現的這疫苗申請專利，不曾靠它致富。有人問他為什麼不申請專利，他答：「世上沒有專利這回事。太陽可以拿來申請專利嗎？」

羅森伯格（Mark Rosenberg）博士，是總部設在亞特蘭大的「兒童存活工作小組」（Task Force for Child Survival）的成員之一，他說：「長期提供高品質但價廉的藥物給衣索匹亞，這樣做不只可保住衣國孩童的命，也保住孩童父母的命，這件事對富國而言現在已經是力所能及的事，而且是易如反掌的事。只要加把勁，就能造福非洲其他地區，再加把勁，印度與中國也能受惠。就只是加把勁罷了，辦不到？怎麼會？

「我的同事把非洲的愛滋病比擬爲納粹大屠殺。」他說：「他們認爲後代子孫以後會這樣問我們：『那時候你幫了什麼忙？』」

巴西也利用「與貿易相關的智慧財產權法」這個延後施行的條款，提升國內的非專利藥製造業。巴西政府向所有人民保證，凡是有需要的民眾，都能免費取得非專利的抗逆轉錄酶病毒藥。巴西政府也以實際作爲推翻了以下論點：窮國欠缺健全的衛生基礎設施，無法提供人民複雜的愛滋藥物治療。

事實上，非專利版的三藥療法，更爲簡單省事，因爲只有非專利製藥廠能夠提供「已調好固定劑量」的三藥療法藥丸。這種由三種成分組成的綜合藥，每種成分的專利和配銷權都屬於不同的民間企業，因此，固定劑量的藥丸不屬於商標藥，沒有侵害專利的困擾。

巴西與印度的非專利製藥廠都表明，願把低廉的非專利藥外銷到窮國。

□

非專利藥流入市場，這是跨國製藥大廠最不願見到的事。為因應此變局，它們降低售價（配合大肆宣傳），捐贈特定藥物給特定政府供其在特定期間內使用（廣為宣傳此事），並允許某些商標藥的仿製品在特定地區生產（發布新聞稿周知媒體），還在一些非洲窮國捐資興建美侖美奐的診所和建築物，掛上他們藥廠名稱。

二〇〇〇年五月，五家大藥廠發起「加快取得行動」（Accelerating Access Initiative/AAI⓱），承諾以超低價在窮國銷售商標藥。他們大肆宣傳自己的慷慨，藉以美化企業形象。但「這些作為在非洲的實際成效微乎其微」。隔年《時代》雜誌報導：「每一個國家必須分別與每一家藥廠協商雞尾酒療法中每一個成分的價格；而這辛苦的討價還價過程還談不上開始呢。以塞內加爾為例，或許能把價格砍掉七五或八〇％，但對於每人每年所得只有五百一十美元的塞內加爾人而言，一年一千兩百美元的費用仍然太昂貴。」

藥廠所提供的慈善折扣，根據釋放權力愛滋同盟在二〇〇二年的報告指出，「一貫帶有附加條件」。而且這些藥廠提供的折扣，使得藥廠得以牢牢掌控抗逆轉錄酶病毒藥的供應，同時防止非專利製藥廠分一杯羹。

釋放權力愛滋同盟的巴黎分部報告：「根據最樂觀的估計，『加快取得行動』施行兩年後，只讓得到治療的愛滋病患人數增加〇・一％……此外，這些治療裡，有許多其實是危險的藥物療程，例如在北半球已禁用十年的單一藥療法。

「『加快取得行動』的折扣，大不同於商業上那種一體適用的降價。『加快取得行動』的折扣表面上出於慈善，實際上會要求衛生部和個別藥廠簽署協議，以替折扣的遂行加上種種複雜的條件。藥廠通常要求政府對協議內容完全保密，甚至要求把與媒體對應的事完全交給企業。

「此外，就那些尚無非專利藥與其爭奪市場的藥而言，『加快取得行動』完全沒有促成價格大幅下降。例如，瑞士製藥大廠羅氏，透過『加快取得行動』，繼續以一年三、一三九美元的天價，販售其獨領風騷的蛋白酶抑制劑，維拉賽特錠（Viracept）。」

愛滋患者如果真的獲救，也是拜「無國界醫生」這類致力於輸入非專利藥的非政府組織之賜，患者所屬國家的政府反倒受制於「加快取得行動」而難有作爲。

□

大藥廠和支持大藥廠的政治人物、全球性組織的領袖，日後大概不會得到什麼好的歷史評價。有些活躍的社運人士，渴盼見到藥廠高階主管——以及與藥廠沆瀣一氣的政治人物和機構負責人——由於有違人道的作爲而受審判。

二〇〇三年，南非「治療行動」組織，指控南非的衛生部長和貿易暨產業部長犯了過失殺人罪，指稱每天有六百名愛滋患者因他們的過失而喪命，但這些患者原本是可以用高效抗逆轉錄酶病毒療法加以挽救的。

二十世紀邁入尾聲之際，大藥廠遇上了一個足可令他們名留青史的機會。危機當前，召喚著他們從營利、道德兩者兼顧的角度，重新塑造製藥業的形象，召喚著他們把藥送到遭逢最嚴重人類健康危機的前線。

他們沒有那樣做。他們反而向南非提起訴訟。

□

那些高喊預防比治療更合乎經濟效益的專家，那些把抗逆轉錄酶病毒藥套上二十年專利期的私人藥廠和世貿組織官員，那些個支持藥廠利益的富國元首，那些把錢拿來購買軍備或豪華遊艇而不願花在公共衛生上的窮國領袖，都有能力改變小男孩明帖西諾特的父親埃斯肯德的命運。但是在這些人的利益考量和會計試算表裡，埃斯肯德是可以捨棄的東西。

他對明帖西諾特來說，從來不是可以捨棄的。

29

來這兒六個月之後，阿巴布（這時大概三歲大）還是瘦小，還是不說話，但也還活著。他臉部乾癟，雙眼大而充滿悲苦，雙腿像兩根彎曲的竹竿。他不開口說話。哈蕾格雯把他從嬰兒床裡抱起，放在地板上攤開的浴巾上，讓他跟別人親近。但是他痛苦抽泣。他太虛弱，挺不直背脊，頭往大腿垂下，大大的眼睛慢慢溢出淚水。

哈蕾格雯在他身旁蹲下，低聲對他說話，把他的雙臂張開。在她指導下，阿巴布靠著纖細的手臂撐起身子，慢慢爬向她。有一天，他搖搖晃晃站了起來，朝她走了一步，隨即倒地，就像被割斷線的牽線木偶。

她所收容的重病孩童，不只阿巴布一人。

有個胸膛瘦薄的小女孩，被咳嗽折磨得無暇關心四周動靜；她每一分鐘都在等待，等著身子咳得前俯後仰，像乾葫蘆般發出嗄嗄聲。她的世界，除了咳嗽，別無其他，沒有任何人。

還有個發燒的嬰兒，嘴唇乾裂，眼神似乎永遠茫然。

有個男孩因爲免疫系統受損，臉上布滿觸染性軟疣。每次看到新加入的孩子，他都笑得很尷尬，爲自己嚇到對方而覺不好意思。

有個骨瘦如柴的四歲小女孩，整天黏著她健康的九歲哥哥。哥哥到哪裡都抱著她或揹著她，或者讓她騎在背上。妹妹突然腹瀉時，哥哥就向遊戲場裡的小孩道歉，帶妹妹跑向廁所。他對小朋友們解釋：「我們爸爸已經死了，媽媽也是。耶如撒蘭（Yerusalem）出生後就一直有病，但她沒有不舒服的時候是個好女孩。」

兩兄妹來到哈蕾格雯家之前，由哥哥負責洗她的衣服。他帶妹妹到河邊，脫下她的髒衣服，學那些在河邊洗衣的女人，把衣服放在水中石頭上捶打。耶如撒蘭光著身子蹲在一旁。

「受不了了，受不了了。」哈蕾格雯心裡發愁。但她找不到人聽她訴說苦惱，因爲大家早就受不了了；他們常常敦促她，至少該把有病的孩童移出她家。老友和訪客早就反對她接納可能是ＨＩＶ陽性的孩童和帶有愛滋病特徵的孩童。

然而，她可有選擇的餘地？

如果她跟朋友喊「受不了」，誰聽了都會大叫：「不是早跟妳說過了？」（只有澤威杜不這樣講）。因此，她只跟稚幼得聽不懂她話的小孩訴苦：「你眞叫人受不了，眞叫人受不了。」她替嬰兒換尿布時低聲溫柔對著嬰兒這樣說，嬰兒咯咯笑，雙腳猛踢，給她友善回應。

□

不祥預感縈繞哈蕾格雯心頭，總覺得會失去一個小孩。有幾個小孩特別令她擔心，包括眼神渙散的那個發燒女嬰、那個咳不停的小女孩，還有名叫耶如撒蘭的小女孩。一天早上，那個女嬰一動不動，四肢腫大冰冷，彷彿黏土塑成一般，臉部凹陷。哈蕾格雯試探性戳了女嬰手臂一下，戳下處的皮膚沒有彈回。哈蕾格雯大叫，覺得自己要昏倒。她轉身，彎下腰，雙手撫膝，想把胃裡的東西吐出來。她可以找別人，任何人，來幫忙收屍嗎？可不可以找那個老警衛？或是找莎拉來幫忙？她站起來，再轉過身，輕輕抓起裹住死嬰的毯子四角，把屍體包起。嬰兒身上毛巾布製的睡衣因尿液滲出尿布而微濕……要不要替她換掉濕衣？她覺得這嬰兒死了比活著時更重。哈蕾格雯把女嬰裹在毯裡，蓋住它再也看不見世界的臉龐，然後，雖是個大晴天，她卻彷彿怕這嬰兒受到風吹雨淋似的，把它裹得仔仔細細的。她抱著嬰兒跑過院子。她紅著眼，跑過亂哄哄的小孩群。濕漉漉的屍體橫擺在大腿上，她打電話給凱貝列。對方告訴她該通知哪個官員，說稍後或隔天（他們很忙）會有人來收屍。她渾身發抖，又一陣作嘔，懷疑女嬰屍體會給丟到公墓草草埋掉。在他們來之前的這段空檔，她該怎麼處置這嬰屍？

「我要去教堂一趟。」她告訴警衛。她沒換衣服，因為她不知道該把這死嬰擺哪兒，沒辦法把屍體放下。她拉上披巾蓋住頭，讓披巾垂下蓋住她雙臂，遮住嬰兒，然後搭計程車前往教堂。她前往她所熟知的（也可說是她最愛的）那處墓地，為這嬰兒安排了一場東正教葬禮。

她記不得上一次與這女嬰玩耍或輕聲溫柔對她說話是什麼時候；她也記不得這個四肢皺縮、臉部瘦得皮包骨的重病女嬰最後一次微笑是什麼時候。

□

「拜託，不行，拜託，眞的沒辦法。」她轉開鋼門，見到一個女人帶來一個消瘦、光著腳、臉上長有疥瘡而年紀不詳的男孩要塞過來。這個飽受愛滋折磨的男孩，可能是四歲大，也可能（如她後來所知道的）是發育不良的七歲小孩。她驚慌失措：「拜託，我沒辦法。妳得把他帶去別的地方。這裡沒有藥可治！」

這少婦鬆開小男孩的手，撲倒在地，爬向前親吻哈蕾格雯的腳。她臉朝著泥地，雙手手心朝上，痛哭失聲。

「老天，別這樣，老天，別這樣！」哈蕾格雯也放聲大哭，跟著這女人一起喊叫：「告訴我！該怎麼做？」

一臉惱火的老警衛跑到哈蕾格雯身旁，準備趕走那女人。「走開！」他總這麼說：「自己去想辦法。妳們要害死哈蕾格雯太太嗎！」

哈蕾格雯轉身背離馬路，拉起披巾掩面：「收下他。」

「什麼？」警衛轉身回來大叫。

「收下這小孩。」她說，朝屋子走去。

「我該把這傢伙擺哪裡？」他朝著哈蕾格雯身後喊，因為連他也開始不滿她的作為了。

「就讓他跟你一起睡！」她大聲說，火氣也上來了。

他立即軟化。

「小朋友，跟我來。」他伸手去握這一臉驚嚇的男孩：「你叫什麼名字啊？」

30

哈蕾格雯出門尋找專門收容ＨＩＶ陽性孩童的組織。如果她有藥，情況會大爲改觀！她將會欣然收養所有小孩，所有有病在身的小孩，努力治好他們，撫養他們。

但是，沒有藥給小孩治病，她所做的事等於是臨終看護。她變成重病小孩的代理母親，那天發現女嬰在夜裡不聲不響死去時，她是那麼的退縮、害怕得要嘔吐。在她面前裝作對她欽佩有加的朋友，都不知道她曾有如此的反應。

根據聯合國ＨＩＶ／愛滋病聯合計畫署統計，從愛滋病開始流行直到二〇〇〇年，已有四百三十萬名孩童死於愛滋，另有一百四十萬名活著的孩童患有愛滋，其中絕大部分位在非洲。

哈蕾格雯打聽後得知，衣索匹亞境內只有兩家收容ＨＩＶ陽性孤兒的地方，而且兩家都位在阿迪斯阿貝巴。較大的那家就是德蕾莎修女孤兒收容所，已經人滿爲患；另一家規模較小，距哈蕾格雯家不遠，由一對夫婦在經營。她搭計程車前去見這對夫婦，想了解該處孩童所受待遇，暗暗盤算著要開口請他們轉收她那兒的病童。

□

這個收容HIV陽性孩童的機構叫做「埃納特之家」（Enat House, Enat 意爲「母親」），後來改名「孩童希望之家」（AHOPE for Children）。這裡有一處戶外的泥地遊戲場，場上有幾棵尤加利樹遮蔭；場中傳來歡樂的喊叫聲和跳房子遊戲聲，幾個小孩胡亂踢著球、編頭髮。戶外的磚造廚房裡傳來煎麵餅的酸香味，聞起來有家的感覺。但有些小孩已開始掉髮，有些小孩瘦得可怕，還有些小孩臉上有瘡。他們是HIV／愛滋病在非洲所摧殘的最幼小受害者，他們失去了父母和兄弟姊妹，如今自己也生病；大家都知道這個病意味著什麼，只有這些小小孩子們自己不懂。

我在二〇〇一年首次造訪埃納特之家。一名年輕看護身穿護士服，頭上裹著棉巾，叫喚小孩跟她一起到餐室。這些小孩（年紀最長的大概七、八歲）跑到餐桌邊坐定位。餐室裡光線明亮，地板剛剛用拖把拖得很乾淨。餐桌上擺了一只玻璃花瓶，插著剪下的花，瓶裡清水閃閃發亮。這些小孩來自鄉下，沒見過剪刀；老師開始分發顏色鮮亮的塑膠剪刀時，他們擺動手指頭，興致勃勃。每個人都一定能分到一支；來自美國賓州森林丘鎮基督路德教會（Christ Lutheran Church of Forest Hills）捐贈的幾箱物品裡，多的是剪刀。孩子們按照老師指示，剪出紛紛揚揚的紙片，第一次製造雪花（他們也沒見過雪花）。

矮壯結實的埃絲特（Ester），說話聲音低沉，大笑時笑聲粗啞而響亮，像是小一號的美國百老匯歌星伊瑟・默曼（Ethel Mermen），也像爵士樂歌手艾拉・費滋潔拉（Ella Fitzgerald）。她剪紙時，舌頭斜斜吐出嘴角，一如幼稚園孩童常出現的表情。這些小孩舉起自己的畸形作品相互欣賞，驚訝大笑。老師稱讚他們的作品，把雪花黏在煤渣磚牆上，營造出這城裡僅見的冬季雪景。

後來我看了他們的音樂課，課的內容是由一名彈吉他年輕男子帶動，孩子們則把雙手擺臂上，在泥地院子裡又搖又跳。埃絲特起勁唱著歌，搖動她圓滾滾的小屁股。艾尤布（Eyob）是個俊秀小男孩，揚著眉毛，顯得很有自信。他寬鬆的褐色長褲靠著皮帶紮在腰際，馬球襯衫塞進褲子裡。他跳舞時身體前傾，擺動雙臂，從容自信一如老練的美國黑人踢躂舞者。他很有這方面天分，不知爲什麼就是能把拍手、跺腳的動作稍稍拖延到每一拍的最後一刻；他似乎自出機杼，創作屬於他自己的搖擺動作。

但艾尤布和埃絲特都無法上學。因健康問題，HIV陽性孩童不能上學。在這所低調樸實的孤兒院裡，孩童的教育就由院內職員負責，也就是由吉佐（Gizaw）、采迪（Tsedie）這對夫婦和他們所雇的看護自己在教。

采迪是個很端莊的女人，五官鮮明，臉上有一抹悲苦的微笑。她說：「我們希望小孩活得快樂，活得有意思。」

「我們有愛滋，所以沒上學。」年紀太小，不懂這不幸的小孩說。

很難找到人來到這孤兒院工作——院裡的主事者如此告訴前來拜訪的哈蕾格雯。這些小孩揹負著雙重恥辱，他們父母都死於HIV／愛滋病，自己也受感染。

「大家都刻意避著我，也避著我妻子，避著我們的員工。」吉佐說。五十來歲的他，受過高等教育，神情疲憊：「他們說，因爲我們在照顧這些小孩，所以我們也是陽性的。我最近去了某個政府機構，別人對我指指點點。兩年前我膽囊出毛病，體重掉了很多，這時就有人說，『喔，你看吧？他現在變這樣。』」

「畢業後，我想當數學教授。」院裡最優秀且年紀最大的小孩，十歲女孩阿梅蕾朱（Amelezud），用英文寫了這句話。她聰明伶俐，長長的臉上帶著冷冷的微笑，有著長長門牙。她有兩個弟弟一同在這院裡，另有個哥哥住在外面。

「在我們國家，女性的機師不多，因此我說不定想成爲開飛機的機師。」她寫著：「我要學得快一點，我要長大。以後我想住在我家的房子裡。要替我哥哥蓋別墅，在大門口種花，好讓房子變漂亮。我要幫助像我一樣沒有家人的孩子。我要告訴他們，我和他們一樣，而且我要像瑪米和拔比（釆迪和吉佐）幫助我那樣，去幫助他們。最重要的是我想讀歷史書，那種書帶給我快樂。」

然而，艾尤布的頭髮一整束一整束在掉，埃絲特的頭髮也是。院裡沒有年紀大一點的小孩，譬如國中年紀的青少年。院裡的人告訴哈蕾格雯，這些小孩沒有戶外教學，活動空間只限於收容所裡。還健在的幼童亂哄哄戲耍著；但是，見不到年紀更大的小孩，讓人感受到可怕的寂靜。孩子到了年紀更大一點就死去，這樣的死亡，像是來自北極的冷鋒竄入這兒溫暖的秋末。

□

HIV陽性孩童裡面，有九成是在媽媽體內，或者生產時、或吸奶時，從媽媽那裡感染了HIV病毒。為數不詳的孩童是由於不潔的針頭和未經篩檢的輸血而感染，還有少部分是因為遭到HIV陽性成人的性侵害而感染。

已感染HIV的母親所生下的孩子，約有四分之一是HIV陽性。

這時，在北美和歐洲已經發現，懷孕二十八週的女性接受雞尾酒療法後，可讓腹中嬰兒感染HIV的機率降低九八%，且能保住媽媽性命。在美國，透過公共衛生宣導、諮詢、產前保健，以及讓已感染HIV的孕婦接受抗逆轉錄酶病毒療法等等方法，使得新生兒感染HIV的比例降到二%以下。二〇〇二年，幼兒感染愛滋的新病例是九十二個。

二〇〇三年，五十九個。

但是在非洲，能得到這些藥物治療的HIV陽性孕婦，不到百分之十。

因此，在衣索匹亞，二〇〇三年新增的幼兒病例達到約六萬個。

而且，在非洲，有幸接受藥物治療來預防母子傳染的少數HIV陽性孕婦，生產後就不再得到治療。這些有幸納入「預防母子傳染計畫」（PMTCT）的母親，比較有機會生下未受感染的嬰兒，卻也較有可能在生產後因爲不再能得到藥物治療而生病，死亡。

□

感染HIV／愛滋病的孩童，通常有兩種下場。在幼兒期感染的孩童，有八成活不過兩歲，也就是可能沒有機會爬、走、說話，就離開人世。

剩下的兩成孩童，有些能活到滿八歲，極少數或許能活到滿十一歲。

這事兒，吉佐知道；他也知道，那個長得漂亮、喊他拔比（爺爺）、只要有歷史書可讀就覺得快樂的阿梅蕾朱，已經十歲了。

吉佐雙眼佈滿血絲，形容憔悴，看來一整夜沒睡。爲保住數十個小小生命，他和愛滋病搏鬥長久；每一個死去的小孩都是從他懷裡給帶走。「我們國家裡又一個漂亮的小王子，剛離開人世不久。」他向哈蕾格雯提到前天晚上死去的一個八歲男孩。根據他的經驗，小孩的健康開始衰退的第一個徵兆，就是那小孩突然不玩先前喜歡玩的遊戲和活動。小孩無精打采坐在草地邊緣的石頭上，突然對編辮子或躲避球不感興趣，刻意避開音樂老師，這些都是危險徵兆。院裡的小孩，大部分親眼目睹父親或母親或父母的死亡，很多小孩也失去過手足。察覺自己身上出現了症狀，譬如嘴巴或喉嚨長出鵝口瘡、眼睛和嘴唇四周冒出觸染性軟疣，或是腹瀉，這時，就連五歲小孩都大概能猜出接下來會發生的事：出現了這些症狀，表示就要被送進緊閉著門的後面臥室。然後，所有進來探望他們的人，都會戴上手術面罩和橡膠手套；惟獨吉佐還穿著平常衣服，也仍然擁抱、親吻他們，還會握著他們的手，唱歌給他們聽。

「小孩最初的症狀是體重減輕。」沒有醫學背景的吉佐，以前工作經歷是在商界和政府部門，但因爲和新成立的幾個非政府組織有往來，而接受說服，成立了這收容所：「小孩的嘴、喉嚨開始出現感染症狀，變得很難吞嚥食物。不再進食，出現腹瀉、關節痛、耳朵痛。這過程可能是五個月、三個月或兩個月。小孩得肺炎，開始發作。小孩不把自己的病痛講出來，但心情變得低落，有一天就不再到遊戲場玩，只想坐著，讓人家扶著。」臉上的瘡、嘴裡的瘡、帶狀泡疹、身上的疹子、腫起的腺體，使小孩在生命快到盡頭時變得不成人形，痛苦萬分。

「我們沒有抗逆轉錄酶病毒藥。我們知道，在西方，小孩可以得到治療。我們政府沒有錢購買抗逆轉錄酶病毒藥。小孩肺炎和小的感染，我們能治；但我們能做的也就只有這樣。我們是在從事晚期病人收容計畫。」他的聲音變低，眼神直視前方：「看著小孩死去，實在很難過。」

□

ＨＩＶ陽性和飽受愛滋折磨的孤兒，彬彬有禮，排成隊伍，迎接哈蕾格雯。從孩子們的名字，那些花了心思命名的美好名字，流露出父母生前對他們的深深寄望。每個小孩口齒不清報出自己名字時，哈蕾格雯腦海裡就閃過他們父母，即使是最最貧窮的父母親，低頭看著新生兒，絞盡腦汁要把嬰兒的名字取得又響亮又有抱負的情景。凡是名字不出自《聖經》的衣索匹亞人名，大部分都含有深意，但放在這些ＨＩＶ陽性孤兒身上，那些名字反倒格外令人心痛。

她見到提德涅克（Tidenek，意爲「你很了不起」）、畢祖涅什（Bizunesh，意爲「你將來會很有出息」）、阿塞格登（Asegdom：「讓別人跪伏在前的人」）。

她握了梅孔嫩（Mekonnen：「顯貴之人」）、傑拉布魯克（Zerabruk：「聖人後裔」）的手。馬克妲（Makeda：「美人」）出自示巴女王之名。院裡還有個小所羅門。

塔德勒克（Tadelech）意爲「福星高照」，傑納什（Zenash）意爲「出名」。梅薩耶（Messaye）意爲「你像我」（這名字讓人一眼就看出爲人父母者發現孩子長得像自己時的喜悅）。埃塔格涅布（Etagegnebu）意爲「我有個妹妹！」，保留了一家人和樂融融那一刻，新生兒的姊姊或哥哥的雀躍。

另一方面，梅帖基耶（Metekie）這個很常見的名字，表明嬰幼兒的高死亡率，因爲它的意思亦喜亦憂，意爲「替補的小孩」。

帖納涅（Tenagne）意爲「我的健康」，從他後來必有的際遇來看，取這個充滿希望的名字反倒讓人覺得心痛（因爲帖納涅這時是ＨＩＶ陽性孤兒）。

阿列夫紐（Allefnew）這名字更糟，意爲「我們捱過了難關」。

有個愛吵架的小男孩，父母寄望他未來在商界或政壇出人頭地。他名叫米利恩（Million，「百萬」）。

在愛滋橫行的時代，他的名字代表的是截然不同的意思（譯按：意味死者以百萬計）。

哈蕾格雯詢問吉佐，願不願收容她家裡那些ＨＩＶ陽性的孩童。

「很抱歉，哈蕾格雯太太，你也看到了，我們這裡再也容不下更多小孩了。」吉佐客氣說道。

這裡每收容一個小孩，都代表著還有六十個小孩在附近街道上自生自滅。每星期一次到兩次，吉佐抱著新來的小孩，跨進這小孤兒院的大門。

□

小孩解散到遊戲場自由玩耍時，兩個小女孩跑來找吉佐，想把她們已練熟的新跳繩動作表演給他看。一對男孩盤著足球（用細繩把數只塑膠袋纏縛而成）試圖繞過他，想引他下場一起玩。他對著球做了幾個佯攻的動作，逗得兩個男孩大笑。

吉佐走向廂型車，把手上車鑰匙弄得叮噹響。然後他說他要到鎮上辦點事，需要兩個幫手。院裡的小孩紛紛把手舉得老高，蹦蹦跳跳，尖叫著要跟吉佐一起去。在小女孩彈開甩起的辮子底下，在小男孩帶檐的帽子底下，每一張臉孔都快樂而充滿自信。

31

她收養了三十二個小孩，後來變成三十八個，然後四十二個；後來她再也不知道自己到底收養了多少個。

小孩這麼多，她只能按照父母養大自己一干兄弟姊妹的方式，按照乾燥高原的鄉下人家養小孩的方式，照養這一大群孩童。也就是說，她非常賣力工作，偶爾出言責罵或者動手管教；她烹煮的是可在深鍋裡攪拌的澱粉類食物，可舀取出大份量填飽許多人肚子，但是淡而無味。年紀較大的小孩得幫忙照顧較年幼的小孩，一如她小時候幫忙照顧十九個弟妹。

「害我上學遲到！」十歲的塔姆拉特（Tamrat），一個隨和而健壯的男孩，抗議道：「照顧這些小孩，我受夠了。他們連自己吃飯都不會。我每天上學遲到。」

「我上課時睡著了。」梅絲克蓮已經九歲，已屬於較年長的小孩了，她說：「那幾個嬰兒鬧得我整晚沒法睡覺。她給了三個嬰兒要我看著，他們每晚醒來大哭。」

「她缺了什麼東西，就要我深夜出去買回來。」塔姆拉特向別人抱怨：「我年紀還小，根本不適合做這事。我需要睡眠。」

他們對哈蕾格雯訴苦，但她左肩掛一個嬰兒，右手抱一個剛在學走路的光屁股幼兒，匆匆走過，無暇停下傾聽。然後又見她揮舞著棍子，從另一方向跑來，追趕一個在嬰兒室嬰兒床後面撒尿的男孩。

尤納斯，也就是梅絲克蓮十一歲大的哥哥，這時已成爲哈蕾格雯最得力的副手。他充滿愛心，任勞任怨。但地位僅次於尤納斯的幾個小孩，開始大聲嚷嚷表達不滿。年紀較大的小孩站在哈蕾格雯屋門口，不耐煩地用腳打著拍子，希望獲准進入客廳陳情。他們急著傾倒自己的委屈，想要求哈蕾格雯重新分配職責。

但哈蕾格雯正忙著，她在跟澤威杜、還有她上了年紀的妯娌阿萊梅胡（Negede Tehaye Alemayhu）一起思考長遠的策略，討論急迫的募款事宜，根本無暇傾聽小孩的不滿。她一聲斥喝，揮手把他們趕走，繼續回到討論桌上。三個人繞著他們所不熟悉的主題爭吵不休：

「把HIV陽性孩童集中一塊睡比較好，還是讓他們與健康孩童一起睡比較好？」

「是HIV陽性孩童對HIV陰性孩童造成危險，還是說，陰性孩童對陽性孩童來說才危險？」

「活動性肺結核的孩童應該和B型肝炎的孩童一起睡，還是應該跟健康孩童睡？」

「HIV陽性孩童和健康孩童假如用同一個餐盤吃飯，即使餐盤用肥皂和熱水沖洗過，仍然會造成健康孩童得病嗎？健康孩童使用HIV陽性孩童用過的茅廁，會不會得病？」

他們沒有醫學資訊，想用常識來處理非常識所能解決的狀況。事實上，HIV陽性孩童不會危及健康孩童，反而是健康孩童對他們會造成極大的威脅。不過這事實違反了直覺上的認知。

這宅院裡有時有水，但不是隨時都有；大部分時候有電和電話，但不是隨時都有。院裡的所有小孩，大部分時候有足夠的基本食物（例如白米）可吃，但不是隨時都有。一大群小孩擠著一起住，健康的和生病的，咳嗽的和氣喘的；他們有時挨餓，有時作惡夢尖叫，有時嘔吐或拉肚子弄髒床單。這得要有數學和醫學上的才智，加上電腦、計畫與試算表，才能妥善安排每個人的起居、臥處，想辦法把病毒在孩童間的傳染性降到最低，而不把這裡釀成傳染的溫床。還需要另一種專家，來把不快樂和心理創傷的蔓延情況降到最低程度。

在學校拿了好成績的孩童，回到家，怯生生等待，伺機把作業拿給哈蕾格雯看。但她在院子裡奔走，叫喊，修理小孩，趕小孩用餐，一起禱告。「把那收好！那會弄髒！」她指著作業大喊，他們乖乖把東西收好。

塔里庫（Tariku），兩歲小男孩。母親爲別人家幫傭，把他丢在哈蕾格雯家門前，一走了之。

米蕾特（Miret），八歲女孩，來自阿迪斯阿貝巴。母親健在，患有愛滋和肺結核，父親已死。

畢拉卡都（Birakadu），十歲男孩，五年級，父母雙亡。

宜門（Yimen），一歲小女孩，遭火燒傷，送進城市醫院，被遺棄在醫院。

每個晚上，哈蕾格雯把小孩叫在一塊，做睡前禱告。他們盤著腿，排排坐在地板上，面朝前方，四周圍著一圈折疊床和嬰兒床。她坐在童椅上，面向他們。她挑選自願者出來帶領他們禱告、唱讚美詩。禱文和讚美詩都是他們自己挑選的，有些出自東正教經文，有些出自基督新教經文。「阿巴塔欽—霍伊（「父親爲子禱文」）」他們開始唸，大聲向上帝禱告。孩童的聲音尖銳而高亢。她看出，好多個孩子都有很好的教養了；原來他們是在教堂裡接受過撫養。

過去，她跟著孩子們一起搖擺、微笑、拍手唱歌，欣賞他們禱告，樂在其中。那是她一天中最快樂的時刻。

最近，她卻沉著臉，冷淡而茫然坐著。她又餓又累。小傢伙群集在旁，搶著要跟她親吻道晚安，她垂頭喪氣坐著。他們一一吻過她臉頰，迅速上床。燈已關，寒氣逼人。她繼續坐著。小孩都上床了，在她身邊躺好。她仍然坐著。她一直坐著，腦海一片空白，肚腹空空如也。

32

衣索匹亞境內的HIV／愛滋病如何起源、如何傳布，哈蕾格雯一無所知。她不知道，這病跟隨著從厄利垂亞戰爭前線返鄉的士兵四處傳開；她不知道，公共衛生專家藉由HIV／愛滋病的發生率，就能勾勒出疲憊的軍人與軍妓在非洲大陸上移動的足跡。她對於專家所辨認出來的發展趨勢一無所悉。

《全球愛滋：迷思與事實》（出版於二〇〇三年）一書的作者群，概括說明了傳染病在戰時的危害：「武裝衝突常導致大量人口離開家鄉，包括軍人與難民的四處遷徙。事實表明，這種被迫離開家鄉的現象，乃是促成包括愛滋病在內的傳染病散播的一大因素。戰爭期間，軍人聚集；而軍人往往居無定所，又離開了家人和愛妻或女友，加上社會上的女性普遍極爲貧困，這就爲娼妓滋生種下溫床，從而提高HIV傳染的風險。非洲軍隊裡的HIV感染率在世上名列前茅，在某些例子裡更超過五〇％。」

但哈蕾格雯沒讀過這些書。她只認識她家附近的窮人。

有個寒傖的男人，名叫蓋塔秋．尤哈列歇特（Getachew Yohaleshet），開始在哈蕾格雯家門外徘徊，絞扭雙手，神情焦慮。他五十出頭，有個小兒子希望能給哈蕾格雯收養。一天，下起滂沱大雨，她嘆了口氣，讓這對父子進門。小男孩阿斯雷薩黑涅（Asresahegne）跑去找其他小孩玩，一邊跑一邊提著他身上那件骯髒的大人褲子。他每天都穿這條拉鏈已壞的褲子。

蓋塔秋謙卑地走進客廳。雙手絞弄著羊毛帽，想博取別人的好感，同時向在場幾個人俯首致意，擺出怪怪笑臉，露出黃黃牙齒，然後危顫顫在椅子邊緣坐下。他打定主意，只要誰露出一丁點不悅，他立即起身逃到屋外。假如哈蕾格雯這時講出不客氣的話，蓋塔秋肯定會拖著斷掉的鞋帶，衝到外面的泥地院子，然後站在滂沱大雨中，抱著無奈的苦笑，往屋子這頭望。

「你是什麼來歷，蓋塔秋？」澤威杜在客廳另一頭懶洋洋朝他喊。客廳裡空氣潮濕，沒有開燈。塞蘭努和我也走進客廳喝咖啡休息。我們都轉向可憐的蓋塔秋，懷著尊重與善意的態度——我們這些人給予他的尊重與善意，超過他這些年來所感受到的尊重與善意全部加起來的總量。這讓他不安。他拿不穩杯子，咖啡晃出杯沿，灑在他骯髒的褲子上。

他清了清喉嚨，神情哀戚看著褲子上大片咖啡漬，吞吞吐吐，時而停頓，不知該不該往下講。蓋塔秋是個織造工，從父親和祖父那裡學得手藝，能織造厚重的羊毛披巾、精細的縷空圍巾、裝飾華麗的厚簾子、奶油色的床單和桌布。坐在手工製的羊毛織機前，一天工作十或十二個小時，他不以爲苦。織造的成品則送到梅卡托市集販售。他家是棟石屋，高踞在小土丘上，四周座落著搖搖欲墜的簡陋木屋。父親死後，蓋塔秋的母親、姊姊姊夫和哥哥嫂嫂，都住在這老家。蓋塔秋和他心愛的妻子示巴莉耶（Shibarie）與他們的三個小孩，原先也住在那裡。

「示巴莉耶和我是青梅竹馬。」他說：「她的成績名列前茅，我卻是退學邊緣的學生，但我有織造的本事，她因此同意嫁給我。跟她一起生活的那段日子，始終非常美好。她是我的賢妻，三個小孩的良母。」

孟吉斯圖當政時期，蓋塔秋被徵召入伍，派赴前線，進入那場無休無止、摧毀無數家園的衣索匹亞與厄利垂亞邊境戰爭。衣索匹亞於一九六〇年代強行併吞厄利垂亞，促使厄利垂亞發起長達三十年的獨立戰爭。最後，厄利垂亞贏得很艱辛（一九九一年），如願獨立，但雙方政府針對締和事宜一直談不攏，致使雙方繼續把本就稀少的資源投入軍備，投入讓生靈塗炭的可怕戰爭。「我在厄利垂亞打了十三年仗。」蓋塔秋說：「十三年後我被俘虜，關了三年。在獄中，我靠著織造本事為他們工作。我們俘虜吃不飽，穿不暖。他們打算餓死我們。

「柏林圍牆倒下那年，我們獲得釋放。我們共有一萬人，只能徒步返鄉。走了三個月又兩個星期，抵達衣索匹亞邊界的梅雷布河（Mereb River）。返抵家鄉時，我身體很差。回到我母親家，得知示巴莉耶已經去世，留下三個孩子。軍方告訴她，我已經死了。她死時領到了軍人遺孀的撫恤金。我難過了很久。她不只是我的妻子，還是我的母親，我的姊妹。那時候我很慘，不知道沒了示巴莉耶還能不能活下去。」

他抖著手把杯子放回盤上，猛點頭感謝莎拉準備的咖啡。他不敢和任何人四目相對，講話時眼睛垂下看著地板：「一些年後，我娶了個好女人，她叫阿雅涅秋（Ayanechew）。她幫忙養大我的三個小孩，也為我生了那個小兒子。」

他在此停住。過了片刻，他抬起眼睛，看見哈蕾格雯、塞蘭努、澤威杜和我仍然看著他。坦白，是我們對他的期待，還是對他的要求？

他不安笑了笑，說：「我在厄利垂亞服役時，部隊放我們出去找樂子，那時距我入伍已有五年——我想就是那時候染上的。」

他低頭等人怒罵。沒有人開口。他繼續說：「能娶到這第二個老婆是我的福氣，但我身體虛弱，覺得有病。我去凱貝列索取證明，去領五十塊錢要去診所做HIV檢測。拿到檢驗報告那一刻，我嚇得簡直站不住。回到家後，我要我太太去做檢測，她也已生病了。驗出是陽性後，我家人把她趕出門。她回她娘家，我去找她，陪她到四年前她去世。

「我帶著小兒子回老家，他們不讓我們進門，把我們趕走。我母親認爲和我接觸會染病，裝作不認識我，不認識我那小兒子。

「我去凱貝列那裡陳情，凱貝列不准我媽這樣拒絕我進門。於是，我媽要僕人在老家後面用泥土禾稈蓋了間茅屋，然後我就和我幺兒住在那裡。我像是個在自己老家土地上圈地住著的外人。他們巴不得我消失，覺得我讓他們丟臉。我一無所有。媽媽一點也不同情我。『你已經死了。』她對我說：『我們不需要你。』在路上碰到她，她有時會打招呼，但不是母親對孩子的那種招呼。我哥哥姊姊不跟我講話，不邀我兒子進他們屋裡。他們不歡迎他。我哥哥姊姊的孩子嘲笑我兒子，那是他們的表弟呀。我用了家裡的茅廁後，姊姊要僕人出來在茅廁裡撒灰。」

眾人靜靜啜飲咖啡。蓋塔秋看出，只有自己能活絡現場氣氛，突然鼓起勇氣主動說：「我見過皇帝海爾・塞拉西。」在座眾人全抬起頭，一臉驚訝。

「示巴莉耶和我的婚禮盛大又精彩。我那時眞是樂翻了！我穿著新的西裝，她穿白色婚紗。

典禮在東正教教堂舉行，非常盛大，有許多親友參加。我們走下教堂階梯時，皇帝正坐在車隊裡的一部大車上，沿著馬路駛過來。他喜歡婚禮，於是要座車停下，然後下車，向我們揮手示意。我太太和我跑過馬路，跪在他面前。他穿著特製的王服。」

蓋塔秋回想起御用的絲絨、小牛皮革、金質肩章和銀質獎章、鑲了珠寶的戒指和搭扣，頓時滿臉笑容。對國王陛下的回憶，使得蓋塔秋飽經風霜的臉泛出光采，讓房間裡的每一個人都沾染了喜悅。皇帝塞拉西的侍衛攔住群眾，只讓這對新婚夫婦來到國王跟前。連握著亮晃晃武器跳下車子的御前侍衛，都友善地向蓋塔秋點頭。

「他把手放在我們頭上，祝福我們，賜我們幸福的生活。」語畢，蓋塔秋止住，未再開口。他臉上的喜色漸漸消褪。且再給他一點時間，讓他的唇品味海爾・塞拉西、皇帝、示巴莉耶這三個字眼的美好滋味，然後再回頭面對殘酷的現實。

不久，他就要帶著兒子回他那間沒有燃料沒有電，牆上貼著舊報紙禦寒的茅屋，躺上那張只是在高起的土平台上鋪著報紙充當的床。但他擁有這麼一個珍寶，那是來自遙遠而艷陽高照的某一天的回憶，那回憶裡泛著紅寶石、祖母綠和絲綢的光采，黑色大禮車的光澤久久不褪。他可是曾經蒙受神寵的呀，他讓皇帝摸過頭，賜過福。

「你兒子是陽性？」澤威杜問。

蓋塔秋搖頭。

精疲力竭的哈蕾格雯，只能想一件事：我最終還是要收下蓋塔秋的兒子。

33

六歲大的海諾克（Henok），時時在留意誰可以當他的新媽媽。

他打算按照哈蕾格雯收養他的方式，再找一個人來收容他。他見過背上沒揹寶寶的女人來找哈蕾格雯，心想，爲什麼不能找其中一個女人當他的新母親呢，讓她只專屬自己、對他呵護備至？來訪的女人裡面有些老了點（例如哈蕾格雯的妯娌阿萊梅胡），有些年輕了點（例如大學沒唸完的莎拉）；他在找一個完全合乎條件的女人。

只要知道有客人要來，他就站在哈蕾格雯家的前門附近等候。他裹著粉紅與青綠相間的女孩用防風茄克（從洗乾淨的衣物堆裡隨便一抽就塞給他穿上），但這並不減損他高貴的神情、光滑而嚴肅的面容、圓滾滾的眼睛、豐潤的雙唇。他很有耐心，捲起鼓脹的茄克袖子，好讓雙手活動自如。

我第一次在哈蕾格雯家院子下車時，海諾克立即眼睛發亮，望向我，露出好奇而友善的神情。不知爲何，他的興致很快就消褪。不知是因爲我的膚色和我的年紀，還是說計程車裡有個小孩與我同車，但我可以確定我不是他想要的女性。他可是個設定了標準的年輕人呢。

海諾克雖然把我排除在外了，每天卻仍很有禮貌對我打招呼。我總是停下來，從他鬆垂的粉紅與青綠的聚酯／尼龍材質的袖子裡翻找出他的手，與他握手。有時，他回我一個冷淡的淺笑後，很快就移開視線，望向我背後的金屬門，重新監看。我往旁邊閃開。更符合他條件的女性隨時可能出現，我不該擋住海諾克的視線。

在一個不是週末的溫暖早上，幾個幼童圍著他玩起假扮遊戲。有人捐贈了一只放在汽車裡的兒童安全座椅（但衣索匹亞境內的汽車少有配備安全帶者），這兒童座椅放在屋前鋪砌平整的地面上，那兒是小孩玩遊戲的地方。小孩像坐上寶座似的輪流坐進安全座椅，把洋娃娃頭上腳下塞進座椅裡，把小圓石藏進座椅的褶層深處（這些小圓石可用來玩拋石子遊戲，但衣索匹亞孩童的玩法裡面不把球彈起）。幼童手牽著手，攜帶著只有他們自己知道的任務，蹣跚走動。

只要有車子在門外按喇叭想進來，小孩的遊戲和工作頓時大亂。如果是個陌生女子開車進來，小孩更是激動萬分。單獨前來的女性訪客，意味著（真是難以承受的意味）還有母親在外遊蕩尚未被認領。

即使是不記得自己母親的小孩，也會突然覺得胸口發悶，一陣空虛。女性訪客晃動的身影一映入眼簾，他們就舉手致敬，或者陷入混亂。幾個原先在砂子地上興高采烈推著無輪玩具卡車前後滑動的小男孩，開始爭奪卡車；小女孩開始奔跑，然後跌倒，膝蓋或手掌擦過凹凸不平的混凝土地面而破皮，哭了起來。從小孩壓低嗓門哭泣的程度，可大概推測出那小孩失去母親已多久。即使是兩歲小女孩，假如已在無母親特別呵護的情形下生活了頗長時間，她哭時雖也會張大嘴，流著淚，卻不會哭出聲音。這類小孩已經知道，就算放聲大哭（這種大哭唯有母親能撫平），哭得再久，再怎麼上氣不接下氣，都不會有人來安慰，只能自己收拾難過，自己安撫自己，而且這會把乾淨的衣服哭濕，玩具還因此落入別人手裡。

剛剛步入青春期的少女，抱著高高的餐盤或是滿滿的衣服奶瓶，在院子裡從容行走，急於展示自己的能幹。失去父母的小女孩和少女，走出了這道馬口鐵皮圍牆，流落街頭，境遇將很悲慘。因此，只要有陌生人來訪，少女就會把更多工作攬上身，比如揹著嬰兒還捧一大壺水，或者洗床單又洗尿布，只爲了贏得訪客幾句「她們眞能幹！」「她們眞是得力幫手！」的稱讚。她們睜著鹿一般天眞浪漫的大眼，顯出易受驚嚇的模樣，拼命討好訪客，好讓自己有機會得到收養。她們怯生生低著頭，幾乎不與訪客四目相對。自從失去父母，她們的未來一片黯淡，求學生涯中止。以前一起上英文課、打排球、練習合唱的死黨，這時想必已遺忘了她們。她們在學期中突然輟學，自此消失。地主或男性遠親占去她們的房子。她們和還包著尿布的幼兒一起住在這與外界隔絕的收容所，她們的女性友人或老師（還沒死去的那幾個老師），不會想到這裡找她們。但她們懂得感恩！哈蕾格雯招待客人時，她們跪在客廳地板上，端上切塊的西瓜、裝著葡萄的碗，爲客人倒茶。訪客到來，引來騷動，但海諾克靜靜站在前門邊，胸有成竹，不爲所動。爲了博取訪客的青睞，他有自己的獨門秘招。抬起淚汪汪的臉，伸長胖嘟嘟的小手，或是那些年紀較大的女孩拿起掃把拼命掃地，這些都是老套了。這些招式，頂多能引起那些走出光鮮休旅車或破舊計程車的陌生女訪客投來片刻的注目，只能贏得趨前跪下的女士一番同情言語，有時可以贏得訪客把小孩舉起，擁入她飄著香水味的懷裡。但海諾克知道，使出這些招式的小孩，最後都無法和那些女性一同離去。

過去，哈蕾格雯讓每一個小孩都覺得自己是她的心肝寶貝。嬰兒給遞到訪客手上後，大力掙扎，伸長手要回到哈蕾格雯懷裡。她慷慨付出，讓他們同享她的愛，就像用餐時讓每個小孩都分到一盤麵包或米飯。她的付出原先看似源源不絕，無窮無盡，而且她樂於付出，心情愉快。她的懷抱撫慰了孩子們的創傷，顫動的雙手幫他們甩掉了憂傷。

但那時候院裡小孩不像現在這麼多。如今，家的味道淡了。海諾克不確定哈蕾格雯是否還記得每個人的名字。現在她改用暱稱來叫小孩，叫小男孩「馬穆什」(Mamoosh)，叫小女孩「米米」(MiMi)。

最初，只要有新來的小孩，海諾克就覺得不高興，看到哈蕾格雯慈愛對待每個小孩，他更是無法忍受。她對最可憐、最臭兮兮而沒有名字的小孩極盡愛撫，溫柔呵護，就和海諾克剛離開他的茅屋，住進這新環境時所受到的待遇一樣。她讓嗚嗚哭、有病在身的嬰兒睡她身邊，用披巾把嬰兒裹在她背後，形影不離。

海諾克把這個歸結爲：當媽媽的人都有這種古怪脾氣。

但，就在他覺得無法忍受和別人分享她的愛時，她不再像從前那麼慈愛了。哈蕾格雯在某方面開始收手。她仍然和孩子們在一塊，也管教他們，吼著要他們做這做那，把小孩子抓起，夾在腋下，往另一個地方重重放下，但她那種瞇著眼、慈祥和靄的性情，似乎不如從前了。

就是這時候，海諾克開始物色新母親。於是他嘆息，等待；他平滑的額頭擠出了皺紋，他是一個肩負無比重任的小哨兵。

□

然後，有一天，他心目中的理想母親降臨了。

那女人自己開車，俐落轉進院裡的私人車道，猛然停下車。不是搭計程車，而是開自己的車來。她穿針織連身裙，外面套著相稱的短上衣，短上衣以素色發亮的藍黑兩色線混合織成。人還年紀將近五十，有一張神情坦率的和善大臉，腰圍粗，淡褐色的頭髮隨意往後攏成一束。人還未完全下車，就高聲大笑對哈蕾格雯打招呼，扯開嗓門先交談。她講話的方式，與海諾克聽過的任何女性都不一樣；她的嗓門比較大，也更鏗鏘有力。她說的話，他一句也聽不懂，但無妨，他一眼就認定是她了。

他像個頂級飯店的門房，很有禮貌走向她，主動伸出手。「哇，看這小孩多可愛！」這壯碩女人叫嚷著，隨即握住他手。他蹦跳著衝上前，以免手從她掌心滑落。她把一只黑色大手提包甩過肩頭，他趕緊低下頭，以免被砸到。這女人是他進入哈蕾格雯客廳的通行證。有客人在場時，小孩假如進入客廳，通常會惹來哈蕾格雯蹙眉瞪視，或搖動食指暗示不行。他跟在他認定的新母親身邊，用比他平常快一倍的速度走向矮沙發。女士放開他的手，要扯順她壓在腿下的裙子，但他緊挨著她坐，腿貼著她的腿，把手又伸進她手，讓她握住。

她講得口沫橫飛，他一句也沒聽懂，但清楚聽到一個字：Ethiopia，「衣索匹亞」。他想，那是她的名字，他愛上這名字。

她是美國南方黑人，跟著傳教團來到衣索匹亞，住在阿迪斯阿貝巴。丈夫是牧師。邁入中年的兩夫婦，驚愕於成千上萬無家可歸的兒童流浪街頭，想幫點忙，也許考慮領養一個。

「這一個很討人喜歡！叫什麼名字？」她問，並把海諾克抱到大腿上，彷彿當他是才在學走路的幼兒。

「海諾克。」哈蕾格雯說，既爲海諾克的好福氣感到高興，又爲他的調皮而搖頭。即使被人緊抱著，他仍維持一貫高貴的姿勢。

「好，請告訴我海諾克的背景。」這新朋友說。

在這一刻，她看來是打算帶走他。

喝完咖啡、高聲交談、開懷大笑之後，這個名字其實不叫衣索匹亞的女人站起身。海諾克也跟著站起身。他想起和另外三個男孩合睡的雙人床上，枕頭底下，有一組木陀螺和細繩，他覺得該跑去拿，帶走；但他轉念一想，最好還是待在衣索匹亞女士身邊，以免錯過跟她走的機會，於是打消念頭。

他快步跟著。她打開車門時，他立正站她身邊。他研究她的表情，想弄清楚她的心思。

她把手提包丟進前座，上車，關上車門，搖下車窗，說了些道別話。海諾克望向哈蕾格雯，一臉絕望。

「妳覺得海諾克這個小朋友怎麼樣？」哈蕾格雯問。

「他是個乖小孩！」那女人說：「我回去一定會跟我先生談他的事。好嗎，小朋友？」她說著，突然捧住他的臉。他完全沒聽懂，但還是點了頭。

「好，改天見！」她高喊。

那女人開車走時，他退回到哈蕾格雯身邊。哈蕾格雯把手搭在他肩膀上，輕聲笑道：「她要回去問她先生你的事。」

他笑逐顏開。

□

海諾克自認已打敗所有競爭者，其實沒有。有個年紀較大的女孩，十五歲的孤兒，當時也進了客廳。她替那位女客人端上咖啡、切片的橘子，行了非常漂亮的屈膝禮。哈蕾格雯要她到櫃子拿份檔案夾，她遞上檔案夾時露出微笑，還說了一些英語。「她會說英語！」那美國女人很驚訝。

「噢，是啊，她成績很優秀。」哈蕾格雯說：「已經唸完國中二年級。」

海諾克只顧著讓自己的手給那女人握住，沒注意到那些。

幾天後，那美國女人打電話來談那個少女。雙方談定，那女孩先搬去與那對美國牧師夫婦住，如果住得愉快，適應良好，他們就會到衣索比亞法院替她辦理領養手續，到美國大使館替她辦簽證，以便日後一起回美國住。

一個星期後，海諾克以為名叫衣索匹亞的那個女人再度來訪，他興奮得不知所措，不知該先跑上前迎接，還是先回房間拿他的陀螺。最後他跑去拿了陀螺，放進口袋，坐在那美國女人身旁，高興得蹦蹦跳跳，抬頭直盯著她，並且撫摩、研究她的手。他對著更遠處的哈蕾格雯咧嘴笑。哈蕾格雯朝著他微微搖頭，但他不理會。

到了該離開的時候，他也準備就緒了！他站在駕駛座那側的後門邊，手輕搭在車門把上，等待指示。車另一邊，一夥人正依依不捨擁抱，說著祝福的話。然後那名少女鑽進車前座。衣索匹亞女士來到駕駛座一側，拉開車門，迅速坐進車子，發動。

「媽媽？」海諾克試圖挽回。

「大家再見！祝我們好運！」那美國女人高喊，車子倒退駛離。

「她又忘了我！」海諾克大叫。他飛奔回房間，趴在床上。

「她喜歡你。」哈蕾格雯安慰著啜泣的海諾克，坐在他身旁，輕撫他的背：「但是他們領養了那個女孩；我想，她先生不會再收養一個小孩。」

34

阿巴布日漸虛弱。

他是由砍柴為生的曾祖母送來這裡；三歲的身軀，竟比同睡一張嬰兒床的那些嬰兒還要嬌小。每天早上，哈蕾格雯發現他蹲在嬰兒床角落，全身濕透，睜著悲傷大眼往外瞧，皮包骨的手指抓著圍欄。看到哈蕾格雯走來，他笑了，但光只是微笑都會使他那大得不成比例的光頭支撐不住，垂了下來。

「你是我的心肝寶貝，對不對？」她朝他伸出一隻手。這時，他總用尖銳的指甲攀附，使勁往上爬，爬往她溫暖的懷裡，然後把頭靠在她肩膀上。

最近，他爬不上她的手臂了，頭幾乎抬不起來。

「不！」她心裡想：「不要連這一個也帶走。老天行行好，不要現在就帶阿巴布走。」

她想找醫生來看看阿巴布，但他認識的朋友裡沒有醫生。

想結識醫生，不是容易的事。一九九九年，衣索匹亞境內的醫生與病人比例是一比四萬八千，居世界最低。二〇〇三年，醫病比例是一比三萬四千，每位醫生所服務的病人數，比撒哈拉以南非洲地區的平均服務病人數多了四倍（美國的醫病比例大約是一比一四二）。

可是，哈蕾格雯想讓阿巴布看醫生。

她後來找到的這個醫生，將成為她生命中一位值得大書特書的人物。

她將要找到的這個醫生，原本有機會在遠離苦難與死亡的世界過著舒服日子，但他唾棄這樣的安穩生活。他身體健康，不為賺錢，也不為功成名就，一腳踏進災區（盧安達、索馬利亞、阿爾巴尼亞、蘇丹、薩伊、坦尚尼亞、賴索托、衣索匹亞），覺得：「這是我的戰場。」

他是個美國白人醫生，在此地家喻戶曉，很容易就可認出。據說只要有人來求診，不管付不付得出醫藥費，不管白天或晚上的哪個時候，他來者不拒。

他名叫瑞克・霍德斯（Rick Hodes），一九五三年生於紐約州長島。就他所知，從耶路撒冷到奈洛比（Nairobi，肯亞首都）的這塊地區裡，他是唯一一個不屬衣索匹亞國籍而信守猶太教禮儀的猶太人。他是「美國猶太聯合分配委員會」（American Jewish Joint Distribution Committee/JDC）的醫學主任，為衣索匹亞境內的猶太人（Beta Israel）提供服務。此外，他出於公益之心，也治療阿迪斯阿貝巴城裡貧民醫院與貧民區的幾百名病人。他在衣索匹亞住了將近二十年，說得一口流利阿姆哈拉語。

他膚色白，不高，身材健美如游泳選手；他是喜萊登阿迪斯飯店的健身俱樂部會員。這座紅色屋頂的義大利式豪華飯店，矗立在山丘上，雄踞該市的天際線高處。霍德斯每天從貧民區開車上來這飯店，脫下白襯衫、寬鬆長褲和金屬框眼鏡，跳入他們的戶外溫水游泳池，在流瀉著音樂的池水裡游個一千六百公尺。有一座仿衣索匹亞式茅屋的建築充當戶外燒烤美食餐廳；另一座較小的茅屋是發配昂貴白浴巾的地方。在如此豪華環境下，這兩座茅屋似乎比較像是南太平洋海灘邊的浪漫建築，而不像是衣索匹亞人的簡陋小屋。藍白條紋的傘上映著冒泡池水的反光。身穿小禮服的侍者爲裹著厚浴巾的客人端上冰飲。

霍德斯身上帶著游泳池的氯氣、桑拿浴和刮鬍膏的潮濕氣味，看起來永遠像是剛剛洗過澡，活力十足。他身上的白襯衫很正式，他剛剛才把從乾洗店送來時附在上面的別針和薄紙拿掉；他的卡其褲皺得非常厲害。他看起來好像很少上床睡覺。他在美國的友人，會在阿迪斯阿貝巴當地時間的凌晨兩點、四點或六點收到他的電子郵件，可以想像他正在樸素的臥室中央，盤腿坐在他凌亂的雙人床上，彎身敲打筆記型電腦，而臥室裡的醫學期刊和文章愈堆愈高。

霍德斯的聲音像男高音，但是鏗鏘有力，因爲，他眼鏡裡投出的和善眼神中帶著剛毅，他白皙而瘦脊的手臂裡含有不屈的力量。稀疏的褐色細髮分布在他頭頂後部，他一扯下聽診器，頭髮就跟著扯亂。與人交談時他眼睛睜得很大，像性情嚴肅的孩子收到一組學習用的化學實驗器材時那種眼神。

霍德斯與家人住在一處牧場式的磚造平房住宅裡。他的家人包括五名衣索匹亞養子和至少六名未經正式領養的養子，這房子則位在阿迪斯阿貝巴的住宅區街道邊，外圍隔著高高的石牆。屋裡，屬於一九六〇年代風格的長沙發和咖啡桌上，堆著高高的書籍和文件；滿是灰塵的木質地板上散落著襪子、足球、兒童踏板車和丁字形拐杖。跛著腳在屋裡四處走動的男孩們，每一個人的身體復原程度不同。他們裡面有人得了癌症，好些個則罹患了脊椎結核病。脊椎結核病若不加以治療，傷害會很大，脊椎會退化，小孩不良於行，最後終生臥病在床，長期受苦。霍德斯是在街上遇見這些縮著身子等死的孩子。養子梅斯芬（Mesfin），是他在貧民醫院的成人病房裡撿到的；這個雙眼明亮的男孩，出現在過度擁擠的病床之間顯得很突兀，他一個親人也沒有。另外，霍德斯還送出四、五十名衣索匹亞的成人或小孩到美國或以色列，去接受他們在衣索匹亞得不到的治療。養子們偶爾勸他討個老婆，但他至今仍是孤家寡人。他們知道霍德斯在以色列有過約會。霍德斯每每這樣解釋他為何無功而返：「我總是告訴我的約會對象：『妳不只要和霍德斯醫生這個好男人相處，還要跟一大家子的非洲男孩相處。』」對方聽了就打退堂鼓。還有一次他說：「女人得先跟你們所有人都見過幾次面了，跟你們相處融洽了，我才會見她。」

十四歲的帖梅斯根（Temesgen）來自遙遠的鄉村，是他未正式領養的養子之一。他媽媽生了九個孩子，如今只剩他一個。霍德斯在貧民醫院遇見這個東正教男孩，診斷出他的膝蓋腫瘤為骨癌。他安排帖梅斯根到阿勒特醫院（Alert Hospital）就診，醫生截掉他的右下肢。手術過後，霍德斯把他帶回家，施予六次化療。

同一天，同樣在阿勒特醫院，霍德斯遇見十一歲的穆罕默德（Mohammed），一個來自巴萊省（Bale）的穆斯林男孩。穆罕默德的左膝長了同樣的腫瘤。霍德斯安排他接受同樣的截肢手術，然後也帶回家，同樣施予六次的化療。這兩個因化療而亟需關愛的少年，拖著化療後不適的身軀，在屋前走廊上度過幾星期，把霍斯德累壞了。然後，兩人成為他的養子，在他家住下。兩人開始上學；穆罕默德這是第一次上學。

「學校同學問起你的腿，你怎麼說？」有天晚上在餐桌上，霍德斯問他們。

「我說我得了癌症，但現在已康復。」穆罕默德說。

「我不這樣說！」帖梅斯根說：「我告訴他們我碰上飛機失事。」但其實他所出身的那個村子非常偏遠，村民見過速度最快的運輸工具是驢拉車。

兩個男孩的鞋子尺寸一樣大。有一天，霍德斯帶他們去買鞋。帖梅斯根和穆罕默德挑了最炫的一雙運動鞋，兩人合著穿。

□

哈蕾格雯撥了霍德斯的手機號碼。電話接起，他正在看病，要她待會再打。

他當時正應幾天前所接下的請求外出看診。那是一個年輕男子用英語跟他說：「醫生，我姊姊生病了，起不來。」

霍德斯在阿迪斯阿貝巴市東北區的一處十字路口和吉貝爾（Kiber）碰面。吉貝爾大概十九歲，迎面就喊霍德斯「阿比」（Abi，「父親」之意），晚輩可以用這種尊稱喊長輩。他用力握了霍德斯的手，然後鬆手，沿著石子路跑，偶爾轉頭看霍德斯有沒有跟上。吉貝爾往右轉，躍過一道低矮的鐵絲圍籬，進入雜草叢生的一塊地。一棟綠色水泥屋座落在距馬路一段距離處，屋上的漆已剝落；一條小徑穿過高高的雜草，通往屋門。霍德斯摒住氣，把頭髮往後推，跟在這年輕男子後面低頭進入幽暗的房間。

霍德斯和哈蕾格雯一樣，每天看見流行病學的資料，而且是有血有肉的資料。日內瓦、華盛頓和巴黎那些研討會上的圖表，「說明」HIV常見於軍人、嬰兒、妓女身上。可是哈蕾格雯和霍德斯是「認識」這些軍人、嬰兒、妓女，他們與北半球會議室裡高高架起的條形圖、圓形分析圖、線圖完全是兩碼子事。

室內水泥牆上的漆剝落了，鋪在地板上的油地氈塊翹起了，不過有人試著做了美化補強。牆上貼著衣索匹亞觀光海報。房間裡最醒目的東西，就屬獨立式木質櫃台上所擺的當地所產的葡萄酒和威士忌酒。這裡是一間酒館，很可能還兼營其他生意。霍德斯不必探頭往後房看就知道裡面有一張床。

兩個女人匆匆走出，出現在從前門射進來的長方形光照區。她們穿迷你裙和背心式內衣，頭上頂著以逆梳方式梳高的蓬鬆髮式，向病人的弟弟吻了雙頰致意，並熱絡與霍德斯握了手。她們年輕而瘦削，都有一雙長腿，踩著高跟鞋的腳，走起路左搖右擺，濃妝艷抹，香水味濃厚。她們雙眼大睜，充滿驚恐，把霍德斯領到病人面前。

病人平躺在已磨光露白的沙發上，身上蓋著一張印有衣索匹亞航空公司字樣的毯子。

世界級的衣索匹亞航空公司，成立於一九四六年，在海爾・塞拉西當政時期與美國環球航空公司（TWA）合作成立。衣索匹亞航空的飛機經常載送第一次搭飛機的乘客出國。其中有些乘客會帶著滿心感激收下這麼一張天藍、青綠色條紋相間的機上用毯，他們伸出雙手，彎下身，從空姐手中接下這禮物。有些乘客，在開羅、巴黎、斯德哥爾摩、紐瓦克或華盛頓下機時，就把衣索匹亞航空的毯子穿上身。男人按照部落傳統方式把毯子纏繞腰際，甩過一側肩膀，如此穿在身上，神氣十足。女人可能拿毯子包住頭、雙肩，當作傳統披巾來使用。我看過一名男子，在飛機上進洗手間脫下所有衣物，出來時身上只裹了衣索匹亞航空的毯子，那毯子像紮了腰帶的牧羊人長袍，直垂到他膝蓋。還有男人把毛毯像斗篷一般披在肩上，在下巴下方打結，大搖大擺走出外國機場。衣索匹亞人很自豪於衣索匹亞航空，而且覺得這理當自豪。在貧窮地區或鄉下地區，搭飛機是崇高身分的表徵，那條藍綠條紋毯則是珍貴的紀念品。哪一戶人家擁有這種毯子，表示他們朋友的朋友裡面有人搭過飛機。

這個病人非常瘦，而且躺得很平，若不仔細注意，差點兒看不見她。霍德斯拉來一張椅子，在沙發旁坐下，輕輕拉開毯子。這個生病的女人穿著棉質浴袍，渾身散發尿騷味和久未洗澡的臭味。三十歲的她，比房間裡的女孩年長十歲以上。

霍德斯當下了解怎麼回事。這是個得了愛滋的妓女。他心想：「沒有抗逆轉錄酶病毒藥，我根本無能爲力。或許會發現是別的病，某個可以醫治的病，但恐怕機率不大。」

不過他不會後悔跑這一趟。

他心想：根據猶太傳統，每一個前來探病的人，據說都會把病患身上的病帶走六分之一。

霍德斯找到她的手，抓在手上晃了晃，說：「Tena yesteling」（願主賜你健康）。

她氣若游絲回答：「Tena yesteling。」但臉上毫無笑容。

「幾個月前她還好好的。」房裡一個少女先說：「她愈來愈虛弱，起不了床。我們把她搬來這裡，免得她孤單。她尿失禁，很臭。」

這個生病的女人名叫蓋莉拉（Gelila），她的狀況使她顧不得什麼難堪了。她盯著霍德斯的臉，眼睛眨都不眨，等他出手相救。

「我們替她拿了藥。」那女孩跑去拿了一瓶瓶身老舊的 Bactrim 抗生素給他看，說：「服了這藥，她好了些，然後身體又變差，現在就沒辦法走路了。」

想像著這兩個女孩拿著藥回到家那天，三人想必充滿希望的情景，霍德斯不忍。他猜測這兩個女孩大概是失去雙親，迫於貧窮，不得不賣淫為生，然後她們發現這裡竟有著意想不到的溫馨。這年輕女人成了她們的母親。

「這藥哪裡來的？」

「在梅卡托市集（露天的大市集）買來的。買對了吧？」

這藥沒有冷藏且已過期。但霍德斯說：「沒錯，可以。」

兩女孩互望，神情滿意。

「妳是不是覺得身體一邊比另一邊虛弱？」霍德斯問病人，先是以英語問，再用阿姆哈拉語問。

「醫生，你好厲害！」兩女孩中較愛講話的那個說：「就是這樣，是不是，蓋莉拉？」

蓋莉拉點頭，表示她的左側較虛弱。

「是漸漸變成這樣，還是突然發生的？」

「是突然發生。」那少女說：「現在好一點了。」

霍德斯心想：可能有腦部腫塊或腦部感染。非漸進惡化，這是好徵兆。但她看來很糟，以後不會康復。

他想：在醫療上，我是無能爲力了，不過我還是要幫她檢查檢查，但願能喚起「按手禱告的神奇功效」。但檢查這個動作可以帶給她希望，我不能剝奪掉她這個希望。

他詢問了發燒、咳嗽、精神狀況上的變化。

「妳們能幫她脫掉衣服嗎？」他問兩個女孩。病人的弟弟吉貝爾走出到院子裡。霍德斯看著這女人吃力脫下浴袍。

蓋莉拉瘦削憔悴。一兩年前她肯定是個大美女，但如今，隨著臉部緊縮、乾癟、凹陷，她褐色的大眼睛外突，連前額都開始禿了。霍德斯扶她坐起，測試她的反射反應，觸摸她腹部，測試她的臉部神經，再扶她躺下。

他心裡想著《塔木德經》上說的：「探視病人此一宗教義務，其基本精神在於關照病人的需求，辨明應該做什麼來使病人得益，陪伴病人使其不致孤單，爲病人祈求上帝恩典。」

「謝謝。」他客氣說道：「我現在要出去找妳弟弟談一談。」兩少女幫她穿上浴袍。

在院子裡，吉貝爾大步衝向前，再次用力握霍德斯的手，強自壓下不斷湧起的笑意。「怎麼樣，醫生？」他滿心期待。他終於替姊姊找來眞正的醫生！她終於有救了。

「吉貝爾，在沒有進一步檢測之前，我無法告訴你這是什麼病。但她看起來不對勁。我們想一想她是怎麼回事。她尿失禁，身體虛弱，身體左側出毛病。有時候肝病會出現這種症狀。她也可能是泌尿器官感染。我想知道她有沒有貧血，血細胞計數多少。我希望有她肝、腎、血液的檢驗報告。照個胸部X光會有用。」

吉貝爾連連點頭、微笑。

在衣索匹亞，許多事情大家是心照不宣。霍德斯心裡有數。

「當然，還有一種可能。」霍德斯繼續說：「就是愛滋病。如果你想做這方面的檢測，他們驗血時，請他們一併檢查她是不是愛滋。你還有什麼問題要問嗎？」

一聽到愛滋，吉貝爾的笑容頓時消失；但他重新擠出笑容，說道：「沒了，醫生，謝謝。」

霍德斯把他的診斷寫下來，說明該做哪些檢驗。

「我會籌到錢做這些檢驗，醫生。」吉貝爾保證：「我們在美國有個表親。」

「一拿到檢驗報告，就拿來給我。」

霍德斯回小屋裡向蓋莉拉道別。

他思忖著：在這裡我使不上力，我很想做出什麼，很想保住她的命。在美國的話，就可以討論該用哪種治療方式才對，但在這裡根本沒有「治療選項」這回事。三、四個月後她就會死。

「妳弟弟知道該怎麼辦。」他輕輕搖動蓋莉拉的手，向她告別。

《塔木德經》上說：「探視病人時，說話應注意，既勿讓病人燃起不實的希望，也勿以絕望的話語讓病人意志消沉。」

「很高興認識妳，我會替妳安排一些醫學檢驗，然後我們再談。祝妳早日康復。」

然後，霍德斯回了哈蕾格雯電話，承諾一有空立即過來見那個叫阿巴布的小男孩。

□

一星期後，吉貝爾來敲霍德斯診所的大門。他帶來了檢驗報告。三個年輕人謹遵霍德斯的囑咐，立即帶蓋莉亞去醫院。霍德斯表示欽佩。他希望檢驗出來的結果會說是在這裡就能治好的病，但他知道不可能是這樣。他走到門外，舉起蓋莉亞的X光照片對著陽光瞧。結果很清楚。尿液顯示有感染跡象，血液顯示只有輕微貧血，腎與肝正常。

「愛滋病檢驗呢，做了嗎？」他隨意問問。

「沒有。」

「好吧。」霍德斯說：「照這處方去拿藥，把那些舊藥瓶丟掉，看她有沒有好轉。」

這只是治標，他想。

「吉貝爾——」他喊住正準備離去的年輕男子：「我很希望能做個愛滋檢驗，以防萬一。如果是陰性，我們就可以針對可治之症更深入治療，如果是陽性……」他沒繼續說下去。

「我會盡量說服她去做，醫生。」

「如果驗出是陰性，立刻打電話給我。」

「謝謝，阿比。」吉貝爾雙手抱拳，匆匆一鞠躬，急急離開。

霍德斯再也沒有收到吉貝爾的消息。

結果一定是陽性，他想。

吉貝爾大概也沒把檢驗結果告訴他姊姊，以免她得知自己將活不了多久，心裡難過。

也可能她自己知道眞相，但一直瞞著吉貝爾。可能因爲這樣所以她不願去做檢驗，她不是怕面對眞相，而是不想讓吉貝爾和兩個女孩知道眞相，以免毀了最後幾個星期相處的時光。

□

霍德斯開著他的廂型車來到哈蕾格雯家那天，同行的還有一位美國紐澤西州的兒科醫生，圭拉（Julio Guerra）。

「哎，怎麼會這樣。」兩醫生在哈蕾格雯家客廳的水泥地上跪下，見了阿巴布同聲說道。

霍德斯站起，拿出袖珍筆記本，記下第一印象：「衰弱、發育不良、脫水、看來很糟很糟。」

圭拉也站起身，在筆記本裡草草寫下：「長期吸收不良，胸部與腿部肌肉有明顯肌萎縮跡象。」

霍德斯認爲：大概是個愛滋寶寶，但尚未接受愛滋檢驗，難說。

圭拉則覺得：看來不妙，但也可能是由其他病症導致的，例如長期腹瀉、長期寄生性感染，再加上營養不良。

「他做過ＨＩＶ檢驗了嗎？」兩醫生問。

沒有。

「妳餵他吃什麼？」

阿巴布喝純牛乳。「他可能對牛乳過敏。」圭拉推想：「他可能需要大豆基質配方。衣索匹亞有大豆配方？」他問哈蕾格雯。

她沒聽過，也不知道那是什麼。

「我們有。」霍德斯說。

「他看來很餓。」兩醫生意見一致。

「沒錯，我也這麼認爲！」哈蕾格雯說：「那個大頭不像是得愛滋的樣子。他來這裡時就那樣。我每天晚上起來陪他幾次，他到現在還是長那個樣子。」

院裡的小孩圍著大人和阿巴布，很想博得注意。霍德斯轉向他們，順他們的意蹲下來，抽出聽診器，開始聽每個小孩的胸部。霍德斯一臉正經，用阿姆哈拉語問一個小男孩：「你有幾個肚臍？」

「幾個？」那男孩說：「我有一個。」

「哈，對，對，衣索匹亞人只有一個肚臍。」霍德斯的口氣很難過。

「那白人呢？」那男孩一臉狐疑問。

「我們的肚臍數目每天不一樣。」霍德斯說：「我來瞧瞧……」他往自己襯衫裡瞧：「哇！我今天有三個半。」

小孩開始大笑，其他小孩擠過來看。

「你有幾個奶頭？」霍德斯問第二個男孩。

「兩個。」那男孩說：「你們白人有幾的？」

「我們有八個。」霍德斯說：「跟狗一樣多！」眾小孩樂得尖叫。

準備離開哈蕾格雯家之前，圭拉醫生從皮夾裡抽出一百美元，遞給哈蕾格雯去買大豆配方。霍德斯告訴她：「帶他去檢驗一下。」

隔天他又登門，送給阿巴布一份高劑量的「綜合維他命」和一劑除蟲藥。「如果是HIV，他活不了多久。」他告訴哈蕾格雯：「那麼我就無意再讓他多拖一個星期。但如果只是健康不佳，不是HIV，這兩樣東西就會很有幫助。我們盡力讓他撐下去，爭取一點時間查明他是什麼毛病。」

35

哈蕾格雯叫了計程車，抱著阿巴布爬進車裡，並要一個六歲小女孩基迪絲特（Kidist）也上車坐她身旁。基迪絲特的母親死於愛滋。哈蕾格雯看她沒事，但先前來訪的兩位醫生建議把這小女孩也帶去檢驗。

基迪絲特得知要出門，興奮得不得了。整個早上費心於穿著打扮，還請了人（顯然是與她同年紀的人）打造髮型：整個頭上有十五條直直豎起的小辮子，活像小孩所畫下的太陽。

基迪絲特跪在座椅上往後車窗外看風景，充滿疑問和觀察：那輛公車要去哪裡？公車是誰在開？看那些山羊！

但是，有一個病重的小孩對於這趟難得的出遊毫無喜悅之情。阿巴布不像興奮的基迪絲特那樣細看窗外風景，對著高樓指指點點，還說不知能不能吃到冰淇淋之類的話。他痛苦不堪，而且認爲痛苦會沒完沒了。在診所裡打針，讓他確認了人生就是一連串痛苦的經驗。他張開嘴，但發不出聲音，連喊叫的力氣都沒有。但在最後一刻，他突然顯出一丁點力氣，把針頭掙脫掉；護士沒抓穩，阿巴布的血滴了幾滴在她手腕上。她趕緊跑去拿漂白水倒在皮膚上。

針扎進肉裡，基迪絲特嚎啕大哭，大失所望。她費心打造了新髮型，就只是爲了來打針？坐計程車回家的路上，哈蕾格雯請司機繞路去買冰淇淋安慰基迪絲特。

那個星期稍後幾天，哈蕾格雯來到那診所的窗口排隊，等著領取兩個小孩的驗血結果。阿巴布是HIV陰性；她大爲驚訝。

哈蕾格雯打電話給霍德斯醫生，告知阿巴布的驗血結果。

「那好，可能只是對牛奶過敏所導致！」霍德斯說得很大聲，高興收到這好消息：「接下來就讓他吃大豆配方。」

□

霍德斯接到哈蕾格雯的電話時，他人在仁愛傳教修女會（Missionaries of Charity）的「貧病與垂死者之家」（Home for Sick and Dying Destitutes）。這兒的水泥地板和水泥階梯上，到處躺著瘦弱、鬍髮未刮理的男人。

霍德斯與哈蕾格雯講著電話的同時，虛弱的老人從各角落拖著腳走向他。這些男子臉部凹陷，衣服鬆垮垮蓋著瘦削的身體，並用細繩當皮帶纏繞腰際，以免褲子下滑。他們脫下鞋子，走到近旁，把臉湊近霍德斯面前，同時把雙頰往下拉或把眼皮往上扯。

「上次我來這裡時，我帶了一批從美國運來的眼藥。」他想起：「他們認爲我對眼睛問題有興趣，於是突然每一個人的眼睛都有毛病。」

這些男子過去都曾是生龍活虎的人，其中有些原先長得還頗帥氣。過去，有人特別擅長足球動作，擁有漂亮的女朋友，或者喜歡看電影、聽音樂、看世界杯足球賽。有些人曾在自己家裡牆上釘了運動海報，擁有自己最喜愛歌手的錄音帶。在院牆外，他們有父母、祖父母、兄弟姊妹、妻子、小孩。然後，愛滋病毀掉這一切。

許多人後來得知，他們還使得妻子或女友受感染。有些人得知自己的寶寶出生時就感染了。有人眼睜睜看著自己寶寶死去，有人理解到他們是在婚前或婚後在外面風流後，把這病帶回家。

大部分的人尚未從這不幸中回過神來，仍然一臉茫然。

霍德斯可以治好愛滋病導致的某些機會性感染，但沒有抗逆轉錄酶病毒藥，他們的命，他一條都保不了。這一點，這些男人大部分都知道，而知道了後也就不怪他。

霍德斯穿過敞開的門口，進入一舞廳大小的病房，病房裡塞滿了雙頰凹陷、面黃肌瘦、虛弱不堪的男人。這些病人的病情比外面那些病人邁入更晚期。他們是兩、三個人擠一張折疊床，有幾個則躺在水泥地板上。許多男人看似陷入昏迷或甚至已死，但一察覺到詼諧開朗的霍德斯醫生走近，立即勉力撐起身子。這些瘦得只剩一把骨頭的病人，把手高舉與他擊掌或與他握手；他們咧嘴而笑，露出沒有牙的空洞嘴巴。他知道數十個人的名字。他按過每個病人的手，費了好一番工夫才巡視完所有病床。他在每一個口袋裡都放了小型藥物，包括護唇膏、肌肉鬆弛劑、咳嗽藥。凡是病人提出要求，他便俯身聽診。

「霍德斯。」有個病人以生疏的阿姆哈拉語喊他，聲音低沉而沙啞：「我太太病了。」

霍德斯知道這人的母語是奧羅莫語（Oromo）。奧羅莫人口三千萬，占衣索匹亞少數民族人口的一半以上。「貝基拉（Bekila），她可以打電話給我。」霍德斯說：「知道我的電話號碼嗎？」

「不知道。」

「噢。」霍德斯從袖珍筆記本撕下一頁，寫上電話號碼遞給他。

「Gelaytoe-minh（謝謝）。」那男人以奧羅莫語說：「Negatie（再見）。」

「Ree-behn-senh-m-fakoni。」霍德斯以他所知的一點點奧羅莫語鄭重向他說再見。

這個叫貝基拉的男子把身體躺平，心滿意足。今天他做了一件事，而且是一件好事。他替垂死的妻子找到救命恩人。

霍德斯走出病房另一頭門口時，用阿姆哈拉語叫嚷，引來整個病房的人噓叫、狂笑。「今天午餐有好吃的！」他叫嚷：「我聽說他們準備的菜裡面有美味的豬肉和土狼肉。」這兩種肉是穆斯林和衣索匹亞基督教徒不准吃的東西。這些病人又輕聲笑了頗長時間才停。

□

在這個因藥物缺乏而使醫生束手無策的國度，聽到阿巴布沒染上HIV，的確令人雀躍。阿巴布坐在哈蕾格雯大腿上，抓著裝有大豆配方的奶瓶拼命吸。天黑時分，哈蕾格雯覺得他的臉變得稍豐潤一些，眼睛不那麼凹陷了。幾天後的早上，哈蕾格雯看到他已在嬰兒床裡坐起等她。隔天，他見到她，迎面就是燦爛的笑，跳入她懷中。那星期最後一天，他已能走路；再過一個星期，他能跑了。到了第三個星期中間，他邊跑邊高聲笑，病弱無力的過去已給拋到九霄雲外。

衣索匹亞境內奄奄一息的病童，並非全因為愛滋病。由於診所和醫護人員太少，每天都有小孩死於腹瀉、脫水之類尋常病因。阿巴布差點因為牛奶過敏而餓死。雖然診斷出正確病因，但以他家境的赤貧和國家的困窘，政府資源的分配不當，世界資源的分配不當，若沒有霍德斯的濟助，下場大概也和得了愛滋一樣，只能無助死去。

哈蕾格雯寄了封感謝函給霍德斯，隨函附上一張照片。照片中，阿巴布穿著長及腳板的睡衣，懷裡滿滿抱著玩具。照片照得模糊，因為這個小男孩跑得很快，相機焦點沒有對準。

□

不過，那一天從那診所裡傳出的不全是好消息。那個快樂的女孩，基迪絲特，驗出是HIV／愛滋陽性反應。

德蕾莎修女仁愛傳教修女會的「嬰兒與孩童孤兒院」（Orphanage for Babies and Children），已為感染HIV／愛滋病的孩童設立了一新機構。哈蕾格雯又是請託，又是打電話，又是懇求，終於讓基迪絲特進了該機構。她認為，衣索匹亞如果有人能為孩童拿到抗愛滋的愛，非德蕾莎修女會的修女莫屬。

這個新孤兒院，外觀像是有錢人才供得起孩子就讀的私立學校，幾棟低矮的沙岩建築矗立在綠色草坪上，院裡有幾座亮麗的金屬製蹺蹺板和一張戶外乒乓球桌。但是，和埃納特之家與哈蕾格雯家一樣，這機構沒有愛滋藥，未來也不可能有。在衣索匹亞，沒有孩童能得到針對孩童的抗愛滋藥治療。這些修女能爲小孩治好因愛滋導致的機會性感染，但治好之後，她們所能做的就是盡可能讓小孩平和死去。

聽到自己要搬出去，基迪絲特雙頰鼓起，大爲吃驚，後來還是把這當作另一場冒險，乖乖接受。計程車來接她的那天，她帶了一個裝零錢的塑膠小錢包，錢包靠長鍊子側揹在肩上，錢包裡面有她掉下的一顆牙。她和哈蕾格雯坐在後座，晃著踩不到底的腳，滿心興奮。她曾是父母的掌上明珠。她信心滿滿，認爲前來迎接她的是愛（說不定也有冰淇淋）。

36

洽

爾圖（Chaltu），八歲女孩，孤兒，一年級生。

畢尼亞姆（Biniam），兩歲男孩，父母雙亡，由凱貝列送來。

漢娜（Hana），八歲女孩，一年級生。

塔莉夸（Tariqua），十歲女孩，由凱貝列送來。

海爾迦布里爾（Hailegabriel），十四歲，九年級生，父母雙亡。

來了一個瘦骨嶙峋、膚色黝黑的十三歲男孩。剃短了髮的頭很小，與窄小的肩膀一起掛在這過度瘦長的身軀和長長的雙腳上。他搭驢車走了不知多少天才抵達，非常客氣地對每個人打招呼，但他的招呼語沒人聽得懂。他原以爲要睡在地板上，沒想到竟能和三個男孩共擠一張折疊床，既驚又喜。他聰敏又健壯，能削木頭，能綁出牢靠的結。幹雜活時，他壓低聲音反覆唸著什麼，沒完沒了的喃喃自語，聽不清楚他在唸什麼。晚上他念念有詞直到睡著，早上起來，差不多清醒了，他嘴巴就開始動，唸著什麼東西。他可是來自接近蘇丹邊界的努埃爾人（Nuer）？他不懂阿姆哈拉語（這是衣索匹亞的官方語言之一），然而衣索匹亞境內有八十四種使用中的語言和五種已死的語言，包括幾種古老的教會用語。訪客用奧羅莫語、古拉蓋語（Gurage）、索馬利語、提格里尼亞語（Tigrinya）、哈拉利語（Harari）或阿拉伯語問他，他都沒反應，只是歪著頭客氣微笑。

哈蕾格雯帶他到梅卡托市集，讓他站在雲集的攤販和來往的購物者中，要他大聲唸出他平常唸的東西。一名顧客注意到了他話中意思或抑揚頓挫，斷言他是在唱頌他祖先代代相傳的口傳歷史。

他很顯然自小就被教導著要不斷唸誦他族人的神話、傳說與宗譜，好把這些深印於腦海，再傳給下一代。而今這男孩與父母、長輩、恩師、宗教領袖和族人相隔兩地，他滿腹的口語歷史該傳給誰呢？那種損失不是冷冰冰的統計數據所能衡量。

這男孩得到一件破舊的褐紫紅色針織套衫，還可以和其他小孩一起去上學，他大爲高興。有天晚上，哈蕾格雯認出他在床上喃喃唸誦著的東西：阿姆哈拉語的字母表。他族人悉心灌注在他這聰明男孩腦子裡的歷史和神聖傳說，漸漸被他淡忘了。

□

在馬口鐵皮牆四面圍起的哈蕾格雯家裡，喧鬧、混亂、不滿與日俱增。白天晚上，時時刻刻，都有哭聲。院子裡的大人漸漸聽而不聞，習以爲常。

一天，有個一歲大的嬰兒，在嬰兒房裡死命尖叫了好久。原來她本已被放進有遮篷的推車裡，也穿好了衣服，準備迎接一天，卻就這樣被忘在那兒了。

還有一天，有個學步的小孩，坐在屋外的幼兒塑膠便盆椅上，突然淒厲尖叫。原來是院裡孩童所收養的一隻流浪狗找那小女孩跟牠玩，跳到她身上，抓傷了她裸露的大腿。她驚聲尖叫，困在便盆椅上，與這冒失狗四目相對，卻無人來營救。

別費卡杜（Befekadu），八歲，由鄰居送來。

達威特（Dawit），十歲男孩，由HIV陽性且已發病的媽媽送來。

達格瑪威特（Dagmawit），四歲男孩，流落街頭，由凱貝列官員送來。

丹尼爾（Daniel）、尤塞夫（Yosef）兩兄弟，十歲、七歲，父母死後由其叔叔送來。叔叔太窮，養不起他們，因為叔叔已經收養了其他幾個淪為孤兒的侄子侄女。

說什麼為了紀念阿特特蓋布而以她的名字替這收養中心命名，算了吧，誰有閒工夫去紀念？誰會想到或感覺到這層意義？

哈蕾格雯沒有一刻屬於自己；到處是小孩。白天，晚上，院裡都和阿迪斯阿貝巴街上一樣擁擠。又暗又可怕的茅廁裡，無時無刻都同時蹲著至少三四個小孩。她的床上爬滿小孩。吃飯時兩個小孩擠一張椅子，共用餐盤和杯子。幾個小孩共用一支牙刷，她根本不忍去想。衣服共用，沒有男童裝、女童裝之分，所有衣服因為穿過多次，又沾上泥土，全都變得灰黃。她不再記得所有小孩的名字和年齡，也不記得他們什麼時候來，來自哪裡。

如果要她找出只屬於自己的東西（就像一個人摸黑在抽屜裡翻找，憑著感覺找出所要的東西），結果仍然是女嬰梅娜，那第一個由警方送來的棄嬰。梅娜如今已蹣跚學步，每一天都讓人覺得她胖乎乎、更討人喜歡。笑時露出白亮的嬰兒牙，頭頂一頭鬈髮。她喊哈蕾格雯「媽咪」，日子過得無憂無慮。

有時在夜裡，如果梅娜已和其他一兩歲的嬰幼兒擠在一張嬰兒床裡睡著，哈蕾格雯會躡手躡腳去找她。

旁人或許會認爲她偶爾會想自獨睡一張床，讓小孩睡在別處，自己享受難得的淸靜。但，獨處仍然是她極力抗拒的東西。她害怕沃庫死後、阿特特蓋布死後、還有自己死後那種生死兩茫茫的永恆幽暗。

因此，她把那個可愛、溫暖而沉重的寶寶抱回床上，放在自己懷裡輕搖。

□

巷子裡的小孩還是搶著要進來。白天晚上都有穿得破破爛爛的調皮小孩來敲她家的金屬院門，睜著黑色眼睛，微笑著乞求她收容。

「走開！去！」哈蕾格雯皺眉喊叫，拍手趕他們走。他們一溜煙跑開，停在附近一散布岩石和雜草的露頭上。她一轉身入內，他們又衝下來敲門。一有車子開進院裡，這些小孩就偷偷溜下，想躲在車旁混進來。

她自以爲已識破小孩的技倆，有一天才知道自己著了一個小孩的道。

那一天，一個嬌小而一身整潔的女人上門來，以高而快的語調說：「這位太太，不知妳家裡有沒有需要我幫忙的地方？我能煮飯、洗衣、打掃、照顧小孩。」她像隻麻雀，兩隻小腳同時蹬蹬跳著走來。她臉小而尖，臉上泛油光。她話講得太快，哈蕾格雯隔了片刻才理解她的請求。

「我隨時需要人手。」她嘆口氣：「但沒辦法付妳報酬。」

「只要供我吃，我就來幫忙。」講話快速的迪吉絲特（Digist）說：「妳已經養了我兒子，我很感激！」

「誰是妳兒子？」哈蕾格雯驚訝問道。

「海諾克！」

「噢？請進，請進。」

「海諾克，你怎麼從沒告訴我？」哈蕾格雯請迪吉絲特在客廳坐下時叱責他：「你有個這麼好的媽媽，為什麼還要找新媽媽？」

「因為我要幫我媽媽！」這男孩說：「如果有別人家收養我，我會變有錢，然後我就有錢買吃的給我媽。而且我要買房子給她！」

海諾克的媽媽神情難過點了點頭說：「我什麼都沒辦法給他。」

「妳生病了？」哈蕾格雯輕聲問。

「沒有！」這個活力十足的女人說：「我離了婚，我很健康。」

海諾克，這個鬼靈精怪、一心要找個新媽媽投靠的小男孩，眞是個精明的推銷員。這一帶這麼多襤褸的小孩，就是他有辦法讓哈蕾格雯相信他迫切需要棲身之處，讓她收容他。

「海諾克，」哈蕾格雯以驚奇口吻再度說道：「你那時候在想什麼？」

他仍在替自己辯護。他見識過當媽媽的人會有什麼遭遇，那些活生生呈現在他身邊。見到媽媽一切安好，他很安心；但這還不夠穩當，因爲所有媽媽不都是說了「我很好，只是有點累」之後就撒手人寰。他要趁這件事發生在自己身上之前，找個健壯的本國女人或外國女人，找個能幫助他養活自己親生母親的女人來當他的新媽媽。他堅持立場，沒有道歉。他的計畫實在高明。他眞是一家之主。

哈蕾格雯驚訝得說不出話來斥責她。

「那麼，」她對著迪吉絲特無奈一笑：「妳想待下來？妳可以幫我打理嬰兒房。」

於是迪吉絲特住了下來，負責照顧病情最重的嬰兒。這兒現有六個嬰兒輪流進出醫院，他們一生下來體重就過輕，營養不良，可能是HIV陽性。在這之前，都由哈蕾格雯在醫院過夜陪他們——在衣索匹亞，讓住院的親人單獨留在醫院是件危險的事。如今這工作由迪吉絲特接手。一有小孩住院，迪吉絲特就在兒童病床旁打地鋪過夜。

海諾克繼續尋覓新媽媽，一個備用的媽媽，最好是終生保固的媽媽。

37

在某個原本平淡如常的早上，突然來了援助。

有個來自馬爾他島（island of Malta）的女子打電話給哈蕾格雯，以英語自我介紹，希望登門拜訪。哈蕾格雯很客氣回覆：「當然歡迎之至。」於是，一個上了年紀而活力十足的橄欖膚色女人來到她家，坐下喝咖啡。她穿長裙和登山短靴，頭髮發白，剪成男孩髮式。她對著圍在她身邊的小孩笑，低聲溫柔對他們說話，笑時臉上擠出皺紋。她的指甲彎曲，而且褪了色。她從裙子口袋抓出一些硬糖，塞到小孩子手裡，然後打開一個癟癟的公事包，說明來意。她說她在馬爾他經營一家收養機構，知道有幾對夫婦打算收養衣索匹亞嬰兒；她想了解哈蕾格雯這裡有沒有父母雙亡的嬰兒，願不願意把他們送到國外？「當然得讓他們受過檢驗。」那女子說：「我們只能安置HIV陰性的嬰兒。」

「這事該怎麼做？」哈蕾格雯問：「總不能把嬰兒抱了就離開……？」

「我和馬爾他的方濟會所屬的一家孤兒院合作。」那女人說：「那裡的修女得到貴國政府的允許，可替嬰兒安排國外收養。如果你願意把嬰兒給我，我會把嬰兒交給那些修女。我們得確認嬰兒確實是孤兒才能收。」

她們兩人走進哈蕾格雯臥室看嬰兒，哈蕾格雯床上躺滿正在午前小睡的嬰兒，睡相安詳，一圈圈陽光灑在他們身上。沉睡的嬰兒抖動了一下，把鼓鼓的濕屁股從一邊翻到另一邊。「他們眞是可愛！」那女人低聲說，並從公事包裡抽出衣索匹亞政府發給她的證明文件和一本小相簿，相簿裡放著幾戶收養家庭其樂融融的生活照。

這對哈蕾格雯來說是個天大的好消息。她問：「那些家庭把他們當自己小孩一樣撫養嗎？」

「噢，老姊，拜託！他們眞的對他們視如己出。」

「不會把他們當僕人來用吧？」

「哈蕾格雯太太，他們把小孩冠上他們的姓。他們上法院辦理正式領養手續，把他們當自己小孩。妳知道有些夫妻是生不出小孩的吧？他們有『不孕症』。」

「我知道。我們國家也有這樣的夫妻。但他們爲什麼不領養自己國家的小孩？」

「我們那裡小孩太少！別問我爲什麼。女人晚婚，想要拚事業，到三十五或四十歲才成家，對某些女人而言，這年紀生小孩已經太遲。」

「在我們國家，四十歲就當祖母了。」哈蕾格雯說。

「不知爲什麼我們就是缺小孩。全歐洲的出生率在下降。學校一所接一所關門。由於有避孕措施和墮胎制度，非婚生嬰兒沒有以前多。而且未婚少婦生了小孩後會留著自己養。以前我替這類非婚生嬰兒安排收養出路，但如今，未婚生子遠不如過去那麼丟臉。」

哈蕾格雯置身於一個處處冒出小孩的非洲大陸之東，聽說到這樣一個充斥著大人的世界，她覺得既陌生又冷清。她在腦海裡想像那些開闊氣派的街道、光鮮亮麗的商店、修剪整齊的樹籬、穿大衣戴帽而井然有序的行人，以及空蕩蕩的校園和公園。在小孩稀少的國家，渴望擁有小孩的女性，自然會向嬰兒多不勝數的南方炎熱大陸伸手求助。

衣索匹亞的情況相反，由於貧窮、乾旱、饑荒、肺結核、瘧疾、HIV／愛滋病、獨裁、小型武裝衝突和戰爭之故，衣索匹亞缺少的是成年人。

赤道兩側的對比令她心痛。膝下無子的歐洲夫妻渴望擁有嬰兒，即使是衣索匹亞的嬰兒都好；而衣索匹亞嬰兒朝著大人，甚至是白膚色大人，乖乖舉起手，心裡想著這人可會是我的爸爸媽媽？像一隻睜開眼看到了哪個東西會動就跟著那東西走的小鴨子，一心想讓未來的爸媽留下印象。

「那好，請幫忙。這是我的榮幸。麻煩你了。」哈蕾格雯用動作朝她房裡的嬰兒示意。

這個嬌小而敏捷的馬爾他女士，俯身看著一顆顆鬈髮的小頭，彷彿是要在開滿秋海棠、梔子花、翠雀、丁香的芬芳花園裡摘下一朵花。陽光灑在她身上。她哼著歌靠近，像隻蜜蜂。那一刻令人陶醉，彷彿置身童話世界；這些命運多舛的孤兒裡面，即將有一個要交上好運。她伸手想抱一個十五個月大的女孩，那女孩睡得滿臉通紅。正是梅娜。哈蕾格雯趕緊上前，抱起梅娜放在肩上，示意那女人改挑別人。「好險！」她心裡想。即使已把最心愛的女孩抱在懷裡了，她受怕的心仍怦怦直跳。

「這個可愛的小傢伙是誰？」那女人輕聲說，並輕輕把一個睡得打呼的男嬰翻過身來。

「他叫阿貝爾。」

「年紀多大？」

「五、六個月。我去拿他的檔案夾。」

那女人抱起男嬰，輕輕撫弄他纖細的手指，然後改用手掌托著，感受他沉沉的身體。他眨眼醒來，開始扭動身子想掙脫。屁股在她短上衣上留下一圈濕痕。

「我可以要他嗎？」

「妳一定得爲他找一個很好的人家。他是個很好的男孩。」

「我幫他找最好的人家，我保證。」那個嬌小女人把男嬰放回床上，讓他仰躺，然後彎身吻了他的額頭。他裹著毛巾布的圓滾滾腳丫，在肚子上方揮舞。那女士伸出她有著尖銳彎指甲的手去握哈蕾格雯；她用力一握，表示她一定會守諾言。阿貝爾突然翻過身，爬過其他嬰兒開始逃，兩婦看得大笑。

北半球的富與南半球的貧，是一道錯綜複雜而難解的問題；這問題具體而微顯現在非洲一隅的這個晴朗早晨，這間凌亂酷熱的臥室裡，兩個矮短身材、頭髮花白的寡婦，管理著一床沒有母親而扭動著的嬰兒（對她們而言，這件差事有點痛，有點難，而她們年紀也有點大了）。

□

那個頭髮花白、留著男孩髮式的馬爾他女士，把阿貝爾放在她車子的後座，用層層毯子築起的舒適小窩裡。當天晚上，她打電話來說，阿貝爾已送到耶穌聖心方濟修女會（Franciscan

Sisters of Heart of Jesus）那裡；她們會照顧他，爲他辦理送出國的法律手續。她本人不久後會飛回馬爾他，希望兩個月後再回衣索匹亞時就能報上好消息，說已爲他找到了領養人家。

哈蕾格雯後來得知，已有十餘國的領養機構在阿迪斯阿貝巴設置辦事處，其中有些也已開辦孤兒院和收養中心。他們雇請本地人當愛心媽媽和律師。這些機構的代表得知哈蕾格雯收容了健康的棄嬰之後，一個個找上門，爲西班牙、加拿大、義大利、荷蘭、瑞典、挪威、紐西蘭、澳洲、德國、美國的夫婦，尋覓可領養的幼兒。

凡是從事跨國領養這項義行的人，第一個辦法就是將孤兒安置在自己國內的親戚、朋友或別人家裡。沒有人認爲靠著領養就能解決一整代因疾病而淪爲孤兒的小孩問題；也沒有人敢如此托大誇言。但領養是一個差強人意的做法——在不願投注足夠經費或放寬藥物管制以遏制愛滋病的工業大國裡，有一些人家對幾個孤兒伸出了援手。

漸漸的，來到哈蕾格雯家的健康嬰兒（特別是女嬰！他們都想收養女嬰），還沒機會與年紀較大的小孩培養感情，很快就被認養領走。經過梳洗、在襁褓中沉睡、一頭鬈髮的嬰兒，從哈蕾格雯手裡轉交到領養機構的員工手上；嬰兒在一陣握手、親吻與熱切的話語中離開。年紀較大的嬰兒和剛開始學步的幼兒，一開始也許又踢又哭，驚恐萬分，想回到哈蕾格雯懷裡，但她以輕柔溫馨的笑安撫他們的抗拒，心知這是最好的安排。

年紀更大的小孩，知道那些嬰兒出了馬口鐵皮圍牆後，即將享有美好的事物。自己要不要步行離開呢？不，這點子很糟，他們知道。年紀較大的小孩假如徒步離開，最終可能落得無家可歸、挨餓或出賣身體來填飽肚子的下場。要離開，就得在有人護送之下走出大門，要有衣索匹亞或外國女性商人陪著，坐計程車或私家轎車風光離開。每一個小孩都希望能有這麼威風、這麼隆重的離別場面。

大一點的小孩往後站，看著。他們不懂跨國領養的法律問題或行政程序，但他們出於直覺都知道一個基本事實：外面有很多母親，甚至還有父親。海諾克一點都沒錯，可以在場旁觀，等待一個媽媽出現。

計程車或廂型車響起快樂的嘟嘟聲，司機開心揮手告別，哈蕾格雯往後退，與那些無緣離開的小孩站在一塊兒。她把手搭在他們肩上，試著讓他們知道她愛他們，而她是他們的媽媽。但她不是他們的媽媽了，現在媽媽太多了。有些孩子瞧著地面，抖開她搭在他們肩膀上的手，把頭一低，退開，拖著腳走回自己寢室。凡是有幸運兒離開的日子，留下的小孩就覺得院子裡格外冷清，無聊得讓人難受。

可是，嬰兒赫旺（Hewan）將成爲領養家庭裡的夏娃（Eve）；希路帖（Hirute）成爲路得（Ruth）；尤埃爾（Yoel）將成爲約珥（Joel）；米奇亞斯（Mickias）成爲米奇（Mickey）。貝凱列也許會改叫約書亞（Joshua）；丁凱涅什（Dinkenesh）變成艾米莉（Emily）；傑拉倫（Zelalem）是保羅；帖梅斯根可能成爲亞歷山大。

□

內心尚未承認該怎麼做才對，身體已告訴她答案。夜裡，哈蕾格雯緊緊依偎著女嬰梅娜，親吻她光滑的臉頰、緊閉的眼皮。恐懼與離別之情湧上心頭，她的心再次怦怦猛跳。她努力要拋開內心的痛苦。她告訴自己：妳是個老女人，只是你沒有察覺到。還來不及養大她，妳就會死去。她從來就不是妳的。她只是有這麼一小段時間屬於妳罷了。

她理解到自己這樣緊抓著梅娜不放，並不是最高貴的情操，而是一種私欲。朋友稱讚她無私奉獻，稱讚她收容這些棄兒的慷慨大度時，她從不覺得自己無私或慷慨。她一直覺得是上帝回應了她深藏內心未說出口的祈求；上帝知道她失去了親生女兒，於是派下這些寶貝孩子來。

但她仔細端詳了領養機構代表所給她的照片，照片中，衣索匹亞嬰兒坐在漂亮手推車裡揮手，北美、歐洲的父母親在推車。還有，坐在汽車安全座椅裡的嬰兒、坐在高椅子上的嬰兒、在淺水池裡玩耍的嬰兒、與小狗合照的嬰兒、一臉滿足的嬰兒。

這就是妳的無私，她痛罵自己。放手吧，看開點。

在無人處努力當個人。

□

有天，一個義大利領養機構的人打電話來，希望領養女嬰。

這個義大利女人，和那名來自馬爾他的女士一樣，站在雙人床前凝視正在床上小睡的嬰兒。他們沐浴在陽光中，膚色紅潤，濕濕的手指在嘴裡伸進伸出。這女士把雙手伸向梅娜，哈蕾格雯沒有衝上前制止。

「梅娜？這名字我倒是第一次聽到。有什麼意涵？」

「那是……取自《聖經》的名字。」

「我可以要她嗎？」

「我來幫她換衣服。我會把她的資料給你。」她把梅娜的檔案夾遞給這名義大利女士，說：「給我們一點時間道別就好。」

她以哽咽的聲音喊叫：「孩子們！來跟貝比妹妹說再見。」

梅娜醒來，活力十足，一如以往，開心踢著粗壯的短腿，黑色眼珠咕碌咕碌轉。

這女士把梅娜放進她車後座的兒童安全座椅，而梅娜一被抱出哈蕾格雯懷裡就開始抽泣了。車子駛離，哈蕾格雯緊抓著院牆，然後轉身衝進她臥室，以餐巾掩面。她坐在床沿，嘴角下翻，身子前後搖晃，難過而不發一語。身邊的嬰兒動了一下身子，她抱起一個，再抱起另一個，左右輕搖，哀痛不已。

絕不要再這樣了！她氣著對自己說：不要再像這樣投入感情。這不是人受得了的事。

38

哈蕾格雯家的嬰兒床，沒有一張會閒置超過兩星期。凱貝列送來的棄嬰和學步年齡的幼兒，數目愈來愈多。警察帶孩童來。常常有生病的父母和失去親人的祖父母來敲門，然後丟下小孩，淚水漣漣，蹣跚走開。有家醫院打電話來，請哈蕾格雯去領一個母親死於分娩的新生男嬰。年紀較大的小孩也繼續到來；她不得不讓年紀較大的小孩幫忙料理幼童的吃飯洗澡穿衣脫衣，並且要他們睡在幼童旁邊。

一個小孩開始流鼻涕，隔天就有十二個小孩流鼻涕，再過一天，變成二十四個在流鼻涕。如果哪個小孩咳嗽，不消幾天就會有十五個小孩夜裡咳得睡不著。發燒是一個傳一個，像傳染頭蝨一樣快。如果有小女孩在夜裡哭（想媽），孤單心情會像傳染病那樣傳開，最後整個院子響著從各張床所傳來的傷心號哭聲。然後哈蕾格雯踉蹌走到小孩身旁，輕拍、低語，一個一個安撫。她的睡眠嚴重不足，以致她有時一坐下就會睡著，有時只閉上眼睛就開始作夢。

多少人和她一起生活在這人滿爲患的馬口鐵皮圍牆內，但說來可笑，她在夜裡仍會感到孤單，像孤兒那般從胸腔深處發出一聲傷心的咳嗽。

阿特特蓋布！

沃庫！

寶貝梅娜！

她能理解小孩的傷心哭泣，因爲她感同身受。失去了生命所寄託的親人而又必須活下去，那種活多久就要孤單多久的心情，她懂。

當失去父母不久的三歲小女孩莎拉，一天裡要扯她衣角好幾次想告訴她一個天大的秘密，她很能體會莎拉的心情。哈蕾格雯彎下腰；莎拉踮起腳尖，一副不能讓別人聽到似的附在她耳邊，可是她說得很大聲：「我準備好了，現在可以回家了。」

□

「難道沒有人想領養年紀較大的小孩？」有天，某西班牙認養機構的代表把一對雙胞胎男嬰放進車後座時，她這樣問。因爲那些年紀較大的小孩愈來愈無法忍受這樣的場景，每有嬰兒風光離開，他們就更覺得自己可憐沒人愛。

最初，年紀較大的小孩一得知有訪客來，就會先跑去梳頭髮，換衣服，希望最後一刻留下的好印象能扭轉情勢。

「沒有。」那位西班牙代表說：「大家都想要嬰兒。有時會要剛開始學走路的幼兒，但大部分要的是嬰兒，特別是要女嬰。」

哈蕾格雯得知，在認養的世界裡，即使是三歲小孩，都算「年紀偏大」。大部分有意領養小孩的夫妻，認爲年紀稍大的小孩有可能受到早年生活經驗的傷害，或是有心理創傷難以撫平，因而不予考慮。

「都沒有人想收養年紀較大的小孩嗎？」某加拿大領養機構的人準備帶嬰兒離開時，哈蕾格雯嘆著氣說。

「找美國人試一試。」

「什麼？真的？」

「美國人領養小孩不挑剔。」

「什麼意思？」

「德蕾莎修女之家有個沒了雙腿的男孩……」

「什麼？」

「我想他是在趕羊群過鐵軌時遭火車撞上。但美國人領養他。他們願意領養學童，願意領養腦性麻痹的小孩。美國人稱他們是『需要特殊照顧的人』。他們願意領養——」

「男孩？」

「沒錯，男孩！他們領養男孩，領養一對手足。」

「但大一點的男孩呢？已上學的男孩？」

「他們一樣會要。相信我！」

哈蕾格雯立即轉身離開，衝進屋裡打電話找美國人。

□

她找到梅勒莉・李普利（Merrily Ripley）和她先生泰德（Ted Ripley）。李普利是華盛頓州安吉利斯港（Port Angeles）國際領養推廣機構（Adoption Adovocates International/AAI）的負責人。

這個機構在阿迪斯阿貝巴開設了兩家孤兒院，一個是收容學童的萊拉孤兒院（Layla House），一個是收容嬰兒和學步幼兒的旺哈孤兒院（Wanha House）。在勞工與社會事務部（Ministry of Labor and Social Affairs/MOLSA）的督導下，該機構已在一九九八年把首批六位衣索匹亞孤兒安置到美國的領養家庭裡，一九九九年是二十五名孩童，二〇〇〇年有四十名，二〇〇四年是一百五十四名，二〇〇五年將安置一百七十四名孩童。

梅勒莉常常來衣索匹亞。哈蕾格雯打電話找她時，她正好人在衣索匹亞。梅勒莉邀哈蕾格雯到她的機構看看。

哈蕾格雯包租了一輛廂型車，看著她家裡年紀較大的二十個小孩在洗衣盆邊擦洗了身子與頭髮，要他們從曬衣繩上和她臥室堆得老高的紙箱裡挑出乾淨的衣物換上，然後趕他們上車。「要乖！」他們坐定，她從乘客座上厲聲對她們說。他們各挑感情最好的朋友挨著坐。她瞥見海諾克低下頭，躲在椅背後。

「你！下車！去找你媽！」她對他大吼。他不情不願下了車，以怨恨的眼神看著她。

「要機靈一點！」車子駛離後，她提醒車上小孩：「要有規矩！要說英語！」小孩面面相覷，露出後悔的笑。他們不知道這趟要去哪裡。她從前座探向後面，用濕手指把某個小孩臉上的污痕輕輕抹掉。她伸手進手提包，抽出鮮艷的塑膠髮夾分發下去。有個男孩把髮夾別在自己頭上，惹得眾女孩吃吃笑，哈蕾格雯皺起眉，轉回頭不看。

美國人經營的這座孤兒院，位在地勢平坦而乾燥的地區。那地區有泥土路、空地，還有用馬口鐵皮、膠合板搭建的路邊販賣亭。各個販賣亭販售了足球、木質首飾、包著收縮膠膜的中國製童裝、正版或盜版CD、拉斯塔法里派編織帽。賣CD的幾家販賣亭為了搶生意，把音樂聲播放得震天嘎響，有的播衣索匹亞傳統音樂，也有的是美國嘻哈音樂。

梅勒莉是白種女性，六十多歲，臉色紅潤，腳上穿著厚襪子和美國太平洋岸地區祖母級人物常穿的實用涼鞋。她原以爲只會見到一位專門收養小孩的本地女士，沒想到還見到這女士所收養的二十個小孩。不過，當二十個小孩從廂型車傾巢而出，梅勒莉以女高音般高亢悅耳的大笑相迎；她頭上數十條又細又長、綴著白珠的辮子，隨著她大笑在她肩上來回刮擦，得得作響。她和丈夫泰德有二十一個小孩，三個親生，十八個是分別從美國、韓國、哥斯大黎加、印度領養而來。梅勒莉一點都不驚慌。

在萊拉孤兒院高聳的石牆內，數十名小孩在院子裡走動，這時是早上十點的休息時間。女學童丟出石子，玩著衣索匹亞式的跳房子遊戲，單腳跳著踢石子，另一隻腳懸空在身後上下晃呀晃；有的則站著相互擊掌，玩著永不褪流行的擊掌唱歌遊戲。其他女孩倚著涼涼的石院牆，在茉莉花藤的樹蔭底下，用靈巧的手指加上彩色的珠子，互替對方編辮子，覺得不滿意的話就再解開重編。男孩子邁著大步來回跑，搶踢一顆消了氣的癟足球。已進入青春期的女孩，和美國女孩參加夏令營時一樣，到了休息時間就回宿舍，往雙人床或雙層床上一躺。她們抽出文具和筆，寫信給已被領養到美國的朋友，或者拿橡皮筋在手指間穿弄出複雜花樣，彈撥著玩，或是拿出一副 Uno 牌坐在水泥地板上玩。幾個年紀較大的男孩，受不了炎熱而退出足球追逐，但沒有女孩那麼多可以自得其樂的花樣，於是把身子探進敞開的窗戶，捉弄、騷擾女孩。

哈蕾格雯當下覺得，生活在這裡的小孩，觀念與作風已經改變。不知爲什麼，她總覺得他們言行舉止已像美國人。

他們嗓門很大。

這些男孩女孩，有的原先流落街頭，有的是從都市貧民區熬過來或來自饑荒省分，有的曾經努力想保住弟妹性命而成功或未果，這時都跟著體育老師在籃球框下推擠成一團。老師替他們取了美國職籃球星的名字，比如麥可喬登或俠克。這十幾個小孩在全非洲數百萬同年紀小孩中屬於少數，他們是幸運兒，正準備要進入應許之地。

「在美國，每個人都很有錢！」他們互相這麼說。還有人說：「到了美國，你會變白。」

「什麼時候變白？」哈蕾格雯問一個小女孩。

這小孩口氣很篤定：「一下飛機。」

□

梅勒莉對每一個小孩進行個別訪談，有的則是手足兩人一起接受訪談。她會把訪談過程以攝影機錄下。AAI（國際領養推廣機構）會替有意領養嬰兒的夫妻撮合配對，但是會讓願意考慮待領養小孩的家先透過錄影帶了解年紀較大的小孩。

我和我先生是在二〇〇一年七月，在AAI的每月「待領養小孩」黑白通訊刊物上，第一次見到我們後來領養的女兒海倫。然後，在該機構提供的錄影帶上，我們看到她置身一群小孩中，又唱又跳。在照片和錄影帶裡，她都把右食指輕放在右門牙上，神情羞怯。

我拜訪萊拉孤兒院的時間，比哈蕾格雯早了幾年。

二〇〇一年十一月，我搭上塞蘭努的計程車，來到萊拉孤兒院的不銹鋼大門外。塞蘭努按喇叭請院裡的人開門，我坐在乘客座上等待，準備和五歲的海倫見面。透過中間人介紹，我和一個剛剛接受了指導要叫妳媽媽的小孩會面，那場合之叫人膽戰心驚，實在是少有的人生經驗。塞蘭努載我進到水泥鋪的遊戲場，四面八方的小孩叫嚷著海倫的名字。幾個大一點的孩子找到了她，拉著她朝我走來；她很害羞，不敢正面看我。她站在我面前，眼睛往下看。她很嬌小，髮型是綴有密密麻麻珠子的「玉米頭」。她用手指輕按著門牙。我跪下來抱住她。她渾身發抖，我也在發抖。有人替我們的初次會面拍了照。我極力壓抑自己才不至於哭出來；那孩子大概也是。在世界各地的孤兒院裡，當有人告訴孩童「你媽媽來了」時，不管那句話是用什麼語言說出，阿姆哈拉語或羅馬尼亞語或俄羅斯語或西班牙語或中國話，孩童都會以為是親生媽媽回來接他們了。海倫深愛她母親博嘉列克（Bogalech），母親也深愛她。如今，旁人對她說：「妳媽媽來了。」那天早上，我把她從我懷裡放開，她立即跑到遊戲場另一頭，隔著一段距離看我。

我隨身帶了各種蠢玩意兒，放在背包裡，包括一種叫「扭擺身體」的玩具、磁性飛鏢和放屁墊。（譯按：「扭擺身體」是一種給多人同玩的遊戲，在一塊印有許多圓圈的墊子上進行，另附一塊轉盤，上面寫著身體各部位，遊戲者按照轉盤上轉到的部位，配合圓圈的顏色在墊上放置手腳等身體部位，這時人體往往嚴重扭曲，最先失去平衡落地的人算輸。「放屁墊」是人坐上去會發出類似放屁聲響的坐墊。）

「噢，別帶放屁墊去。」行前有人警告我：「衣索匹亞人是很有禮貌的民族，不會喜歡放屁墊這種東西。」

世上哪有那麼有禮貌的小孩，我打心底這麼認為。於是我帶了六個大號的紅橡膠放屁墊。二〇〇一年十一月晴朗炎熱的那一天，我把放屁墊發給他們，他們興趣缺缺，面無表情看著我。我自己一頭熱，拿起一個放屁墊丟在地上，用力一踩，發出很大聲響。我滿懷期待抬頭看，但那些小孩蹙著眉頭。「美國人怎麼會買那種發出難聽聲音的東西」，有些人這麼想。還有人擺出「海倫的新媽媽腦筋有問題」之類的神情。

好一會兒，現場氣氛很差。那些小孩不喜歡這些禮物，顯得不安。那時初次與我見面的塞蘭努，本想上前幫我，但他摸不清我的用意。「看來我的衣索匹亞之行會一事無成」，我暗自苦惱。我很不想讓這個一身塵土的小女孩失望。她什麼錯都沒犯，卻因為我的過錯而跟著出糗。

我覺得尷尬、困窘、無處可逃，正巧私人車道上有張廚房用椅，於是我把放屁墊往椅上一擺，一屁股坐上去，頓時發出響亮的噗噗聲，類似放屁的聲音。我刻意裝出彷彿受驚、彷彿尷尬而跳起的模樣。這時一個小男孩放聲大笑。他想試。我讓他試了；又兩個小孩大笑。突然間，他們開了竅，知道那是好玩的東西，無厘頭的東西。六個放屁墊擺在私人車道上，小孩子瘋狂往上坐，互相較量誰坐出的聲音最不雅。這時，換成照顧院童的人員難過看著我。害羞的海倫，在院子另一頭看著我，與我四目相對時，她笑了，不過她手指仍輕放在牙上。

□

蕾格雯的孩子接受梅勒莉與爲了拍成錄影帶所作的訪談。她問：「長大後要做什麼？」（如果需要，會由老師把問題譯成阿姆哈拉語），孩子們沒有一個人回答，只說「我不知道自己會長大」。但其實其中許多孩子一定想過這問題。

已在萊拉孤兒院住了幾個月的孩童，則懂得用英語簡潔回答，明快而自信，答出想當醫生、老師、警察、建築師或廚師之類的答案。

「我想開車。」六歲小孩伯利恒在錄影帶裡說（是想以開車爲業或閒暇消遣，她未明說）。

「我要當演員！」男孩達格瑪威大叫：「像成龍那樣的演員。」

「我要騎摩托車！」另一個男孩嚷道。

「我長大後想幫老人家。」快樂、有酒窩的梅克迪絲・札烏達（Mekedes Zawuda）如此回答。她和許多少女一樣，深知自己是得到濟助的一方，很願意在未來幫助他人以爲回饋。

「我要開孤兒院。」十五歲的耶米絲拉克（Yemiasrach）說。

「到美國，我要學習當傳道士。」羅貝爾（Robel）說。

去了美國後，羅貝爾會成爲一個不服輸的、愛玩 PlayStation 電玩、愛打棒球、喜歡蜘蛛人的小男孩，但現在他仍是一家之主，對他四歲妹妹肩負父親之職。「我要去教那些不懂《聖經》的人。」

九歲女孩佛蕾希沃特（Frehiwot），有一雙濃眉和兩根及肩的粗辮子，出人意外表示：「我要開飛機。」

「我想美國什麼都有。」帥氣的達格瑪威告訴哈蕾格雯和我：「每一個人都希望被美國父母挑上。一知道自己有了父母後，逢人就會說起父母的名字和所住的城市。」

□

因此，在哈蕾格雯眼中，所謂的領養，指的就是在HIV／愛滋病橫行的時代，一些外國家庭向某幾個小孩丟出的救生繩索。領養讓孩童有了扭轉人生命運的機會，但並非不必付出代價——受領養的小孩將從此與祖國、族人、信仰、語言、文化與歷史形同陌路。衣索匹亞政府對於領養的利弊得失非常審慎權衡。領養的小孩可能會變成她所生活的方圓數百哩內唯一的衣索匹亞人，可能是學校裡唯一的黑人。但受領養的小孩將會得到一樣東西，可以說是比祖國還珍貴的東西，那就是「家」。在大部分非洲國家不考慮以跨國領養解決孤兒問題之際，衣索匹亞官員最終還是認爲，對於極少數得以被外國家庭領養走的非洲孤兒而言，這一交易利多於弊，因此官方不阻擋這條出路。

二〇〇五年，衣索匹亞有一百五十六萬三千名愛滋孤兒，占人口的比例高居世界第二位；若把因爲各種原因而淪爲孤兒的孩童全部算在內，衣國孤兒有四百四十一萬四千名，人數之多居非洲第二。在那一年，這些孤兒中只有一千四百名有幸出國，投入新家庭。

社會學家出身的衣國兒童委員會（Children's Commission）主委，哈杜什•哈列佛姆（Haddush Halefom），一開始很懷疑北美、歐洲家庭有沒有能力撫養衣索匹亞小孩，因此巡迴考察了領養家庭。他告訴我：「我在二〇〇〇年走訪了法國和荷蘭，還有美國的佛蒙特州和羅德島州。我看到他們如何對待這些小孩，如何愛他們，也看到了小孩如何愛父母。如今我甚至想知道外國家庭是否可能領養HIV陽性孩童，如果外國政府同意的話。我希望把這事列爲首要之急，因爲若能讓這些小孩遷居到醫療設備完善的國家，將能保住他們的命。」

那一天哈蕾格雯帶去見梅勒莉的二十個孩童，最後將有十七名經梅勒莉之手找到新家。剩下的三名裡，有一名男孩看來已十六、七歲，年紀太大，無人願領養；兩名小女孩驗出爲HIV陽性，當時不爲美國大使館所接受。

那天所有小孩跟著哈蕾格雯回家。但他們都經梅勒莉訪談，且訪談過程全錄下來。梅勒莉隨後會把他們的照片和基本資料發送給美國境內有意領養的家庭。隨著院內孩童前往美國定居，萊拉孤兒院騰出了空間，哈蕾格雯的小孩會搬去那兒，一次轉幾個過去。

□

在十一月的那個熱天，玩放屁墊的那天，上課鐘響，學生紛紛回到教室。這家孤兒院設有學校，共兩間教室，一間是進階班，一間是初學班，按程度分班而不按年齡。那些小孩大部分是小學年紀，但有幾個容易流汗又長得特別高的少年，表情一樣專注而不安。院裡面的孩子，有的是初入院時就會讀寫的五歲小孩（海倫是其中之一），這是因爲他們受過教育的父母早早就開始教導；也有進來時一字不識的九到十一歲的小孩，因爲自小在塵土飛揚的鄉間平原上牧羊（我們後來領養的兒子費塞哈就是其中之一）。在衣索匹亞的教育體制裡，不管什麼年紀入學，都從一年級開始。

在那個塵土飛揚的熱天，進到涼爽刷白的教室，頓時令人覺得舒服不少。孩子們坐在長木凳上，高聲朗誦課文。在懸盪的綴珠辮子之下，在塵土與淚水之下，他們表情專注而認眞。陽光和塵埃透過沒有遮篷的方窗穿射進來，落在水泥地板上。煤渣磚牆上貼了一張美國地圖，數十個圖釘插在地圖上，標示出院內孤兒已遷居的美國城市。

講台上的老師是個年輕男子，沒有去過美國，但前往美國是他最熱切的盼望。他在黑板上寫下英語招呼詞。

「How are you?」他唸出句子，同時輕叩黑板。

「How are you?」學生跟著唸。

「I am fine.」他用粉筆輕點黑板上的字。

「I am fine.」學生高聲唸出。

「I am very well.」他寫下這句。

「I am very well.」他們以顫音發r，把very唸得特別高亢而突出。

「I am doing very nicely.」

「I am doing very nicely.」

在他們爲日後預做準備的會話練習裡，內容一概正面光明，不教他們如何用英語表示不幸或者勉強能接受的事。這種方向所涵藏的前提是：這些小孩將會得到美國家庭的領養，對方也會支付孩子離開阿迪斯阿貝巴的機票錢，其他一切也都安排妥貼。雙方政府所要求的文件一辦妥，就會有美國白人或黑人出現在院門，與每一個人熱情握手擁抱，拍一百張照片，帶著新領養的小孩飄然離去；他們會在飯店或公寓裡住幾天，然後飛回美國。其他還無法離開的小孩，就和台上那位老師一樣清楚：只要能去美國，其他都不必抱怨，因此不必學習如何用英語發牢騷。

「How are you this evening?」他說。

「How are you this evening?」他們複誦。

「I am quite well, thank you.」

「I am quite well, thank you.」

「Excellent, and yourself?」

「Excellent, and yourself?」

下一堂課，老師教他們「我不知道」的種種英語說法。年輕男老師在黑板寫下「I have no i-dea」，轉頭大聲唸出句子。

「I have no i-dea,」台下響起甜美洪亮的複誦。

「I shouldn't think so.」

「I shouldn't think so.」

「I don't expect so.」

「I don't expect so.」

「Search me.」

「Search me.」

「I haven't a clue.」

「I haven't a clue.」

萊拉孤兒院的孩童，不是雙親俱亡，就是已經失去其一，且殘留的單親已經身陷重病。但這些孩子都不覺得孤單，或者大喊上天不公，也沒有因家庭悲劇而變得性情乖戾（在西方，並不多見的孤兒就可能有這種反應）。失去單親或雙親，在他們那一代是司空見慣的事。

小孩下課準備去吃午餐前，先以英語禮貌感謝老師，然後排成一列走出教室，再散開，衝往餐廳，搶坐在自己朋友旁邊。餐廳裡，油地氈塊鋪成的地板已經用拖把清理過。長木桌上，準備了一籃又一籃切成片的橘子和麵包。這些小孩如果每餐都吃因傑拉餅和燉蔬菜或燉肉，大概也吃得很開心，但院方要他們學會使用美國叉子湯匙，學會吃義大利麵和肉丸子。

「Please to pass the water,」一個胖男孩以低沉的嗓音說：「Thank you very much.」

「Excellent, and yourself?」把水壺遞給他的朋友回應道：「How are you this evening?」

「Search me!」這個胖男孩喊道：「How are you this evening?」

「I have no i-dea. Please, how is your sister?」

「I haven't a clue. Please to pass the meatball.」

「Thank you very much.」

「Thank you very much.」

39

萊拉孤兒院白日的胡鬧喧囂，到了夜裡化爲無比的沉寂——哈蕾格雯要不是得趕回家爲三十六個孩童主持禱告、在額或頰上親吻道晚安，她就有機會領略那沉寂氣氛。萊拉的院童換下制服，梳洗一番，準備上床睡覺。他們聚集在交誼室禱告（一如哈蕾格雯家），氣氛隨即變得低落，甚至哀淒。院童在打鬧嬉戲、玩躲避球、踢足球時，顯得無憂無慮，但他們在嬉鬧的同時，內心其實暗藏悲傷。臨睡前，遊戲場和餐廳的喧鬧悉數平息，悲傷之感尤其強烈。夜裡，幽靈、幻影與惡夢會找上這些孩子。他們用枕頭掩面哭泣的聲音，透過敞開的窗子傳到照護人員耳裡。

□

「我來自沙舍默內（Shashemene）省。」十二歲的傑拉布魯克（Zerabruk）於二〇〇一年告訴我。他原本是家中備受寵愛的長子。

「我爸爸是工程師，媽媽是家庭主婦。我們一家人住在很棒的房子裡。我有兩個妹妹。在學校，我的英語、數學和音樂都很棒。我二年級時，爸爸開始肚子痛，最後因此死掉。他病了很久，最後死在家裡。那時我八歲，梅克迪絲三歲，珊拉威特（Samrawit）兩歲。

「爸爸死後，我們搬到公路客運站附近一棟很小的房子。爸爸死後，我們沒錢，然後媽媽生病。媽媽有腎臟病。我們沒東西吃。看到跟我同年紀的人在街上賣甘蔗，我就想：『這件事我也會做。』我請教他們怎麼做，他們就教我。去找農民買甘蔗進來，一根甘蔗的進價是一塊錢比爾（九分美元），用刀子砍成幾截，分段賣，這樣子賣的話，每一比爾可淨賺八毛錢。我九歲開始賣甘蔗，把賺到的零錢給我媽，她去買食物。

「後來她病得很重，沒辦法出門，變成我去買食物，也由我弄東西給妹妹吃。爸爸教過我燒菜煮飯，我會燉東西。我上街買因傑拉餅回來。

「媽媽病了五個月後死在家裡。媽媽死的時候，我不在她身邊！我兩個妹妹尖叫，鄰居跑來看怎麼回事。然後他們關上我家門，料理我媽媽的後事。

「我回到家時，她的屍體已經埋葬。我沒有見到我媽媽，只看到兩個妹妹。我覺得很難過。現在我兩個妹妹由鄰居在照顧。」

他擦掉眼淚，一臉難過。

「剛進這孤兒院時，我天天哭，覺得難過。但其他小朋友鼓勵我，跟我做朋友。我最要好的朋友是貝海魯（Behailu）。我一天一天快樂起來，努力往好的方面想。夜裡我想起爸媽，覺得難過。沒見到我媽最後一面，我非常遺憾。我擔心讓媽媽失望。」

在AAI裡，父親是工程師的傑拉布魯克，要求能擁有屬於自己的工作空間。院方給了他一間貯藏室。在這間沒有窗戶的煤渣磚造房間裡，他把堆積如山的舊衣往後推，清出一塊工作區。他用迴紋針、橡膠條和幾頁筆記紙，創造出一個鞋盒大小的升降梯。他從牆上的電燈插座拉出一條電線；按下電燈開關，紙製的升降梯就會輕輕擦碰著牆壁往上升。他最新的工程是中世紀形態的配重式投石機，那機具有一根槓桿長臂，若長臂一端的重物放掉，另一端就會擲出投射物。他把一小塊垃圾放在這機具上，放掉重物，長臂猛然翻轉，把垃圾擲入垃圾桶。

「我只記得爸爸一點點。」有一張圓臉、個性活潑的十二歲女孩梅克迪絲•札烏達告訴我：「我記得他病得很重，有人來，坐在他旁邊。我媽沒生病以前，會紡棉花，製成棉布，拿去賣。用賣到的錢買食物給全家人吃。媽媽病得很重時，我姊姊就當她助手，我們靠那樣賺的錢過活。有人知道我媽生病，送食物給我們。我媽最後死於肺結核。那之後，我們就不能再住在自己家了。姊姊養不活我，我就來到這裡。」

「我跟爸媽一起住到九歲。」骨骼粗大、一臉天真的十五歲女孩耶米絲拉克，由於憶起往事而露出短暫微笑：「我們家有兩姊妹、兩兄弟，我是老大。媽媽先死，然後爸爸死於瘧疾。我九歲的時候，變成我弟妹的媽媽。」

「我妹妹蓋莉拉現在四歲。」九歲的羅貝爾說。他是那種課業不佳、難以管教的男孩類型：「蓋莉拉看到我手上有東西就哭著要，我只好給她。她不記得爸媽。」

「我小學上到六年級。」十二歲的達格瑪威是個身材修長的男孩，有著衣索匹亞人典型的三角臉，額頭高而寬，眼睛大，顴骨突出，下巴窄。他說：「爸爸在一個聯合國機構當警衛，薪水很不錯。媽媽在診所工作。爸媽後來都生病死掉。我不知道媽媽怎麼死的。爸爸生病時，常常叫著『拿水給我』，我就端水過去。他想要買什麼，我就幫他去店裡買。二〇〇一年，他得了肝病，住進醫院。兩個月後死掉。我妹妹卡爾姫丹（Kalkidan）十歲，跟我一起在這裡。」

□

這些小孩努力記住往事，但有時他們的記憶會混淆。愛滋這字眼是禁忌，不能說出口，因此這些孩子們多數都不知道父母的死因。「我爸爸有一次喝太多酒，倒在大門口，頭砸在石頭上，送醫院，死掉。然後就埋葬。」一臉憂愁、八歲的宜格魯姆（Yirgalum）說：「我媽和我那時候也都生了重病，她帶我們去醫院，我們兩個都住院。我和醫院的人在玩遊戲的時候，她死掉了。我弟弟比我媽更早死。」

九歲的羅貝爾認為是醫院害死他媽媽的。他說：「我出生在提格雷，然後我跟著爸媽逃難到蘇丹。那時我爸總從難民營弄來食物，帶回家。我媽死在蘇丹，她是這樣子死的：她到醫院打針。打第一針，很好；打第二針後，她變很累；到第三針，她就死掉了。然後我聽到有人在為我們爸爸哭。他們說：『你們爸爸已經死了。』」

「我爸爸死時，我四歲還是五歲。」十歲的費歇哈（Fisseha）說：「然後我媽很窮，養不活我。我們村裡有一個有錢人，養了山羊和母牛。我媽把我送給他，替他工作。我替他看山羊，夜裡他給我一穗玉米吃，給我地方睡。那一天，山丘上的大男孩教我採漿果之類的野食吃，教我抓魚。沒有機會上學。」

八歲大的女孩梅克德拉威特（Mekdelawit），來自德雷達瓦（Dire Dawa）。她憶起父母死前的日子：「我妹妹阿貝兒塔伊特（Abeltayit）是小寶寶，躺在地板上，雙腳伸到空中，像這樣。我們的姊姊衝到車子前面，尖叫，大喊，她說爸爸如果死了，她也想死。然後媽媽的病變很嚴重，無法下床。她無法吃東西，全身都痛，很喜歡我們輕輕搔她皮膚。」

梅克德拉威特和阿貝兒塔伊特有八個兄姊，兄姊很想撫養這兩個妹妹，但他們每天得出門去上學、上班。兄姊警告兩個妹妹，白天不要離開家。大哥擔心她們亂跑，會在灌木林裡走失，就告訴她們說外面有怪獸四處游蕩，會吃小女孩。最後，八個兄姊擔心兩個小妹妹的安危，商量後決定把她們送到孤兒院。

這些故事都有一個悲慘的共同之處，全都照同一條脈絡發展。先是媽媽死，然後爸爸死；或者阿爸先死，然後阿媽死，然後妹妹死，然後是滑稽的小弟弟死。有些人說：「我覺得我弟弟還活著，還在醫院裡。我很肯定。」事後我總得知，那個弟弟或妹妹也已去世。

孤零零的他們，訴說家毀人亡的過去，眼睛泛紅，邊講邊抽噎。對他們這一代而言，失去父或母或父母雙亡乃是稀鬆平常的遭遇；但對每一個小孩來說，那都是別人無法體會的傷痛。

「以前我和媽媽住在一間小屋子裡。」我養女海倫告訴我：「我媽很漂亮。她的頭髮很亮，而且很長、很長、很長，長到她的腰間。我們家有兩樣東西，嬰兒床和固定在牆上的架子。床太小，我媽睡上面的時候必須把腳縮起來。我媽沒生病時的樣子，我記不得了。至於爸爸，我並不是完全不記得，有時我會想起他看報紙的模樣。我四歲時我媽教我識字，教我阿姆哈拉語，我五歲時她教我英語。我五歲就開始照顧我媽。她需要買什麼東西，我去幫她買。她想喝果汁，就給我零錢，我去買果汁給她。有一次我在店裡看到閃閃發亮的小夾子，長得就像妳頭髮上那些蝴蝶髮夾。我很想要那些夾子，但我還是把錢拿去買了我媽要的果汁。回到家我告訴媽夾子的事，她說好！我媽總是什麼都說好。我跑回店裡，買了蝴蝶髮夾！但有一天，一輛計程車來了，我想我媽媽就是死在計程車裡。有人把我帶走，他們不讓我進屋拿蝴蝶髮夾，我再沒有見到我家。但我媽爲什麼非死不可？」

海倫抵達美國亞特蘭大市四個月後，有一天哭倒在我懷裡。她突然想起已死的媽媽。她痛苦扭動身體，嚎啕大哭，喊著：「她爲什麼非死不可？」

過了一會兒，她抽噎著說：「我知道她爲什麼死。她病得很重，可是我們沒有藥醫她。」

「我知道。」我說：「的確是如此，我很遺憾。」

那時候我已經非常了解愛滋孤兒危機，但聽到她一語說破這個危機，那麼精準、簡潔而傷心，比我讀過的成千上萬頁相關文章都更有力；我驚訝得啞口無言。

「眞希望我那時候就認識妳。」我告訴懷裡的海倫：「眞希望我那時候能送藥給她。」

「但我們家沒電話。」她哭著說：「我沒辦法打電話給妳。」

40

這些年紀較大的小孩能被選上，移居美國，哈蕾格雯為他們高興。

她拜訪萊拉孤兒院時，幾個已確定得到美國家庭領養的小孩，興沖沖拿來從美國寄來的相簿。厚厚的小相簿裡，塞滿了引得他們大呼驚奇的照片：咧著嘴笑的大人，站在前院草地上或站在大私家車旁（有美國白人，也有美國黑人，以這批照片來講，黑人占了約兩成）；開懷大笑的小孩坐在溜滑梯和鞦韆上；戴蛙鏡的小孩跳入游泳池；穿著緞質制服的小孩與隊友合照於綠色球場上；小孩與巨大米奇老鼠像握手，或在壁爐前與狗兒扭打玩耍，或拉著小雪橇上雪坡。

那些孤兒們翻照片翻得很慢，努力想看懂每一張照片，覺得那是不可思議的童話世界。但有人告訴每一本相簿的主人，照片中的場景，就是他或她未來要去的世界。

由於欠缺反證，孤兒院小孩選擇相信這個說法，不過，已經前往美國的老朋友或室友，還沒有一個回來證實美國生活眞是如此。

她替他們高興，但自己覺得孤單。

哈蕾格雯所做的每一件事，從張羅經費到募集T恤長褲、夾腳拖鞋到弄來食物、食物、食物，這一切都是爲了孩子們。從天亮到天黑，她手腳忙個不停，彷彿一停下來就會沒入流沙中。

一切都是爲了他們。

過去，如此忙碌的生活似乎曾有一部分是爲了她自己；過去，她開門時曾經懷著不明所以的樂觀期盼。

如今，夜裡一上床，她就昏睡過去，開始打呼。愛已成爲不可能的事。一個人怎麼有辦法同時愛四十五個小孩？只能盡個媽媽的基本職責，照料他們的生活起居。她用手輕撫他們，動嘴唇微笑與親吻，並用言語撫慰他們，但她的心不在他們身上。

小孩多如天上繁星，但沒有一個屬於她。

她知道自己家已成爲小孩的中途停靠站，一個帶他們遠離苦難、前往遙遠異國享受不可思議美好生活的中繼站。她是臨時養母；她是一塊告示版，標示了距離目的地還有多遠。女嬰梅娜現住在義大利；梅絲克蓮、塞拉瑪威特，在萊拉孤兒院等待院方撮合領養家庭；雙胞胎姊妹拉合爾、海倫也在那兒；阿巴布剛剛介紹給美國印第安那波利市的謝麗爾·卡特修茨（Cheryl Carter-Schotts），她是美國第一個領養機構「美國人領養非洲人協會」（Americans for African Adoptions/AFAA）的負責人。

可愛的小孩、暴牙的小孩、兄弟檔和姊妹檔、雙胞胎、一家三手足，塞滿了哈蕾格雯的泥地院子，開心玩耍或爭吵，擁抱或推擠，尖聲叫嚷。臨睡前，仍有六個小小孩擠在她胸前，搶著要最靠近她。而不管是哪個年紀的小孩，只要做惡夢，就會在最漆黑的夜裡出現在她床邊，然後她想辦法替這個大男孩或大女孩在床上騰出空間。她雖然緊抱他們，給他們溫暖，保證不讓土狼接近，但是她不知道懷裡緊抱的這個孩子叫什麼名字。

總之，孩子們知道了有領養這一回事，於是渴望擁有一個眞正的母親，專屬於自己的母親。他們不想和別人共享一個像她那樣又老又疲累、還得與別人共享的母親。所有小孩現在都像海諾克那樣，終日在留意機會，離開這裡。

哈蕾格雯覺得，有些小孩似乎已經不只是懷抱卑微的希望，能得到有人愛就好，卻是生起了挑剔之心。他們希望得到漂亮的媽媽，希望得到有錢的爸爸，希望住進大洋房，想住進有兩個哥哥、一部跑車、一匹小馬的家裡。

（我家的小女兒海倫在她五歲來到我家時，只帶著我們寄去給她的遠行用衣，沒有自己的東西。得知將和六歲的哥哥共用一個臥室，她大為錯愕。這個哥哥把活動玩偶、海盜玩偶、髒衣物丟得滿地，更令她憤慨。有一天，她受不了這個屢勸不聽的哥哥，生氣跺著腳，用英語質問：「如果妳不給我一個我自己的房間，你幹嘛要領養我？！」

（如今，海倫有自己的房間。）

哈蕾格雯在她破敗院子裡四處走看，院裡有拖著病重身軀緩緩走動的大人，還擠滿了一身髒兮兮、失去至親的小孩。她知道這些小孩當然會抱著美好的憧憬，幻想在這些鍍鋅馬口鐵皮圍牆外，有著更討人喜歡的媽媽、更漂亮的房子、更聽話的寵物狗。

她總是以愉快心情面對這些。她安然接受人生這一新階段，甘於扮演這樣的次要角色：在小孩走向更美好未來的途中，照顧他們。

□

有一天，一對小兄弟牽著一個女人的手登上門來，那女人自稱是他們的阿姨。「這位太太，妳能收容他們嗎？我妹妹死了。」

「妳無法照顧他們？看看這地方，我已經焦頭爛額。」

「我沒辦法，太太。」那女人說，眼睛看著下面。

兩兄弟抬頭盯著阿姨，一臉錯愕。

「妳能給我什麼東西，幫忙貼補他們的生活費？」她覺得這女人很無禮。

「沒有，太太。」那女人說完，把臉轉向一旁。

兩兄弟中的弟弟帖修梅（Teshome）開始哭。

「他們餓了。」那女人低聲說。

「噢，看在老天的分上，」哈蕾格雯對兩兄弟說：「去吧。孩子們正在吃午餐。」

兩兄弟低著頭，邁著沉重腳步，從阿姨身邊慢慢走開，邊走邊拖地上的土。

「你們要跟她說再見嗎？」哈蕾格雯說。

「不用！」做哥哥的男孩帖斯法耶（Tesfaye），繃著喉嚨叫道，而且不回頭。

「我要！」弟弟帖修梅說，隨即跑回去，把臉埋進阿姨裙子裡，開始大哭。

「你還會再看到阿姨。」哈蕾格雯暗暗提示那女人，希望她承諾會來看他們，讓他安心。

那女人雖然低著頭，手指卻極力要把抓住她裙子的男孩雙手扳開。

那個女人倒退著走出大門，頭一直沒抬起，哈蕾格雯按住嚎哭的孩子，不讓他上前。

兩兄弟傷心了好久。

帖修梅站在院門邊守候了許多星期，盼望阿姨會回來。每次一有人敲院門，他的臉就輕輕顫抖，露出要笑不笑的神情，但這絲笑意很快就消失不見。帖斯法耶一臉怒容，不交朋友，別人對他的任何好意，他毫無感謝之意。他不想拍照，不理會哈蕾格雯慈愛的主動示好。他只關心帖修梅，只想著要保護帖修梅。他沒有把任何東西據爲己有，惟獨對帖修梅在玩著的簡陋自製玩具例外，他隨時提防著其他小孩來搶。他循規蹈矩，完全不讓看護人員頭痛，但他太自閉，幾乎完全躲進自己的世界。帖修梅適應了哈蕾格雯家後，很快交到朋友，但他那冷漠而不友善的哥哥仍處處防備人。帖斯法耶不下場玩，他站在一定距離外，一臉怒容，不讓任何人欺負弟弟帖修梅。

哈蕾格雯已沒有時間處理這類事情。如果帖斯法耶是她收容的第一個孩子，她會坐在他旁邊，握住他雙手，要他看著她雙眼，跟她說話。如果他是她最前面收容的十個小孩之一，她還是會抽出時間親近他。她會特別遞上葡萄或橘子，在他津津有味吃著時鼓勵他吐露心事。但這時候她院子裡有四、五十個小孩，她沒時間了。她只會在心裡記住他是個難搞的傢伙，然後如實轉告AAI或AFAA，如果這裡面哪一家願意考慮收他們兩兄弟的話。

AAI給了他們機會，而且替他們找到領養家庭。

十八個月後，憤怒的帖斯法耶才打破冷漠，把眞相告訴他位於奧勒岡州的養母。那個把兩兄弟丟給哈蕾格雯的女人，不是他們阿姨，而是他們的親媽媽。那女人警告他們絕不可洩露這秘密。

有一天，他坐在自家休旅車的後座，跟他的新媽媽說，他們爸爸那時已死。媽媽改嫁，但那個男人婚前假裝喜歡帖斯法耶兩兄弟，婚後就完全變了樣。他不喜歡這兩兄弟，動手打他們，不給他們東西吃，時時對他們發火，因此他妻子拋棄了他們兄弟。「她選擇新丈夫，而不要我和帖修梅。我永遠不會原諒她。」

他向養母講述這段身世時哭得很傷心，深怕這麼一來養母也會拋棄他們兄弟。

養母要帖斯法耶放心，他講出來很對，那完全不是他的錯，她絕不會遺棄他們。

哈蕾格雯在想：或許，十五年後，等他理解了經濟的拮据是怎回事，知道了女人在他國家的屈從地位和窮人的無奈之後，他不會再那麼怨恨親生母親。

或許，到那時候，他會去找母親；如果母親還活著，他會原諒她。

□

討人喜歡的女孩們，在動身前往AAI或AFAA之前，緊抱著哈蕾格雯，淚流滿面感謝她，向她保證絕對會永遠記得她，保證一旦到了美國、有錢之後一定會幫她。她也緊抱住女孩們，爲自己竟然流了淚而覺得驚訝，赫然領會眼前這個就要離開她的小孩原來一直是她的心肝寶貝。塞拉瑪威特離開時非常悔恨，爲了丟下哈蕾格雯一人而感到羞愧。「去，去，寶貝。」哈蕾格雯說。塞拉瑪威特果然離開，飛到華盛頓州溫馨的默瑞爾（Murrell）家，新爸媽替她取名凱莉（Carrie）。

其他小孩，特別是男孩，與她匆匆一抱，就跳上AAI或AFAA的廂型車，等不及要離開。

哈蕾格雯時時覺得心力交疲，像是得了憂鬱症。

直到有一天，另一個小傢伙，從茫茫人海中，向她飛奔而來。

41

最初，哈蕾格雯不知道那是上天送她的禮物。

在一個晴朗的早上，警察又帶了一個不知名字的棄嬰來敲門。這棄嬰是在某餐廳大門外被人發現的。那是個女嬰，約兩個月大，看起來心懷怨恨，有著憂傷的大臉和突出的額頭。她尋覓再尋覓，都見不到媽媽；遭遺棄的困惑和孤單，在她心頭化為永遠的心結。

哈蕾格雯嘆口氣接下她，在文件上簽了字。她不想與這女嬰四目相對，那女嬰也不看她。

哈蕾格雯立即帶她到醫院的門診部檢驗。針頭刺進女嬰手臂那一瞬間，哈蕾格雯縮了一下。如果這女嬰是陰性，立刻就可以轉送給領養機構。女嬰！再怎麼醜、怎麼沒人疼愛，都沒關係。外國家庭就是要女嬰！

哈蕾格雯搭計程車回家，僵硬的毯子裹著女嬰擱在她大腿上。毯子遮住女嬰的臉。女嬰醒著，但很安靜。哈蕾格雯想著回家後等著要做的事，無意打量這新來寶寶的臉龐。

女嬰檢測出為HIV／愛滋陽性。領養機構不會要她。即使某個富裕國家的女士有意領養，即使這女士知道，靠著她國內的兒童抗逆轉錄酶病毒藥能讓這女嬰長大、過正常生活，也不會有哪個國家的大使館願意發簽證給HIV陽性孩童。這嬰兒困在非洲，無藥可治，哈蕾格雯擺脫不掉。

她在嬰兒床旁，伸直手臂捧著這個無精打采的小傢伙，想著該取什麼名字。她想不出新名字；她取名字取得煩了。女嬰看著下面，整個人軟趴趴，彷彿不再期望能再見到母親。哈蕾格雯根據東正教塗油儀式所用的聖油，替她取名納多絲（Nardos），給了她一個行禮如儀的擁抱，慶祝命名的這一刻。她把納多絲放回嬰兒床，納多絲竟用她瘦骨嶙峋的手指抓哈蕾格雯的T恤，而且抓著不放。哈蕾格雯大感意外，把抓住她T恤的小手揮開，這時女嬰立即放手，露出懷疑眼神，彷彿剛才根本沒這回事。

隔天早上，一群嬰兒躺在臥室被子上曬太陽，哈蕾格雯從中抱起納多絲，絲毫不帶感情地用披巾把她綁在背後。這不代表她對這女嬰有特別好感。她有時就這麼做。早上十點左右要餵奶了，她抱著納多絲坐下來，但通常，餵奶的事都由年紀較大的女孩和附近的年輕看護代勞。哈蕾格雯用奶瓶嘴輕摩納多絲牙齦，輕搔她臉頰，誘哄她喝，她才肯喝。她吸得很不起勁，吸幾口就停下好長時間，怔怔望著哈蕾格雯頭旁。

隨著填飽了肚子，隨著生活作息趨於規律，慢慢的，納多絲似乎意會到自己是有人疼愛的。她一哭，就有那張溫暖的大臉湊過來關心。有一天，哈蕾格雯抱起正在小睡的納多絲，納多絲一側嘴角微微揚起，露出微笑。

「這就是了，納多絲！」哈蕾格雯大聲說道：「妳開始醒了，是不是？」

又一天，哈蕾格雯把奶瓶嘴塞進她嘴裡時，輕聲對她說：「納多絲，妳非常非常聰明，對不對？」納多絲繼續用力吸奶。「我從你眼睛看得出你很聰明。你就像我大女兒阿特特蓋布，什麼東西都不錯過。」

哈蕾格雯並沒有刻意付出感情，但她的心房突然騰出一塊空間，納多絲進入了她的心房。

□

這女嬰五個月大時，有一雙擠出了肉窩的胖嘟嘟大腿，還有兩道彎得很好看的細眉。早上，哈蕾格雯替她解衣換尿布時，她樂呵呵張開無牙的嘴。外凸的額頭似乎不再是憂傷的印記，反倒成爲聰明的表徵。

哈蕾格雯爲納多絲穿衣打扮，就像初爲人母的女人爲自己第一個小孩打扮那麼用心。她替納多絲套上有褶邊的粉紅連身裙，用有彈性的粉紅頭巾纏住她光禿禿的頭。雖已有明確的檢驗結果，她還是很神氣地帶她回HIV／愛滋門診部重新檢驗。她打定主意，假如還是壞消息，她要據理力爭，要求重驗。

她在一個房間裡等待。這房間裡滿是瘦削的爸爸或媽媽。他們或坐或站，扶著自己蒼白、大眼的瘦弱孩子，幽靈般的孩子，每一個都害怕得一動也不動。

感染HIV的母親所生下的孩子，四分之三不帶有HIV病毒（孤兒危機就因此而生）；但HIV陰性的嬰兒由於體內仍有媽媽的抗體，常常被驗出爲HIV陽性。這種從陽性轉爲陰性的改變，稱作血清逆轉（seroreversion），但在改變過程中，這類小孩一直很健康。

撇開科學不談，納多絲這次驗出爲陰性，哈蕾格雯深信是她的愛救了這嬰兒。

「我們辦到了！納多絲！好女孩！好女孩！」哈蕾格雯一路唱著歌回家，而納多絲躺在車後座的枕頭上咯咯笑。

到了十個月大，納多絲成了粗壯的小女孩，笑時露出四顆門牙，扶著哈蕾格雯客廳裡的家具四處走，以親暱的模樣輕拍家具。家中幾十個孩童裡面，只有她想見到哈蕾格雯就能隨時如願。不管在忙什麼，不管在講什麼電話、開什麼會，只要聽到納多絲喊「媽咪！」，哈蕾格雯立即放下手邊工作過來：「什麼事？」

「媽咪！」

「什麼事？」

納多絲衝進客廳，硬是穿過成群訪客，爬上哈蕾格雯大腿，把臉緊貼上哈蕾格雯的臉。

一身塵土的其他小女孩，從門口或窗戶看到哈蕾格雯老太太突然綻放出母愛，覺得很生疏。她們很高興哈蕾格雯重展笑顏，再度變得隨和，但她們似乎無緣享受那窩心的愛。有些小女孩怯生生靠近，一邊輕拍納多絲，一邊伸出手指在哈蕾格雯手臂上或袖子上磨蹭，但哈蕾格雯發出噓聲，趕她們出去（她並不是討厭她們，只是不自覺就這麼做）。

客廳裡的大人訪客都很寵愛納多絲。想讓哈蕾格雯留下好印象的訪客，上門時帶著小點心給納多絲。納多絲年紀小小就知道雙手抱拳，快速鞠躬致意，很惹人疼。

就是這樣啦！哈蕾格雯滿心歡喜想著。人生還眞美好。

42

哈蕾格雯原本是不再計較個人毀譽的。

她曾是中學校長夫人，曾在公家機關任職，曾經在開羅一家教堂提供飲食服務，但在痛失愛女之後，她拋掉這一切。她自我放逐，一身縞素。她結識了被社會摒棄的人，那些因病而毀掉一生的大人與孤兒，在他們之中展開卑微的新生活。

而今，在某些人眼中，她似乎選對了路，甚至是以先見之明選對了路。

她拾回了好名聲。

到了二〇〇三、〇四年，良知之士逐漸體認到愛滋流行病在非洲為害最烈。愛滋病成為各大報的頭版新聞。聯合國召開特別會議討論愛滋。宣傳看板在阿迪斯阿貝巴四處立起，呼籲市民從事性行為要注意安全，呼籲市民勿排斥愛滋病患。阿迪斯阿貝巴市長上電視談HIV／愛滋病，並示範如何驗血。每一個人都有朋友罹患愛滋。愛滋已然猖獗，再無法隱藏。

哈蕾格雯是她自己的交遊圈裡第一個向愛滋孤兒伸出援手的人，如今她發現自己成為流行趨勢的先驅。她的好名聲傳到上層人士圈。上流階級的仕女開始透過她伸出援手。

二〇〇四年某日，一位有錢的衣索匹亞穆斯林婦女打電話來。她是企業家夫人，也是衣國數一數二的富裕女性。她有個讀私立學校的女兒，就要慶祝七歲生日，她女兒和女兒的同學們慶生的方式常常是騎小馬、在游泳池游泳或者打迷你高爾夫。平常日子裡，搭乘私人飛機到杜拜或巴黎購物，或者去瑞士滑雪，都是稀鬆平常的事。去年她這女兒的慶生會就在喜萊登阿迪斯飯店舉行，飯店位在阿迪斯阿貝巴市的古城牆邊，沿著蜿蜒的車道而上，祝賀她生日的旗幟迎風飄揚。

這位企業家夫人向哈蕾格雯解釋，說今年她女兒慶生會的主題是愛滋孤兒。她覺得該讓女兒懂得幫助不幸的人。慶生會可否在哈蕾格雯家舉行？

衣索匹亞的孤兒危機，已摧毀了原本以親緣、信任和村落為基礎的傳統人際相助網絡。有錢的慈善人士出手幫助非親非故的窮人，此事非比尋常，未曾聽聞。

該市的有錢人多半是開著車穿過塵土飛揚的街道，把貼著暗色隔熱紙的車窗緊緊關閉，在乞丐堆裡緩緩推進，車內的音樂蓋過街頭求助的呼聲。到這時為止，沒有衣索匹亞本國家庭來領養哈蕾格雯這兒的孩童。在阿迪斯阿貝巴，同樣有著和北美、歐洲一樣非庶民能就讀的私立小學、中學；這兒也有漂亮、堅固、寬敞的大房子，屋裡滿是藝術品、書籍、二十一世紀娛樂和電腦系統；這兒也有配備了綠色草坪、游泳池和羽毛球場的宅邸，雇用了本國園丁、廚師、僕人來服侍。還有一群足跡遍布全球的大使館人員、政府高官、非政府組織人員、外援工作者，與衣索匹亞最有錢的人住在同一區。

因此，如果說這場慶生會的到來令人手忙腳亂（如果說哈蕾格雯家的孤兒對於有錢人家孩子的啓發作用稍稍被高估了），那是因為有錢的施予者和貧窮的領受者兩方都缺乏經驗的緣故。

這位有錢母親打算讓她女兒和女兒朋友了解這世上存有貧窮；哈蕾格雯家的孤兒則急切想參與這場歡樂派對。

□

某一星期日早上九點鐘，由私人司機駕駛的幾輛越野休旅車和賓士車，陸續停放在院門外的石子路上。天還未亮，哈蕾格雯便把孩子們叫醒，開始忙著替小孩洗澡、抹潤膚乳、梳理頭髮。她發下嶄新的衣服，都是白色的衣服，那是用壽星的媽媽事先給她的錢所買來的。

三十名身上微濕、閃閃發亮的孩子，身穿白長褲和領尖釘有紐扣的白襯衫（女孩子的頭髮則綁成緊得發疼的玉米頭），在屋前排成兩列，等著歡迎佳賓。乍看之下，他們像是一支奧地利兒童合唱團。他們又餓又睏，垂頭彎腰，隊伍顯得凌亂。哈蕾格雯發火大罵，他們才又站回定位。他們立正站著，懷著既不耐煩又害怕的心情望著院門，感覺時間過得好慢。

壽星女孩的同學，包括了外交官、使館專員和企業高階經理人的小孩，因此，哈蕾格雯家的院子裡，頓時擠進了和藹而活躍的挪威、法國、英國、紐西蘭女性。她們留短髮，身穿寬鬆卡其長褲和針織衫、白色膠底運動鞋，端著咖啡杯站在院中車道上聊天，看過去就像是在歐洲或美國任何地方都可見到的場景，像一群在週六早上在足球場邊替自己小孩加油的媽媽。她們的小孩，身穿名牌運動衫，手戴防水錶，逗留在媽媽附近，與院子另一頭乖乖站著不敢動的孤兒遙遙相對。

院門再度打開，壽星女孩的媽媽昂首闊步走進來，身穿薰衣草色絲質長袍，頭包丁香紫色頭巾。就算《聖經》裡的示巴女王馬克妲穿著絲質便鞋踏進這泥地院子，大概也無法比眼前這女人更讓哈蕾格雯家的孩童瞠目結舌。這位高雅的衣索匹亞女士蓮步輕移，牽著她女兒，走向那兩排剛剛梳洗過而驚懼不已的孤兒。她很親切對他們打招呼，要女兒也上前向他們致意。

「Salaam（哈囉）。」那女孩聳肩說了一聲，然後回頭望她同學，面露不耐，滾動眼珠。

那個宛如天仙下凡的婦人，塗了鮮明的紫羅蘭色唇膏，上了木槿紫色的眼影，身上散發出丁香與肉桂氣味。哈蕾格雯的小孩想跟她握手，又怕勉強對方。小女兒掙脫媽媽的手，跑去與她朋友在一塊。那個高雅婦人茫然四顧，一時不知所措，直到她的瑞典保姆上前來解圍。這個金髮年輕女子從哈蕾格雯屋裡拉出一條電線，插上卡匣式錄音機，大聲播放衣索匹亞流行歌曲。哈蕾格雯的小孩把這當作是自由活動的信號。

一名衣索匹亞富家女孩跑去找她媽媽，氣喘吁吁問：「可不可以跟他們玩？」媽媽點頭。那位保姆拍手，帶動所有小孩，包括私立小學學童和孤兒，歐洲孩童和衣索匹亞孩童，手牽手圍成一圈玩遊戲。小孩子在泥地上跳舞，拍打氣球。

哈蕾格雯事先叫人搭了戶外舞台。剛砍下的長茅草撒在舞台上充當地毯，用樹枝搭成屋頂。她還叫年紀最大的幾個男孩把她屋裡有襯墊的家具拖上舞台，在沙發和椅子上鋪了豹紋毯子。舞台上的寶座等著壽星女孩蒞臨。這女孩在四處飛揚的紙製橫幅標語和氣球中登上舞台，坐在墊了數層墊子的中央椅子上。

壽星媽媽安排了一家地方電視台報導慶生會，以傳達社會上層人士應幫助弱勢者的觀念，希望藉此拋磚引玉，引起其他人跟進。電視台的明亮聚光燈打在壽星女孩身上，這時有人獻上淺盤蛋糕。整個院子裡的人為她唱生日快樂歌，先用阿姆哈拉語唱，後來私立小學的學生分別用法語、英語再各唱一遍。她閉上眼睛，許願，吹熄蠟燭。人人很有禮貌鼓掌，有些小孩歡呼。哈蕾格雯家的小孩多半不知道自己的生日是哪一天，至於自己的年齡幾歲，也只能約略估算。當下，他們覺得，過生日就和擁有媽媽一樣，都是有錢人家小孩的專利。

蛋糕以紙碟分送眾人食用。那位瑞典保姆收下私立小學學生所致贈的包裝禮物，放在出口處附近的深購物袋裡。三歲女孩莎拉把蛋糕塞進嘴裡，搖搖晃晃走在泥地院子裡，嘴裡用阿姆哈拉語嗚咽說道：「哇我的天啊，哇我的天啊，我升天了，從沒吃過這麼好吃的東西。」

蛋糕和糖衣激起他們的熱情，飽受寵愛的孩子和接受濟助的孩子一起捉迷藏、跳舞、追氣球，直到每個人身上都是一身泥污。如此鬧哄哄玩了一個小時，慶生會突然結束。越野休旅車的引擎在院外巷子裡轟轟運轉，壽星女孩和她母親把小禮物袋發給每個小孩。哈蕾格雯家的小孩全身玩得髒兮兮，仍獲准和那位女王般的夫人握手，表達感謝。她很優雅地握了每一隻熱切的手，甚至彎下腰讓髒兮兮的小孩在她頰上親吻那麼一兩下，她臉上並沒有露出厭惡之意。

電視台的攝影人員把裝備扛上肩。私立小學孩童相互討論了如何安排接下來的午後時光。那位瑞典保姆又提又抱著包裝禮物，走出院門。

生日車隊離去後，哈蕾格雯家的孩童不發一語。淡雅的碎紙片和彩帶被踩在泥地裡，幾枚軟趴趴的氣球無力垂掛在院牆上。哈蕾格雯拉了一張廚房椅到屋門口，叫小孩來到她跟前，一個一個脫下白色新衣。新衣洗淨、曬乾，待下次有外賓來時再穿。年紀較大的男孩把沉重的家具搬回屋裡。

彷彿童話故事裡的大鐘在午夜敲響，院裡的孩童一下子又變回原來的破舊T恤和色澤暗沉的束腰短褲。院子也變回一塊一塊水泥地面和一方一方的泥地。

小孩各自走開，檢視自己禮物袋裡的東西。有硬糖、泡泡糖、胡椒薄荷糖，談不上昂貴的零食。他們清點了糖果、把糖果一字排開、分別嗅聞，最後用門牙小口小口啃咬。然後他們把禮物重新包裝好，放進袋子，藏在院子各處。有些糖果一直擺著沒吃，因爲擁有的喜悅勝過一時的享受。

派對結束，魔法從院子消失，哈蕾格雯回復爲貧窮女人。她有一點失落。說老實話，她喜歡上電視，喜歡那些大使夫人，也喜歡成爲目光焦點。能和她的孤兒小孩站在一塊，她很自豪；而她對於外人把她和自家小孩們稍稍分別對待，也感到得意。那位富家貴婦給了她一種與對方平起平坐的感覺，彷彿是她們兩人一起向貧民區小孩伸出援手。

如果她的孩子們覺得有權利幻想著去美國擁有有錢的爸爸和高雅的媽媽，擁有腳踏車和棒球，那麼她爲什麼不能放鬆片刻，想像自己是衣索匹亞上流社交圈的一員？

43

愛滋變得更受矚目。音樂家和電影明星對此表示關注。以替全球窮人爭公道爲宗旨發起的運動「把貧窮掃進歷史」(Make Poverty History)，把愛滋列爲首要議題。二〇〇五年七月，英國在蘇格蘭的格倫伊格斯(Gleneagles)主辦「G8」八國元首高峰會，英國首相布萊爾保證，這次高峰會的主題將是非洲和氣候變遷。會議之前，英國搖滾歌團U2的主唱博諾(Bono)和音樂人蓋爾多夫(Sir Bob Geldof)兩位搖滾明星，在全球各地舉辦了八場現場直播的大型流行音樂演唱會，分別在倫敦的海德公園、巴黎的凡爾賽宮、羅馬的大競技場、費城的藝術館、柏林的勝利紀念柱(Siegessäule)、加拿大巴里市(Barrie)的公園廣場(Park Place)、東京的幕張國際展覽中心、莫斯科的紅場、約翰尼斯堡紐頓區的瑪麗•費茲傑拉德廣場(Mary Fitzgerald Square)、愛丁堡的默雷費爾德體育館(Murrayfield Stadium)舉行。(據稱)三十億觀眾打開電視，觀看U2、保羅•麥卡尼、史蒂夫•汪德、坎耶•維斯特(Kanye West)、瑪丹娜和史汀等大明星的表演。演出者後方的螢幕上，放映了非洲窮人的畫面。

參加高峰會的八國元首承諾，到二〇一〇年時將把對非洲的援助增加爲現今援助額的一倍，並取消十八個窮國的外債，但是在改善貿易公平方面幾無進展。這些元首還承諾，將致力於在二〇一〇年前讓全球愛滋病患，不分貧富都能得到抗逆轉錄酶病毒療法的治療。

這些大張旗鼓展現關懷、吹捧自我貢獻的舉動，看在那些最靠近愛滋抗擊前線的人眼裡，實在覺得大可不必。一九七〇年聯合國大會已議決，富國應捐出國民生產總額的〇·七%援助窮國發展。這一主張不但是出於人飢己飢的道德良心，也來自於認知到北半球的富裕是和南半球的貧窮密切相關的。特別是非洲，被全球強權掠奪了幾百年，而強權對於他們自己在非洲所留下的混亂、悲劇與餓殍視而不見。聯合國大會議定，最晚要在一九七〇年代中期，達成國民生產總額〇·七%的援助目標。

一九九二年，富國再度同意以國民生產總額〇·七%爲國際援助目標。到二〇一五年，也就是現行聯合國「千禧年發展目標」希望達成的那一年，這〇·七%的目標將屆滿四十五年。

許多美國人認爲，美國政府已經竭盡所能在減少全球的苦難、飢餓與疾病（沒錯，美國有許多個人、民間企業、非政府組織和公共衛生工作者正在努力）。但世上普遍有個誤解，以爲美國在對外援助上是全球最慷慨國。美國民意調查一致顯示，支持削減外援者（三一%），遠多於支持增加的比例（一七%），而且多數受訪者主張，維持現有的外援經費。

以金額來計算，美國是全球最大的外援國；但是以占國民生產總額的比例來看，美國的外援微不足道。

此外，所謂的援助往往是捐助國得到的好處更甚於受援國。「全球政策論壇」（Global Policy Forum）二〇〇五年的一份報告指出：「開發援助是否名副其實，往往有待商榷。在許多例子裡，出資援助，主要是爲滿足了捐助國的戰略與經濟利益……或是爲了有益於國內具影響力的利益團體。援助體系建立在捐助國的利益之上，而不是考慮到受援國家的需要，這使得開發援助無法對症下藥；最迫切需要援助的國家，得到的援助太少；援助往往虛擲在捐助國所提供的標價過高的貨物和服務上……最近的（外援）增加，並未全盤說明富國究竟是已夠慷慨或是還不夠大方。」

不管援助的性質爲何，二〇〇二至〇五年的援外金額，排名前十大的國家依序是：美國（七五八五萬三千美元）、日本（四〇一三萬八千美元）、法國（三一〇五萬一千美元）、英國（二九五五萬兩千美元）、德國（二九五〇萬兩千美元）、荷蘭（一六七七萬一千美元）、義大利（一二二二萬一千美元）、加拿大（一〇五五萬兩千美元）、瑞典（九八五萬六千美元）、澳洲（五三三萬五千美元）。

美國援外金額最多，但就占國民生產總額的比例來看，美國最低：只占〇・一五七五%。信誓旦旦要達成目標卻口惠而實不至的國家，還包括日本（〇・二五%）、加拿大與德國（各約〇・三%）、義大利與澳洲（〇・二至〇・二五%之間）。

相較之下，在同一期間（二〇〇二至〇五年），援外金額占國民生產總額前幾大的國家，比例都超過〇・八%：挪威〇・九一%（二〇〇五年爲〇・九三%）、丹麥〇・八六五%（二〇〇五年爲〇・八一%）、瑞典〇・七八五%（二〇〇五年爲〇・九二%）、盧森堡〇・八二%（二〇〇五年爲〇・八七%）、荷蘭〇・七九五%（二〇〇五年爲〇・八二%）。

根據美國國會撥付的款項，到二〇〇六年四月十五日爲止，美國政府已在伊拉克戰爭投下兩千七百五十億美元。據「國家重點工程」（National Priorities Project）的說法，這筆經費可以全額資助全球愛滋計畫長達二十七年。

「我們正與時間拼命在賽跑，而我們漸漸落居下風。」史蒂芬・路易斯說：「以現有的速度，根本不可能大幅減少貧窮、飢餓、性別不平等、疾病與死亡。除了那些夸夸其談的修辭言語在活躍之外，我們完全看不到……必要的加快行動。哎呀，光靠耍嘴皮子是救不了人的。」

□

前來阿迪斯阿貝巴的外國流行病學家與援助工作者，日漸增多。在阿迪斯阿貝巴的希爾頓與喜來登阿迪斯這兩處飯店裡，歐洲人與北美人悠閒享用自助早餐；瓷盤上放著西瓜片、迷你香蕉和飽滿多汁的紅葡萄。已裂開的石榴裡，苦味的種子表面抹了糖霜。溫熱的標準純銀餐盤上，擺了炒蛋淋乳霜、烤馬鈴薯和洋蔥、不帶骨的維多利亞湖鱒魚塊。明亮的平板玻璃窗外，白領鴿和黃胸鸚鵡跳躍在隨風搖曳的尤加利樹梢。

飯店大廳裡，有航空公司辦事處、銀行、商務中心、珠寶店和運動鞋店。而游泳池和噴泉在造景庭園裡粼粼發亮。希爾頓飯店的網球教練一身白衣白褲，百無聊賴對著練習牆擊球，等著客人上門。他還兼軟式牆網球的教練。玻璃帷幕的健身中心門口旁有一塊中庭，庭中擺放了乒乓球桌和撞球桌各一台。

早餐後，在環形車道上，在高度及腰的花叢旁，科學家、研究人員、國際性非政府組織代表、流行病學家、經濟學家、出口代理商，調整腰帶暗袋裡的值錢物事，跳上等在一旁的越野休旅車。他們瞇著眼，乘車進入明晃晃的城中心。有些人是來這裡做事的，來與本地人做有意義的接觸；世界衛生組織、聯合國HIV／愛滋病聯合計畫署、全球基金會、美國疾病管制中心的工作人員，以及無國界醫生組織、全球孤兒基金會（World Wide Orphans）、威廉J柯林頓基金會（William J. Clinton Foundation）之類醫學性的非政府組織義工，的確在拯救性命。但也有太多專家來這兒是爲了蒐集資料，以便轉製成圖表，化爲一篇篇條理分明、有聲有色的精彩報告。他們的簡報將會在歐洲高級大飯店的會議室、舞廳進行；與會者將會用筆記型電腦作筆記；頭頂上的枝形大吊燈將會關暗，以便放映幻燈片、用 PowerPoint 提出報告。

「說到研究調查和文獻資料的建立，我們非常了不起。」聯合國特使史蒂芬・路易斯說：「某些報告，例如聯合國HIV／愛滋病聯合計畫署所提出的〈流行病最新狀況〉……都是統計資料匯編的典範，文中不乏引人注目的資料。但那份報告本身也坦白說了，對抗這流行病的行動尙難發現實質進展。我們需要國際社會各角落都付出超乎尋常的心力，但目前這方面的努力還不如人意。按照目前的速度，到二〇一二年，總共將有一億人死於愛滋和感染愛滋。」

有時，來訪的專家會突然想起，這個位於高原上驕傲而孤立的王國，一直困於魔咒而陷入昏睡，只消西方國家以魔法棒輕輕點醒，就能讓它轉爲繁榮。有時他們覺得，經濟發展與政治進步不久就會降臨。

要不是迫於無奈，許多衣索匹亞領導人才不願意低聲下氣向西方求援。早在今日這些北半球富國誕生之前，衣索匹亞就已文明開化、獨立自主。衣索匹亞的象徵，也是他們最後一位皇帝的象徵，正是「猶大之獅」。「猶大之獅」絕不奴顏乞憐。

然而，今日衣索匹亞若想擺脫赤貧，絕對需要來自富國的援助（外債豁免、公平貿易、使神奇愛滋藥免受富國昂貴專利的束縛），因此「猶大之獅」不得不低頭，垂下眼睛。

□

衣索匹亞人不清楚，踏上他們土地的外國人（外面世界），究竟了解多少他們這兒的各種政治角力，以及衣國政府在內部民族之間、在與厄利垂亞邊界衝突上要弄了哪些政治權術。

一九九一年，孟吉斯圖共產獨裁政權被推翻後，梅列斯・傑納維主持的新政府誓言支持民主自由（包括新聞自由、集會自由）和多黨政治。

近幾年，停滯的經濟和日益升高的愛滋危機，加上地區性武力恫嚇、糧食供應不穩、衛生設施缺陋、乾淨水欠缺等問題和其他公共衛生問題，使得衣國人民矢志要拉下這位施政時偏袒他所屬民族（提格雷族）的總理，拉下他所屬的執政黨，衣索匹亞人民革命民主陣線。

假如梅列斯・傑納維沒有贏得二〇〇五年的改選，他真的會下台嗎？許多人只能祈禱並夢想著他會下台。他口口聲聲支持民主，言談開明，又與世界級領袖（特別是英國首相布萊爾）過從甚密，他應該不至於厚著臉皮不顧公民複決結果而死抓權力不放吧？

二〇〇五年五月，梅列斯・傑納維再度當選，立即引起質疑說他是靠著舞弊才選上。他拒絕交出權力，這舉措在似乎居大多數的衣索匹亞人眼中，正是極度反民主的舉動。二〇〇五年年底，面對各方責難、指出選舉結果乃是受到操控，衣國政府開始關押記者和反對黨領袖，試圖以實彈鎮壓抗議活動，驅逐外籍觀察員，進行大規模逮捕行動。

反對黨團結與民主聯盟（Coalition for Unity and Democracy/CUD）呼籲民眾，展開全國非暴力抗議行動，包括罷工在家，並杯葛執政黨企業，以抗議這場他們認為是以作票選上的選舉。二〇〇五年六月與十一月，反政府抗議人士湧上阿迪斯阿貝巴街頭，以及德塞（Dese）、德卜勒伯爾漢（Debre Berhan）、巴赫達爾（Bahir Dar）、阿瓦沙（Awasa）等幾個較小城鎮的街頭。抗議人士遭到武裝安全部隊開槍鎮壓，四十六名示威者和旁觀者（有男有女還有小孩）遇害；兩百人受傷；四千人遭拘捕，其中包括許多學生和多位知名人士，例如七十歲的團結與民主聯盟主席海魯・夏威爾（Hailu Shawel）、曾任衣索匹亞人權聯合會會長的七十五歲教授梅斯芬・沃爾德瑪里亞姆（Mefin Woldemariam）、曾任聯合國特使和盧安達國際犯罪法庭檢察官的雅各・海爾瑪里亞姆（Yacob Hailemariam）博士、曾任法官而時任團結與民主聯盟副主席的畢爾圖坎・米德卡薩（Birtukan Mideksa）女士、新近當選阿迪斯阿貝巴市長的大學經濟學教授貝哈努・涅迦（Berhanu Nega）。其後陸續有兩千五百名遭拘留者獲無罪釋放。還有多少人仍遭關押，下落何處，目前不明。總理梅列斯表示，遭拘留者可能會被以叛國罪起訴。

團結與民主聯盟在這場國會選舉贏得三分之一席次，但他們以選舉過程不合法為由，杯葛新國會，拒不宣誓就職。

二〇〇五年十一月，國際特赦組織的報告中指出：「國際特赦組織擔心，這些遭到拘留的人可能得不到保釋。他們在審判之前遭長期監禁於惡劣環境中，進而導致審判過程因許多次延期開庭而變得冗長。本組織還擔心，他們未必能得到符合國際標準的公平審判。」

國際特赦組織的憂心成真。二〇〇六年二月，在衣索匹亞，八十名被告被傳喚出庭衣索匹亞聯邦法院（其中三十八名未出庭）接受審判，遭起訴的罪名包括：重度叛國罪、「冒犯憲法」、煽動並組織武裝暴動、「種族滅絕」。

大部分被告不願替自己申訴或答辯，因爲他們心知不會有公平審判。國際特赦組織譴責衣國政府羅織罪名，要求立即無條件釋放反對黨領袖、人權律師和社運人士。「這些人是良心犯，只因爲完全無涉暴力的意見和活動就遭關押。」國際特赦組織非洲計畫主任科拉沃烈・奧拉尼揚（Kolawole Olaniyan）說：「此外，檢察部門據以指控他們『種族滅絕』的根據，完全不符合國際上所認定的種族滅絕定義，也不符合衣索匹亞刑法所陳述的定義。這一荒謬指控應予立即撤回。」

我採訪了害羞的十六歲女孩「耶希」，她和姊姊、姊夫一起住在阿迪斯阿貝巴。十一月動亂時，她姊姊和姊夫失去她的下落。

「我丟了一顆石頭。」她在我飯店房裡哭著說。這時是二〇〇六年二月，距那場動亂已過三個月，她似乎餘悸猶存。她穿著格子裙和短袖白上衣，頭髮編成漂亮的辮子。她說：「那時我在學校裡面的空地上，只是往圍牆外丟了一顆石頭。安全部隊拿著步槍衝進來，把我們全部趕進學校裡，大家尖叫、哭喊，跌成一團。那些軍人對我們拳打腳踢。學生四處爬，身上流了血。他們從學生裡面挑出提格雷族（梅列斯所屬的民族）的人，利用他們告密，要從學生裡面揪出反對者。我們面牆站著，緊靠牆壁，軍人帶著密告者過來指認。有人指出我，說我丟了一顆石頭，他們就把我抓走。

「我們在地板上坐了幾小時，等卡車來載我們去監獄。我們不能抬頭看，不能講話；不能用行動電話打電話回家。這種事竟會發生在我們身上，發生在我身上，我很吃驚。卡車來了，他們尖聲叫著要我們上車，端著步槍走在我們身邊。就在要上卡車時，我有機會抬頭，看到我一個朋友在旁觀看。她微微點頭，示意她已見到我；我知道她會通知我家人。

「他們把我們全部關在一間囚室裡。有幾天，他們放我們出去，家人前來，隔著圍欄和我們會面。我姊姊和姊夫來看我，帶了食物給我。我穿過圍欄摸姊姊的手。不准我們出去會見親人那幾天是最慘的幾天。」

她垂著頭，不由自主顫抖著。她幾個禮拜前就獲釋了，但整個人變了樣，焦慮不安。她要求在極隱密且匿名的條件下才肯接受我採訪。她是高二學生，由於在校園裡受政治抗議氣氛的感染，激動之餘往牆外丟了一顆石頭，人生從此換了軌道。

「如果梅列斯認輸下台，展現他自稱的民主人士風範，他大概會贏得西方的喝采。」某位經商的衣索匹亞友人告訴我：「他會被封為曼德拉第二，很可能會以演講者和顧問的身分長期遊走於美國多所大學和歐洲多國首都。但就算是這樣，我們也不會懷念他，絕對不會！我們知道梅列斯的爲人。但如果他眞的下台，在西方，沒有人會吝於授予他民主聖人之類的美名。「可是，民主選舉已被做掉了，我們現在只能重彈非洲（腐敗不民主）的老調。」⑱

□

在這期間，西方人來來去去。本地朋友到博列（Bole）國際機場爲他們送行。然後，這些遠道而來的旅人便忙著戴上耳機，調整人體工學頸枕，欣賞飛機上的美國電影。當他們的飛機離開了衣索匹亞上空，這時又有幾架滿載外籍專家的巨無霸客機降落。

外界日漸看重哈蕾格雯，認爲若欲了解非洲HIV／愛滋病此一陌生且不幸的新悲慘世界，她便是入門的途徑。她認識眞正死於愛滋的人，她就在收養死於愛滋者所遺留的小孩。

有外國人登門拜訪哈蕾格雯，詢問自己能如何貢獻心力；他們連聲感謝她的招待，稱讚咖啡好喝，說橘子片和爆米花好吃，而泥院裡的小孩可愛。他們把筆記本和日程表攤開擺在大腿上，敲擊計算機，希望能爲這裡做些好事。來自義大利、瑞典、挪威的他們，詢問可否拍攝她小孩的照片，好讓他們帶回國給他們所屬的非政府組織全體委員觀看；他們感謝她准予拍照。

我以哈蕾格雯爲主角，替美國女性雜誌《持家有術》（*Good Housekeeping*）寫了一篇文章，文章刊出後，引來數千名讀者寄捐款給她。許多人附了短箋，表示得悉非洲各地有那麼人死亡或正瀕臨垂死邊緣，感到震驚和難過。大部分人寫著：我們現在才知道有這樣的事。

寄給「阿特特蓋布．沃庫孤兒撫養紀念協會」的捐款，幫助哈蕾格雯解決了一個她煩惱已久的難題。在衣索匹亞孩童得到抗愛滋藥之前，她認爲，讓HIV陽性孩童與HIV陰性孩童爲伍對兩方都有危害。因爲HIV陰性孩童得了感冒或水痘之類的兒童病，輕易就可痊癒，但這類小病會危及免疫功能已受損的孩童；反過來，苦於機會性感染的HIV陽性病童，也可能危及HIV陰性玩伴的健康。只要能取得藥物，就不必隔離這兩方孩童。

銀行裡有了存款，哈蕾格雯得以爲家中孩童構想更美好的生活，不必再擠在搖搖欲墜的磚屋和泥地院子裡，活在日益骯髒的環境裡。她查看了幾個環境比較理想的地區，決定租下兩座像樣的宅院，一座給HIV陰性孩童住，另一座給人數日增的HIV陽性孩童住。

她搭著計程車跑遍阿迪斯阿貝巴的陡峭山丘，查看待租宅院的每個角落。她打開水龍頭，感受水壓強不強；嗅聞戶外廁所的惡臭味，離開時搖著手趕忙揮除臭味；她站在鋪砌平整的巷子裡，估量該處到學校和醫院的距離；她還嘲笑女屋主誇大自家房子價值的舉動。過去，碰上有意出租的房東，她必須隱瞞眞實意圖，絕不能告訴對方她是打算給愛滋孤兒住。人家萬一問起那些孩子從哪裡來、他們父母怎麼了、他們是否有病，她都避而不答。

但是現在她有了名氣，漸成名人。外國人登門拜訪；阿迪斯阿貝巴最有錢的女士找過她主辦她女兒的慶生會。當地一家報紙把那篇登在《持家有術》雜誌上關於她的文章翻譯重印。爲防有人錯過（不管是英語版還是阿姆哈拉語版），她手提包裡放了該文章的剪報。

因此，她找到了並租下了兩座宅院，取代先前以鐵路貨車車廂和泥土院子組成的舊宅。

打開裝飾華麗的鑲銅邊金屬門，看到的是更大的院子；圍住院子的是石牆，而不是波紋馬口鐵皮牆。三間磚砌屋面向院子，每間屋子外側都有水泥走廊，院子地面全部鋪砌平整。

另一棟宅院位於街角，面朝泥土大街，院子比較小，地面是不平整的水泥地。有一片樹林爲院子撒下涼蔭。院裡有幾間舊磚屋和一處戶外廚房。HIV陽性孩童就安置在這裡。臥室寬敞而通風，雙層床排成一列。

然後，哈蕾格雯得知，由於《持家有術》那篇文章，她獲得了美國奇異電子公司（General Electric）頒給的一萬美元「衛生英雄獎」（Heroes in Health）。《持家有術》雜誌社的編輯邀她飛往紐約領獎。他們聯繫美國駐衣索匹亞大使館，請求發予快速簽證，旋即獲准。

哈蕾格雯搭計程車到衣索匹亞航空辦事處，把報導她的文章給他們看。衣索匹亞航空送她免費來回機票讓她去領獎。她不在家的兩個禮拜，迪吉絲特答應來照料兩宅院的孩童。

二〇〇四年十一月中旬，一個星期四早晨，孩童群集在較大那座宅院的院子裡爲她送行。大男孩爲她歡呼，拍打計程車頂。納多絲不知怎麼的感覺到她要離去，當計程車門關上，她看到媽媽坐在車裡，她自己位在車外，立即一屁股坐在院內車道上，閉上眼睛，張開嘴巴，嚎啕大哭。哈蕾格雯一路低著頭前往機場，心中覺得羞愧，自己竟然丟下他們大家，甚至丟下納多絲，而要去風光接受陌生人的歡呼。但是，她提醒自己：當然是爲了他們才要去美國的；她要募集資金給他們過更好的生活。她竭力壓抑內心的興奮，畢竟她從來沒踏出過非洲一步。

第三部

44

哈蕾格雯在德國的法蘭克福轉機，在美國首府華盛頓特區下機，並在衣索匹亞航空公司人員引領下通過移民局和海關的檢查，再搭上飛往紐澤西州紐瓦克機場的區間班機。

二○○四年十一月某個晚上，她降落於紐瓦克機場。

她穿著衣索匹亞傳統白色連身裙、披巾和涼鞋，在人群推擠下步出飛機，走下手扶梯，來到行李領取區。沒有人來接機。她太興奮了，忘了通知我她將會在哪一天抵達哪個機場。乘客爭相拿取自己行李，對遠處的人叫嚷揮手，拉著行李箱跑開。哈蕾格雯飛行了二十六小時，一時不知所措。機場漸漸空蕩，快速離開的乘客拉著帶輪行李箱左彎右拐，發出咯吱咯吱響聲。

她拖著重重的帆布行李箱（沒有輪子），走過油地氈地板，在大家都穿了過去而後離開的自動出口門前停下，帶著鹹味的冷風穿門而入，彷彿打了她一巴掌。她哭了起來。

她在星期四晚上的紐瓦克機場成爲奇特景象：一個身材矮胖的衣索匹亞女人，一身傳統連身裙和披巾裝扮，望著玻璃門外漆黑的停車場，哭泣。

兩名衣索匹亞裔的美國女子，拉著帶輪行李箱匆匆經過她——她們放慢腳步，停下，看著她。她們認出這身衣服，認出這副面相，於是以阿姆哈拉語主動打招呼：「Dehna amshee. Indemin allesh?（晚安，妳好？」）」

「Dehna（我很好）。」她感激回答。

「需要我們幫忙嗎？」她們以英語問。她們穿緊身牛仔褲和高跟鞋，戴著大耳環，外披帶腰帶的黑色皮夾克，一頭長長的鬈髮。

「Ow, ow（是，是）。」然後她用英語說：「我不知道該去哪裡。」

「有人會來接妳？」

「是。」她沒老實講。

「妳要等？」

「我想不會有人來接我！」她嚎啕大哭：「他們忘了我！」（她未告知我抵達日期，也未告知抵達城市，實在不能怪我。）

「跟我們走。」那兩個女人說。在閃亮化妝粉和眼影底下，她們有著衣索匹亞人的臉，但她們開朗活潑，神氣活現。她們邁著大步走過油地氈地板，靴子跟叩叩作響，充滿自信。在衣索匹亞，女孩自小就受教導要溫柔謙卑，要跪下，要服侍別人，要垂下眼睛。眼前這兩個女人卻是甩撥鬈髮，高聲講話，露出長長白牙大笑，與人爭先恐後離開機場。

哈蕾格雯拖著她的行李箱跟在她們後面。停車場的冷風把她嚇了一跳，差點兒吹走她的棉披巾。拉著行李箱手把的雙手被冷風吹得刺痛。冰冷的汽車後座皮椅硬梆梆，她不由自主發抖。

「妳們要帶我去哪裡？」她一臉可憐問道。

「去衣索匹亞餐館如何？餓了嗎？」其中一個年輕女人說。她不需要計程車司機、丈夫或僕人，自己坐進駕駛座，從皮夾裡掏出錢，付錢給停車場管理員，載著她們快速駛進車流。哈蕾格雯雙手緊抓著冰冷的門把。

接下來，就像是突然衝進遙遠的星河。她認出都市夜景的基本組成：眼前是高速公路，上橋跨過漆黑河流；有幾棟三層式磚造公寓，一間有數根煙囪的工廠；遠處河上有大小船隻。車子急急駛入曼哈頓，她看到食品雜貨店、酒吧、書報亭、水果箱。但每一樣東西都大得出奇。

「妳們是衣索匹亞人？」疾駛過漆黑的街道時，她帶著不確定的語氣問那兩個年輕女人。

她們大笑回應，完全是美國人那種瀟灑不拘的大笑。

「這裡是……紐約市？」她問。

這城市聳立在灰色的穹隆中，雲或煙在上空翻飛。在美國，天空離人比較遠。沒有星星，只是個亮灰色、不斷翻動的天幕。林立的摩天大樓彷彿給披上透明防塵套。

「妳第一次來紐約？」兩個年輕女人其實是多此一問，因為她雙手仍緊抓著門把，目不轉睛盯著，用嘴呼吸，在寒冷車內吐出陣陣熱氣。

「是。」她說。

高樓大廈燈火通明。成千上萬扇玻璃窗閃閃發亮。滿是發亮玻璃窗的大樓一棟接著一棟，直連到地平線。每棟大樓都像是一盞燈，透過數不勝數的開口放出火光。

她懂了：美國的電很多，而衣索匹亞擁有很多很多的東西，只有一種：土。

她們停妥車，快步穿過寒風刺骨的街道。那兩女提起哈蕾格雯的行李箱，捧在兩人中間跑到一旁，像捧著一個人在跑。三人走下水泥階梯，進入第十大道上那家嘈雜、溫暖、縱深的「示巴女王餐廳」。

「Selam, indemin allachibu?（哈囉，妳好？）。」女服務員說：「三位用餐？」

哈蕾格雯舀起面前的食物，有因傑拉加燉雞肉、香料牛排、農家鮮乾酪、燉羊肉、搭配燉羊肉以助消化的蜂蜜酒。簡直像是身在國內！嗯，味道比較淡而稀，但菜色就跟國內沒兩樣。

「哈蕾格雯太太。」那兩個年輕女人之一說：「我們得走了。明天要上班。要我們帶妳去哪裡嗎？要不要回我公寓？很歡迎妳來。我會打電話叫我媽明天來陪妳。我保證她的阿姆哈拉語講得比我好多了！她老是訓我講不好！」

不過這時哈蕾格雯已和餐廳裡的所有人交上朋友。那兩個年輕女人對餐廳裡眾人解釋過了，她們是在紐瓦克機場發現這個一身傳統打扮、披著故鄉手織白披巾的矮小太太，在行李領取區哭。

相約在餐廳裡喝酒、極晚才吃晚餐的美籍衣索匹亞裔專業人士，定睛瞧著她，一臉好奇，而哈蕾格雯迫不及待要把此行目的告訴他們。得知她是來美國募款以幫助國內孤兒，許多穿著入時的人士紛紛從餐廳各角落向她微笑、點頭。她大受鼓舞，把她的海軍藍帆布大行李箱拖出來，拖到餐廳中央，拉開拉鍊。她抽出三本相簿，遞給附近的用餐者，相簿裡盡是小孩在她院子裡的生活照。然後，她打開二十捲手織圍巾和十二條沉沉的傳統披巾，想請在場用餐者購買。

那些都是她家附近的HIV／愛滋患者所親手製作，其中一人是蓋塔秋。她想把賣得的錢帶回去給親手織造它們的人。一名好心的年輕男子笑著推回圍巾，說：「這位太太，圍巾妳留著，拿到別地方賣。我們很高興能幫妳。」隨即見他倒出一個小籃子裡的小餐包，把小籃子四處傳遞，回到他手上時，籃子裡有了捐給哈蕾格雯家孩子的四百六十美元。

周遭看來很有錢的年輕男女，紛紛打開手機，替她打電話給查號台。在她幫忙下，他們打通了我的手機。前後十幾個人打來。

我從亞特蘭大搭機抵達紐澤西，一打開手機，發現裡面有十五通語音留言。透過留言裡愈來愈急切的語調（有些講英語，有些講阿姆哈拉語），我得知我那位矮胖的衣索匹亞朋友，在寒冷刺骨的夜晚，拖著行李箱，穿著涼鞋，孤零零一個人流落在紐約市。許多留言講阿姆哈拉語，意思不大確定，但從說話的語氣聽來，我深信他們把我罵得狗血淋頭。這次換我站在行李領取區，透過玻璃窗望著停車場，有點想哭。我坐在那裡，爲人在他處的哈蕾格雯安排去處。我找到了一位人在家中的《持家有術》雜誌社編輯，由她叫車去接哈蕾格雯。於是一輛大禮車停在示巴女王餐廳前，把帖費拉太太載到派克梅里敦飯店（Le Parker Meridien）。

那天晚上十一點鐘，哈蕾格雯步出示巴女王餐廳，錢包裡塞滿名片和一大疊美鈔。幾個人陪她到人行道邊，扶她上車。她在送行者的臉頰上親了又親；裹著頭巾、信奉錫克教的司機替她把無輪的重行李箱抬上行李廂，車子朝曼哈頓中城區的西五十七街疾駛而去。

我相信她到今天都認爲自己流落紐瓦克機場是我的錯。

除此之外，她很喜歡美國。

□

哈蕾格雯・帖費拉站在洛克斐勒中心舞廳的講台上，下方是參加午餐會的群眾。她對著麥克風，以英語發表有關她工作的正式聲明。她的聲音低沉，不敢抬頭看，而且雙腿發抖。燈光暗下，她走下講台。一道螢幕從天花板降下，播映哈蕾格雯與愛滋孤兒一起生活的簡短影片。觀眾放下沉甸甸的銀質刀叉，用厚餐巾抹去眼中的淚水。

午餐會後，哈蕾格雯快步走到廳外光潔發亮的走道，把HIV陽性患者親手織造的衣索匹亞傳統披巾、圍巾攤在櫃台上。「怎麼戴，示範給我看！」一身褲套裝或俱樂部會員上衣的美國女性（編輯、記者、製片、攝影師）發言請教。哈蕾格雯踮腳站著，把披巾拍鬆，披在她們頭與肩。她們搶著與她合照。聖誕假期就快到了。這些東西很快一掃而空。

她所到之處無不受到親切與尊敬的對待。

像她這樣的女人！一個寡婦，一個和愛滋患者與愛滋孤兒往來的人。眼前場景讓她更進一步確信，外面世界還是有懂得同情、心懷慈悲的人。

她下榻的地方非常豪華。曼哈頓這間飯店的房間是銀色調，牆上貼著印有紋理的灰銀兩色相間的壁紙，地上鋪著鴿灰色地毯；浴室裡有泛著光澤的黑色大理石長檯。超大尺寸的床上，擺著光滑高貴的枕頭。她很可能整晚拿著遙控器安安靜靜地一按再按，卻還沒把所有頻道都看過。每天早上，她步出飯店，就有車子在人行道邊等著，一名戴白手套的門衛走下鋪著地毯的水泥階梯來到她身旁，以防她萬一跌倒時可以上前攙扶。

□

她從紐約飛往西雅圖、華盛頓特區、亞特蘭大，探望幾個領養她小孩的家庭。她睡在客床和折疊沙發上；夜裡，突然有冰冷的腳趾碰觸她身體，原來是孩子爬上床，想和許久以前住在阿迪斯阿貝巴她那小屋子裡一樣跟她睡。在西雅圖，美麗的佛蕾希沃特在夜裡躡手躡腳來找。她站在哈蕾格雯床邊，低著頭，遞出三十美元：「這個給你，奶奶。我一直存著要給妳，幫妳。」

在亞特蘭大，哈蕾格雯目不轉睛看著我八歲的養女海倫衝進房間，跳上沙發，跳進我懷裡。海倫打斷我們的談話，笑說她在學校的一件趣事，開心往後仰，把鞋子踢到房間中央，咬起蘋果。她再度跑出去時，雙腳可說是沒有著地，從沙發跳到椅子再跳上咖啡桌，然後跳下地跑開。哈蕾格雯對我揮著指頭：「妳毀了她。她不再是衣索匹亞人。」

毀了她？她成績在班上名列前茅，天資聰穎，足球踢得好，賽跑得第一，鋼琴技藝開始嶄露頭角、人長得漂亮又風趣、能操四種語言（她抵美時就會說阿姆哈拉語和英語，加上西班牙語、希伯來語）。毀了她？我沒回答，但這話讓我傷心了幾天，直到後來有個朋友說：「梅莉莎，那沒錯啊，她現在是美國女孩了。」我這才平復。（不過，哈蕾格雯說我十二歲的女兒莉莉「非常」有禮貌，就像是行為端正的衣索匹亞小孩！她稱讚我教得好。）

看到她曾收養的小孩，在美國父母身上找到愛和幸福，哈蕾格雯非常欣慰。一個個領養家庭簇擁著歡迎她；有幾家領養了她曾收養過的小孩，有幾家領養的是她所不認識的衣索匹亞孤兒。他們述說這些小孩適應美國生活的有趣點滴。少數孩童抵美時，因幼年失去雙親、童年受挫折，身心發展已有障礙，但大部分小孩在抵美之前，受過母親親自哺乳，得過父母的呵護，原就生活在健全家庭裡。他們在故鄉時本就在祖父母和手足陪伴之下生活，在照顧牲畜、幫忙家務的環境下長大，其中許多人在故鄉受過少許教育，更有一些受過完善教育。(「在美國上學比在衣索匹亞上學容易得多！」海倫驚奇說道。) 乍看之下，衣索匹亞鄉下的圓茅屋和芝加哥的公寓式住宅或西雅圖的錯層式房子 (split-level) 大相逕庭，其實不然。曾經擁有家庭生活的小孩，都急切想再享有家庭。由八個兄姊帶到萊拉孤兒院安置的那對小姊妹，阿貝特塔伊特和梅克德拉威特，這時已由華盛頓州湯森港 (Port Townsend) 的利特爾夫婦 (Bob and Chris Little) 領養。克莉絲是個身材嬌小的金髮女性，留著彼德潘式髮型，有天晚上在這對姊妹花房門外徘徊時，聽到已改名瑪兒塔 (Marta) 的梅克德拉威特祈禱道：

「謝謝上帝賜給我媽媽。她是個很好很好的媽媽。她知道如何當一個好媽媽。我發脾氣時，她仍然愛我。我傷心時，她仍然愛我。我做了壞事，她還是愛我。我媽媽，她很可愛。我媽媽，她不醜。她醜，我也愛她。就算她很醜，我也愛她。即使她真的真的很醜，我仍然愛她。而且即使她醜，她也愛我。但她不醜，她可愛。謝謝祢，謝謝祢，上帝，賜給我又好又可愛的媽媽。」

這些小孩有些來自衣索匹亞鄉下，來到美國時往往帶著部落生活的印記。九歲的阿斯拉特•

赫恩（Asrat Hehn），在家鄉時，爲了保護自家院子，曾用火把殺死一頭獅子。沃拉伊塔（Wolayta）村民舉行儀式，在他一邊眉毛上劃上一道口子，藉以宣示他已成男人，自此他就帶著這道引以爲傲的傷疤。進了萊拉孤兒院六個月之後，他來到華盛頓州的皮吉特灣（Puget Sound），成爲雪松路小學（Cedar Way Elementary）的五年級生。阿斯拉特的哥哥阿瑪努埃爾（Amanuel），碰到下雨天，總會摘下一片葉子，把葉子窩成簡便好用的小飲水杯。

雙親死於瘧疾的七歲男孩撒繆爾（Samuel），懷念老家圓屋裡所睡的那張高架在牆上的床，懷念雨點打在波紋馬口鐵皮上的滴答聲。接受領養後不久（領養者也是利特爾夫婦），有天晚上，他甜聲詢問媽媽，要不要他宰頭牛當晚餐。媽媽大吃一驚。

七歲的阿巴包（Ababaw）懷念家鄉的燉雞肉。他的美國媽媽安娜從店裡買回了用收縮膜包著的大雞肉塊。

「不行，要用眞的雞。」他抗議說。

「這就是眞的雞。」她說。但他猛搖頭。媽媽說：「好吧，什麼是『眞的雞』？」

「衣索匹亞的雞，那種割斷頭的雞，很吵的雞，會四處跑。頭斷了，還四處跑，那才是眞的雞。」

有個叫米塞克（Miseker）的小男孩，曾被哈蕾格雯收養。他七歲時飛到馬里蘭州與新父母住。新媽媽凱西・溫蓋特（Cathy Wingate）說：「我們在聖誕夜返抵家門，那第一天，他在新房子裡，從一個房間走到另一個房間，走了好久，一直到他走不動爲止。他注意到餐桌上擺了聖誕節的馬槽情景裝飾。他拿起『聖嬰耶穌』親吻，我們覺得很窩心。但這溫馨的一刻爲時不久。接著他突然睜大眼睛，興奮的吸口氣，同時伸手去拿那隻小綿羊說：『好吃！』然後他伸出手指，像刀一樣劃過自己喉嚨。」

利特爾夫婦新領養的兒子，有天晚上在餐桌上問：「爲什麼你們老是在說『把牛奶警察遞過來』(pass the Milk Police)？」（譯按：小孩誤把 please 聽成 police。原意爲「麻煩遞給我牛奶」。）

我家十歲的養子費歇哈，二〇〇四年五月從衣索匹亞來到美國。來美後才幾天，我家其他小孩就發現他的驚人本事：他能把矛瞄準凌空飛過的塑膠飛盤，並把盤子射穿。「媽！」孩子們尖叫：「妳一定要來看！」原來費歇哈在我們家車道上發現一個腳踏車用的白色細金屬旗桿，便拿它來射穿空中的飛盤。十五歲的兒子立怡可以把飛盤丟到樹附近，這個費歇哈卻能用腳踏車旗桿把飛盤凌空釘在樹上。那天晚上吃飯時，我端出上好的乳酪千層麵，結果我家這個完全不會說英語的小孩搖頭不吃。

「嗯嗯嗯，不對。」我家大兒子，那時已十九歲的塞思，發表高見：「我看他一定是比較喜歡用矛獵殺活物。」

後來，費歇哈會刻製幾根自用的矛，拿來拋擲，他會割下樹皮編成細繩，再用細繩搓製成拋石索和牛鞭。他在入住阿迪斯阿貝巴經營的那所美國孤兒院之前，每天在衣索匹亞中部平原上趕羊。抵美後，有一天他進我家廚房，從抽屜取出一把大刀子，帶著九歲的傑斯走進樹林。走出林子時，兩人肩上各扛著一根新製成的細長釣魚竿。「媽，有沒有線？」費歇哈高聲吼道。

他收下我縫紉工具盒裡的線，把兩根大頭針折成魚鉤，然後帶著傑斯越過街道，往上坡的人行道走，想找一段找合適的溪流。兩男孩各扛著一根釣魚竿。我從廚房窗戶看著，心想，莫非我們收養了一個哈克（譯按：馬克吐溫有部小說的主角叫哈克・貝里芬，性愛冒險，放蕩不羈）。

那個感謝上帝賜給她一個可愛媽媽的瑪爾塔・利特爾，編了一首歌。她以可愛響亮的嗓音唱出來，她媽媽克莉絲抄錄下歌詞：

我一個媽咪死了，我一個媽咪死了。
我一個爹地死了，我一個爹地死了。
我傷心，我傷心。
現在媽媽沒死，現在媽媽沒死。
現在爹地沒死，現在爹地沒死。
我快樂，很快樂。
我有衣服穿，有東西吃，
有好房子住，感謝主。
怕癢，我爹地，
很會煮菜，我媽咪，
感謝主。

八歲的佛魯（Frew）被領養到阿拉斯加。這個開朗的赤腳阿迪斯阿貝巴小男孩，如今穿著帶兜帽的風雪大衣、連指手套和雪鞋出現在照片上。照片裡，他站在紅頭髮的兩個姊姊中間，笑得非常開心。「前幾天晚上，我聽到他用英語禱告。」他新媽媽說：「他說：『謝謝你，給我家。』」

□

我女兒海倫在二〇〇二年二月她五歲時來到我家。她很快就在美國交了許多朋友。但她交到新朋友後不久、或者快要交上新玩伴時，我總會聽到她問對方：「妳有媽媽嗎？」如果她出於害羞不敢問對方，就會輕聲對我說：「她有媽媽嗎？」大部分小孩和大人被她這麼一問都很驚訝，然後小孩答：「我當然有媽媽！」大人說：「她當然有媽媽！」

只有我們的非洲朋友對於這問題不覺驚訝。海倫自己現在很樂意告訴別人，她又有了媽媽，但她不認爲媽媽是每一個人都有的。

45

在美國待了兩星期後，哈蕾格雯開始想家。她擔心家裡的小孩，非常想念納多絲，很後悔沒帶她一起來（我想，那個衣索匹亞小孩是很有教養的啦！）她把原訂的環球之旅行程縮短，在袍服底下穿著件印有「我愛紐約」字樣的T恤，飛回阿迪斯阿貝巴。

她回到那兩棟新租的舒適宅院，回家把錢存進銀行。

她租了第三棟房子。

這棟房子位在山麓丘陵上的哥詹路（Gojam Road）邊，三層樓。這兒環境乾淨整齊，臥房牆上鑲了漂亮的木板，還有固定在牆上的五斗櫃，寬敞的浴室鋪了瓷磚。院子小而明亮，綠意盎然，院裡有花卉盆栽、鋪了白色小圓石的人行道，還有戶外露台和碟形衛星天線。房子巍巍聳立，俯瞰四周塵土飛揚的卡車停泊服務站和輪胎修理站。羊群與牛群隆隆走過路肩，整晚傳來長途卡車司機換低速檔的聲音。

房子閒置了那麼久，依舊乾淨整齊，她非常中意。

「就用它來當作客人招待所！」她告訴朋友。她想，拿它充當招待所（提供住宿和早餐），可以增加收入，挹注那兩處孤兒收容所。她在每個房間擺上一部嶄新的嬰兒搖籃。她希望讓前來阿迪斯阿貝巴找她領養孩子的人下榻這處招待所，而她會待在那裡陪他們。她不想見到領養家庭把小孩從她懷裡拉走的時候，小孩露出的難過和害怕神情。有了招待所，可以使這個轉交過程更爲順利；轉交後的頭幾天，如果有她陪在近旁，受領養小孩會覺得較安心，領養父母也比較不會那麼緊張不安。不久就有西班牙領養父母受益於這安排。

哈蕾格雯展開了新生活。

她把時間給了外籍訪客、本地官員、領養家庭和可能的捐款人士；她比較沒有時間理會小孩的哭鬧了。別人把小孩從她腿上抱離的情形變多，她把小孩抱上大腿親近的情形變少。她總是忙著講電話，總是急匆匆出門；她有時在招待所用簡餐和傳統咖啡儀式招待可能捐款人士和老友。

這時候，她那兩處宅院裡共有八十名孩童，其中五十名是HIV陰性小孩（從嬰兒到少年都有），三十名HIV陽性孩童（大部分是幼兒，但有一名十二歲男孩）。她雇用了十二名看護，買了一輛十五人座二手廂型車，雇了一名全職司機。她還請了一名會計來記錄捐款的開支。

她從來不曾這麼富裕；從來沒有。沃庫在世的時候也不曾。

她也從沒有如此爲錢煩惱。

過去她幾乎一無所有的時候，她全部拿出來和別人共享。她和小孩是有什麼就一起吃什麼，勉強度日，有時是穀物，有時是羽葉甘藍；有時有錢。有了食物或有了錢時，她也分出一些給鄰居，特別是給HIV陽性婦女和媽媽。他們一起吃好的，也一起挨餓。

如今情形不同。她從美國得到這麼一大筆意外之財，別人「贈送」的金錢。別人稱她爲「人道主義者」。但誰曉得她還能不能再看到像這樣的大筆錢？

因此，她嚴格編制預算，按照計畫花錢。她每個星期給看護和廚師一些錢，用來替小孩購買吃穿用物。如果在飲食開銷上不精打細算，這一大群飢餓的小孩，不出幾個月就會把銀行存款全部吃光。

她打算用這筆錢做大事。她想為HIV陽性大人和孤兒創辦一所免費的地區診所，讓他們可以在不受排斥與羞辱的環境裡就醫。

她想把這一大筆錢用上許多年，想用它來服務更多小孩。

她把自己看成站在一處交叉路口，貧民區的小孩在這裡與有能力改變他們一生的有錢外國人相會。她把自己看成是國際交流處，一個向歐洲、北美募集捐款的衣索匹亞民間大使。

在這同時，她所收養的小孩穿著破爛制服，每餐吃米飯或麵。

年紀較大的小孩在收容所裡漸漸待不住，漸感無聊。幼兒得不到哈蕾格雯的母愛；她不是忙著工作、匆匆出門，就是逗納多絲玩，跟她開心大笑。所有小孩都吃膩了米飯和麵，厭煩於做家事，破爛的制服使他們看起來一副乞丐樣。

「我不想整天照顧小寶寶。」塔姆拉特發牢騷。

「乖乖做。」哈蕾格雯冷冷地說。

小孩感受不到哈蕾格雯原本不分親疏的關愛了；她似乎只關心未來的計畫、錢和訪客；因此他們也翹首盼著牆外的世界，渴望早日離開。年紀較大的小孩祈求自己被轉送到領養機構設置的孤兒院，開始忍受那種難耐的焦慮等待，等待自己得到遠在美國的家庭領養。

只有納多絲可以隨時找哈蕾格雯，只有納多絲能讓哈蕾格雯停下手邊的任何事。納多絲站起來大叫「媽」，哈蕾格雯也回她「什麼事」，然後納多絲跑向她。

只要見到納多絲，哈蕾格雯立即綻出笑容，夜空明月般的笑容。

十七個月大的納多絲，低下頭，雙手合十，口齒不清完成飯前禱告。她拿起哈蕾格雯的電話，一隻手放在臀上，嘴巴對著話筒，煞有介事大聲講出一些別人聽得懂和聽不懂的話。雖然只長出幾顆乳牙，她差遣其他小孩，指責他們。她拿起哈蕾格雯的披巾圍在身上，把她的胖短腿塞進哈蕾格雯的紅色皮涼鞋，扣上扣子。她抖動她肉桂色眼睛的眼睫毛。頭上冒出一束束褐色頭髮。

納多絲兩歲生日時，哈蕾格雯在客廳辦了慶生會。老友們帶著禮物前來，納多絲穿著深黃綠色的柔軟連身裙，在哈蕾格雯唱歌與鼓掌下，跳舞娛樂客人。

□

有天下午，某西班牙領養機構的衣索匹亞代表登門拜訪，啜飲咖啡，打開他的公事包。

那是個晴朗的上學日，只有嬰幼兒待在家裡。學齡前女童坐在主屋的明亮水泥階梯上，雙手放在大腿上，麻雀般嘰嘰喳喳聊著天。突然有個女童臉一皺，接著掉下眼淚，原來有人傷了她的心。但孤兒不只會傷害人，也懂得互相安慰，因此她的朋友快速跑過來，抱住她的頭，在聽到傷人話的那隻耳朵上親了一下。

最受寵的小孩納多絲，像下田工作的女人般拉起裙襬，咚咚咚走上階梯，來到她媽媽身邊。

「媽咪？」

「什麼事？」

納多絲有事要跟她講，用她那還不成句的童語報告外面階梯上的爭吵。

「來，我的心肝寶貝。」哈蕾格雯張開雙臂。

「妳可曾想過替這一個找個眞正的家？」那位代表問，盡可能讓口氣委婉。他沒有明指她們兩人年齡的差距，但哈蕾格雯就算沒有六十也快了，而納多絲只有兩歲。

哈蕾格雯挪動了一下她抱在腿上的納多絲，再端起咖啡杯，遮住自己的臉。她和面前男子一時無語。只見咖啡熱氣嬝嬝升起於兩人之間。

我知道大家都這麼認爲，她心裡想：但我不懂大家爲什麼要這麼想。沒有必要把每個衣索匹亞小孩都送出國。納多絲在這裡跟著我很快樂。看她那身漂亮的衣服，看看她開心的臉龐，看她多靈巧。除了我，這世上還有誰更適合當她的媽？這男人會把自己小孩送出國嗎？

她放下咖啡杯，把納多絲趕到外面玩，表情變得更冷峻。

「跟我來。」她起身帶領那位代表進育嬰室，裡面有六個寶寶躺在嬰兒床和搖籃裡，有的在睡覺，有的正揮舞手腳想找人玩。

但西班牙領養機構代表剛才那句話，縈繞她心頭。她心情沉重。一想起那句話，她就肚子痛。那是想家的感覺，就像是梅娜、阿特特蓋布所曾給她的感覺。這種事不能再發生。

那天下午，幾個老友來串門子喝咖啡。納多絲一如以往在她們面前蹦跳。她穿著起皺的白色短上衣、橘色燈芯絨的連身工作褲、趾部爲橡膠材質的紅色膠底小運動鞋。她頭髮不夠多，還無法編成小辮子（她的褐色頭髮就像蒲公英的絨毛），因此哈蕾格雯在她頭上纏了一條帶褶邊的彈性頭帶。納多絲拿起電話，用不耐煩的語氣對著話筒童言童語，來訪女客驚喜大笑（她們總是驚喜大笑）。她是小哈蕾格雯。「她眞聰明！」大家說：「她跟妳一模一樣！」她們笑著說。

「她們在討好我。」哈蕾格雯開始這麼認爲：「她們知道，最快能取悅我的方式，就是讚美納多絲。她們想知道，我把其他小孩全放走，放他們飛到國外的新家庭，但我是不是永遠要把她抓在身邊。」

她想像老友在背後批評她把納多絲當親生女兒般寵愛，爲此她非常難過。她們似乎已習慣於把哈蕾格雯當成一個養母，一個濟助衣索匹亞孤兒然後送他們出國的養母。

對於她有意把一個小孩留在身邊，她們似乎覺得不可思議或不以爲然。她忿忿想著：不久前她們還根本不關心這些小孩的死活！她們不想與愛滋孤兒有任何瓜葛。如今她們幫我，送我錢，表現和善，但她們也開始對於什麼是對小孩最好的安排有了意見。

她很後悔讓老友們看出她那麼愛納多絲。似乎她那些老友，乃至領養機構的職員，都吝於給她這麼一點小小的幸福。她希望她們不知道這事兒，希望沒有人能從院中一大群髒兮兮、亂哄哄的小孩裡認出她，於是她開始在有訪客上門時，刻意疏遠納多絲。

於是，納多絲衝上階梯，大叫「媽咪」時，哈蕾格雯不再回以親暱的「什麼事」，而是冷冷不理會，說：「現在不行，納多絲。」

只有在夜裡，只她們兩人相處時，她才感到快樂。她替納多絲換上小睡衣，一邊搔她癢，又摟又抱。這是她們兩人的專屬時間，就在哈蕾格雯床上。她讀書給納多絲聽，教她認阿姆哈拉語字母。納多絲喜歡把手放在哈蕾格雯寬闊的胸脯上，湊到她臉旁吸氣；她喜歡聞哈蕾格雯臉上殘留的香水味，講著悄悄話，並親一個吻以示感謝。如果納多絲在哈蕾格雯床上等候，而哈蕾格雯仍在她充作辦公室的小房間裡翻閱檔案、帳目，納多絲便會去找她。

「來啦，媽咪。」她說：「我們來躺下來，說『啊啊啊』(睡覺聲)。」

於是，夜深人靜，一天的文書工作終於完畢，院子裡的人都睡了，哈蕾格雯收起老花眼鏡，揉揉眼睛，拖著身子爬上水泥階梯到她臥房，擠進被子裡，躺在她學步的小寶貝旁。

46

夜裡傳來幾聲男孩粗啞的尖叫聲，吵醒了她和納多絲。有個小孩受傷害，大叫：「噢，噢，噢，啊，住手，救我，誰來救我！」

「天啊！」哈蕾格雯叫著跳下床，跌跌撞撞下階梯，穿過院子，上階梯，進男孩宿舍。主室裡一排雙層床，每張床上有張條紋毛毯。

十三歲的瓦希渾（Wasihun）坐在他的下鋪，臉部漲紅，滿是淚水，尖叫道：「他上到我床上！他上到我床上！他像女人那樣跟我睡！」

他指控的對象是席拉克（Sirak），並伸出一根顫抖的手指指著他。二十四歲的席拉克來自這收容所附近街坊，在哈蕾格雯這兒工作以換取食物和棲身之處。他站在床鋪之間，身穿T恤和灰色寬鬆運動長褲。

「他矇住我的臉，我無法呼吸！」瓦希渾的下巴腫了起來。

哈蕾格雯趕緊到他身邊，伸出雙手想抱住他，但他往後退，並出手把她推開，尖叫：「他傷害我！」

房間裡所有男孩都坐起身，往這邊瞧，年紀較小的幾個嚇哭了。位於主屋後部的嬰兒室裡也傳來嬰兒大哭聲。位於嬰兒室與哈蕾格雯臥室間的大女孩臥房，點亮了燈。煩亂的哈蕾格雯往回跑過院子，進入嬰兒室；她再跑回男孩宿舍時，雙手各抱著一個尖叫的幼兒。席拉克站著不動，嘴巴張開想反駁，雙手攤開在身體兩側，表示自己無辜，但他一句話都不說。

其他小孩急急跑來坐在瓦希渾旁邊，瓦希渾以雙臂掩面，大聲啜泣。大家看著哈蕾格雯。一群年紀較大的女孩，身穿睡衣，頭髮散亂，光著腳，從門邊往裡窺看。在大女孩臥室裡睡折疊床的看護，米妮雅（Miniya），站在她們身後的院子裡。

至少那邊是哈蕾格雯能解決的事。「妳們全部，回床上！立刻回去！」她大叫。女孩們一哄而散。

「妳也是。」她嚴厲對同事米妮雅說。那女子點頭離開。

「等等！」哈蕾格雯又厲聲說：「把這兩個帶走。」她把那兩個一臉不悅的幼兒交給那女人。嬰兒室還響著其他嬰兒的大哭聲。

「噓，噓，噓。安靜，安靜。」她說：「男孩子全部回自己床上。沒事，沒事，大家都回去睡覺。我在這裡。那只是做個惡夢。大家立刻回去睡。」

「那他呢！」瓦希渾尖聲說，移開雙臂，抬起他腫脹而淚濕的臉說：「才不是做惡夢！他傷害我！」

「席拉克今晚睡這間屋子外。所有人回去睡覺。明天早上再說。到了早上，大家心情會好一點。大家現在都躺下。結束了。」小男孩紛紛躺平。席拉克轉身，大步走出門。哈蕾格雯關燈，穿過院子回到主屋。嬰兒室裡所有寶寶醒著，哭濕的臉上滿是困惑，還粗聲大叫。年紀較大的嬰兒在嬰兒床裡站起，把圍欄搖得嘎嘎響。米妮雅陪在一旁，想把他們哄睡。「我來。」哈蕾格雯說：「拿給我一些奶瓶就好。」

「那裡發生了什麼事？」米妮雅問。

「只是有人做惡夢。」哈蕾格雯說。

她花了兩個鐘頭替嬰兒換尿布，餵他們喝奶，哄他們再睡覺。她坐在直靠背的椅子上，直挺挺打起盹，一個嬰兒趴在她大腿上。

隔天早上，她變得害怕走過院子去查看男孩臥室，她怕瓦希渾還醒著，等著用他難過、泛紅的眼睛忿忿瞪她。

因此，她站在男孩臥室門口的階梯下方，叫喚房裡的男孩準備上學。瓦希渾沒有從那小房子出來。

大的幾個孩子都出門後，她叫院子裡的大人到她臥室集合。大家都已聽聞昨夜的騷亂，也都知道是誰遭點名。席拉克走進她臥室，靠牆站在其他人後面，彷彿他也是來聽今日宣布事項。

「你——」她以命令口吻指著席拉克說。

一年前，席拉克的媽媽因愛滋而瀕臨死亡，那時她找人來請哈蕾格雯過去。她從鄰人口中約略知道哈蕾格雯的爲人。這個在市場做小生意的女人，全身僵硬，眼看就要不久於人世。她動了動嘴唇，臉上其他部位和軀體四肢全都沒動。她雙眼直盯著上方的茅屋頂。哈蕾格雯俯身湊近聽。

「請照顧我兒子。」那女人從灰色嘴唇裡擠出話：「他就要變得孤零零一人。拜託妳一定收容他。他是個好男孩。拜託一定要收容他。」

哈蕾格雯拾起那女人冷冷的雙手，說：「好的，好的。我一定會，這位大姊，我會收容他。」

她原本很高興能有席拉克加入。他和善而謙卑，一頭濃密褐髮，唇上開始長髭。他只有小學三年級的學歷，但工作勤奮，很努力討人歡心。他不抽菸，不嚼恰特（chat，一種溫和迷幻劑），也不喝酒。夜裡無時不聽到他在外面捧著洗衣盆噹啷走動的聲音。他在這裡很快活。他喜歡小孩。在舊宅時，他睡屋外打地鋪。搬到這裡後，房間多了，於是讓他睡進男孩寢室。男孩們似乎喜歡他。她絕不會把男人安置在女孩寢室，但從沒有想過這麼做會傷害到男孩。她從沒料到會有這種事，她根本沒聽過這種事；她不知道用什麼字眼形容這事。

「昨天晚上發生什麼事？」她問他。

「沒什麼，哈蕾格雯太太。」他吞吞吐吐，絞擰雙手，沒再多說。

「怎麼會沒發生什麼事。告訴我，發生了什麼。」

「瓦希渾不是第一次做這種事！他告訴我，他以前就做過，在他以前待的地方，他就做過。」

她很生氣，站起身：「我不是問你瓦希渾做了什麼，我是問你，你做了什麼。」

他絞著雙手，眼神在房裡四處漂，查看別人神色，想從同事眼裡得到鼓勵。但沒有人肯和他渴盼的眼神四目相對。

「席拉克，你非說實話不可。」

他站在她面前，嘴巴張開，一臉無助。

「你不告訴我實話，我就只能報警。」

仍然沒動靜。她坐著，然後伸手去拿電話。

就在這一刻，他情緒失控，雙膝跪下，雙手高舉，放聲大哭。有人聽到他說：「我做了！我做了！」但其他人後來記得的是他堅不承認，以及聽到他哭著說：「妳爲什麼用這種方式讓我丟臉？」

他搖搖晃晃站起來，眼眶迸出淚水，再度跪下。他趴在她面前，站起身，揮舞著他無力的雙手，再趴在地上。

在場眾人都嚇一大跳，往後退開。他像是突然發了什麼病。突然，席拉克站起來，頭髮比平常更蓬亂；他轉著圈圈，不知所措，然後他看見門，奪門而出，接著他跳下階梯，衝過院子，打開大門跑走。

哈蕾格雯嘆了口大氣，大覺寬心。一些人大聲吐氣。「他不會回來了。」哈蕾格雯宣布：「他如果回來，誰都不准讓他進來。但他是不會回來的。」

「要報警嗎？」米妮雅問。這位中年婦女與大女孩同睡一間寢室，在這兒工作已四年，但早在哈蕾格雯的先生在世時，她就認識哈蕾格雯。米妮雅一頭長而粗糙的直髮，中分，往後挽成一個圓髮髻，她身穿男式羊毛運動外套，但外套底下是豐滿的女人身材。她雙手插在外套口袋四處走動，脖子上掛著老花眼鏡。女員工裡就屬她最不怕哈蕾格雯，所有員工裡只有她覺得和哈蕾格雯沒有主從關係。

「為什麼要叫警察？」哈蕾格雯大叫：「他走了！他走了，那是最重要的事。」

「但這件事應該讓警方知道。」

這下哈蕾格雯火了：「他走了，事情就結束了。為什麼要把這些事張揚出去？出了這房間，你們都不可以講。誰曉得是不是眞有這回事？」

「不管怎樣，哈蕾格雯，」米妮雅說：「我覺得妳應該告訴有關當局。讓他們查明眞相。」

「妳希望我丟掉執照嗎？還是關掉這兩間收容所？讓孩子被帶走？」哈蕾格雯怒目瞪著她的員工。他們搖搖頭，低下眼睛。只有米妮雅與她正面相對。

「好了。」哈蕾格雯厲聲說：「事情結束了，搞定了，不必再說了。還有比這個更重要的事需要費心。從此以後不要再提這事。大家去幹活。」

米妮雅雙手插口袋，低頭沉思著走了出去。

她知道哈蕾格雯想假裝什麼事都沒發生。易地而處，如果是她自己的組織有可能遭公眾唾棄或譴責，她本人會因此名譽掃地，她大概也會有這般心態。不過，她本身不是知名人物，不是主事者，所以她淸楚知道，會發生這種事，哈蕾格雯難辭其咎，而且不應隱瞞不報。

哈蕾格雯從沒聽過這種事。

在同性戀還屬犯罪行為並會招致牢獄之災的國度，同性戀活動是見不得人的事。大部分衣索匹亞人和哈蕾格雯一樣，深信衣索匹亞境內沒有同性戀，這問題在西方才有。那是白人的病，這裡沒有。

□

事實上，自家發生這樣的事，哈蕾格雯所面對的主要不在於衣索匹亞存有同性戀的這件事，而是兒童遭到性虐待的犯罪行為。

如果席拉克強暴了院裡的女孩，她會勃然大怒，會報警抓人。但那會被看作稀鬆平常的事，常有的犯罪行為，一段不幸的插曲。

但席拉克的罪行似乎是有違自然的罪，一樁讓人難以啓齒的獸行。如果讓別人知道她家裡發生同性性行爲，她家的名聲將一敗塗地。她認爲如果他的犯行遭揭露，他會被官方處死。她也深信她會在社會上抬不起頭，她所有小孩都會被帶走。

那天早上，員工離開哈蕾格雯臥室後，她全身發抖。她想找人來幫她，但她找不到求救的人。她抖得太厲害了，抖到想吐，彷彿暈船。

她勉強撐著身子走進男孩寢室。一如她的擔心，瓦希渾待在床上。

「你今天沒上學，瓦希渾？」她親切問道。

他把毯子拉起整個蓋住頭，面牆側躺著，沒有回話。

「好，沒關係。」她溫柔輕聲說：「今天放一天假也好，明天就不能這樣了。」

沒有回應。哈蕾格雯發現自己的語氣太高興。

「瓦希渾，小寶貝。」她試著讓語氣更輕柔。她把手搭上他肩，他生氣甩開。

「餓嗎？」

他沒有回應。

「我去叫廚師拿些飯給你吃？」

他沒回答。

「你……嗯，心情怎麼樣？」

從毯子底下傳來低沉的回應：「很差。」

「席拉克眞的碰了你？」

「我跟妳講過了！」又傳來悶悶的話語：「我跟妳講過他做了什麼。」

「洗過身體了？」

「沒有。」

「我來給你肥皂和毛巾，去洗乾淨。」

他照做。

但洗完後他直接窩回床上，不肯下床。其他小孩放了學，圍在瓦希渾床邊，他不肯玩耍，不肯講話，始終拉著毯子蓋住頭。近傍晚時分，他下了一次床，上洗手間。哈蕾格雯坐在屋外走廊的椅子上，對他滿臉堆笑，但他繃著臉。

他希望我怎麼做？

「他想看醫生。他希望妳帶他去看醫生。」米妮雅說。

「過一兩天他心情就會變好。」哈蕾格雯說。

她對瓦希渾說話的語氣，彷彿是他逃學而她是溺愛他的母親，不在意他的冷淡。「噢，今天又沒上學，瓦希渾？」隔天她以輕快的語氣說：「我跟你保證，我可以找到一些讓男孩子後悔沒去上學的家事讓你做。」

「妳如果眞是我媽，就會帶我去看醫生。」他悶在毯子底下低沉說。

她自顧自整理房間，佯裝沒聽到。

他一動不動躺著，臉轉向牆壁。

事情比預想的糟。

另有兩個少年來找米妮雅。

「他對我們做了同樣的事。」其中一個說。

「席拉克？」她低聲說。

「對。」十四歲男孩說：「他跟我們一起睡，像男人跟妻子一起睡那樣。」

「他告訴我們絕不可跟別人說，否則要我們好看。」十二歲男孩說。

「哈蕾格雯，還有兩個遭殃。」有天傍晚，米妮雅在屋外走廊上小聲說。

天啊，天啊，天啊，這怎麼得了？

「怎麼會這樣？」哈蕾格雯細聲說：「怎麼會有這種事？我從沒聽過這種事。」

「妳當然不可能知道這種事。」米妮雅和藹地說：「我也從不知道。」

但米妮雅並不放鬆：「問題是現在該怎麼做？」

「現在？現在不必做什麼。那個男的已經離開，絕對不會再出現在這一帶。男孩們安全了。」

米妮雅未再多說，只緊抿著嘴。她緊抿嘴唇的神態，清楚在告訴哈蕾格雯：妳知道還該做什麼，妳應該把發生的事告訴警方，應該帶那三個男孩去看醫生。

哈蕾格雯看到米妮雅緊抿著唇，但她選擇視而不見。她站起身，對著在院內水泥車道上打躲避球的小孩拍掌：「睡覺時間到了！準備禱告！」

她知道米妮雅在看著她，等她表示她知道該怎麼做。但她不吭聲。不必再做什麼。那會危及一切，她心想。我們會失去一切。萬一事情曝光，我們會失去所有小孩。我會丟掉執照，名聲掃地。小孩會被帶走。席拉克會入獄。幹嘛搞得天下大亂，大家都難過？

又有一天，她告訴自己：我是這裡的頭，正因爲我把事情想得長遠。她要我像個無頭蒼蠅四處跑，幹嘛這樣？那個人已經走了。男孩安全了。這才是重點。沒必要因爲一件小事打翻我辛苦建立的所有東西。

米妮雅在抵制她。哈蕾格雯受不了這樣。過去，她們常雙手環抱胸前，邊看著小孩邊聊天、輕聲暗笑。

因此，有天下午，哈蕾格雯，很突兀的，突然脫口而說：「我如果去向警察說這件事，這件我不知是眞是假的事，妳覺得警察會把小孩帶走嗎？」她的口氣裡帶著懇求。她極力想在米妮雅並不排斥談的事情上與米妮雅再次說話。

「那就不要去警局，而是要去醫生那裡。」米妮雅說：「那幾個男孩每天來問我：『她爲什麼不帶我們去看醫生？』他們擔心——」她壓低聲音說：「——他把ＨＩＶ傳給他們。」

「鬼扯！」哈蕾格雯叱責道：「別再提這事。我受夠這整件事了。小孩子不該去想這個，那很噁心，很可怕。夠了。聽到沒？妳在他們旁邊敲邊鼓，不准你再這樣。而且他們爲什麼去找妳，不來找我？」

「他們說：『哈蕾格雯不幫我們。』」

「妳煽動他們，放縱他們。看，妳後來說的那兩個還是照常上學，他們不像瓦希渾那樣說謊。」

「德雷傑（Derejeh）今天待在家。」就是那個十二歲男孩。

「他是在學瓦希渾。」哈蕾格雯惱火大叫：「那是因爲我們慣壞了瓦希渾。妳要跟他們說：『堅強點，結束了，過去的就讓它過去。』我不想再聽到這件事。」她快步上階梯回寢室，關上門。坐在床上，又開始發抖。

三人中年紀最大的男孩，十四歲的傑拉倫，看來毫無異樣。上學，拿好成績，放學回家，幫忙家事。她很喜歡這個快樂的男孩。有天她說：「傑拉倫，告訴我，有沒有人傷害你？」

「沒有，哈蕾格雯太太！」他叫嚷著說，睜大眼睛以強調自己的率眞。

「席拉克有沒有騷擾你？」

「沒有，夫人。」

「他沒有對你做那件壞事？」

「沒有，夫人。」

「你覺得……覺得瓦希渾說的是眞的？」

「瓦希渾是傻子。」

「有什麼事我能爲你做的？需要我做什麼嗎？」

「沒有，夫人，我很好。」

但瓦希渾和德雷傑一仍舊樣。一下床，整個人突然就變得無精打采。他們纏著米妮雅問：

「她爲什麼不帶我們去醫院？」

有一天，哈蕾格雯抱著滿滿的衣服匆匆走過，感覺有人在盯著她看；瓦希渾光著胸膛，懶洋洋斜躺在男孩宿舍的前階梯上。

「妳不是我媽。」他沉沉說道。

她聽到了，但她繼續循著兩屋之間的步道，往曬衣繩走去。

幾天過後，德雷傑看出這樣只徒然換來漫長無聊的日子，終於下了床，開始上學。

這件事發生三星期後，瓦希渾陰沉著臉下床，把水潑往臉上，穿上校服，把頭髮拍成型，也上學了。但這兩男孩對她懷著怨恨。只要她走經身旁，他們就彼此對望，不看她。這下換成她張大眼睛，自問：我做錯了什麼？

47

對她的指控紛至沓來。

她不再受歡迎。

她家大門外響起大輪胎越野休旅車隆隆作響的引擎聲，從車裡走出來自外國使館和全球性非政府組織的訪客。她所往來的對象不再只是鄙陋的本國人；她的社交領域已更上層樓。隨著這樣的轉變，若干舊識突然覺得她的作爲帶有私心，是爲了推銷自己，吸引別人注意。她原本一直努力在做的好事，這時在旁人眼中成了「她是爲自己而做那些」。她犯了錯時，這些舊識和別人一起冷眼旁觀，甚或上前再戳她一把。

率先背棄她的，是街坊鄰里那些做小手藝的HIV陽性婦女。哈蕾格雯一直在分送食物濟助她們，也一直在家裡或出外時利用機會向人兜售她們的工作成品。但這些婦女認爲，她從美國回來後變成有錢人；以爲她名下擁有三棟房子（其實是租的）、一輛廂型車（中古車），想必是坐擁金山銀山。

「她賣掉我們所做的圍巾、披巾，卻沒有把所賺的錢全部給我們。」她們彼此發著牢騷：「她拿我們的作品圖利自己。」

「你是說那棟位在哥詹路邊的房子？」有個見過那房子的女人說：「那是有錢女人的房子。」

幾個女人跑去凱貝列告狀：「美國有很多人買了我們織造的東西，而且還另外下單訂購，但她沒有把所賺的錢全給我們。」

有些女人搞不懂她怎麼那麼有錢有地位，心裡在想她是不是把棄置在她門前的小孩偷偷拿去販賣。否則，光靠賣圍巾，怎能變得那麼有錢。

她們沒有證據，然而心存懷疑，覺得被她出賣。他們懷疑在那道鑲了銅邊、擦得發亮的金屬門後面，那漂亮的石造院牆後面，想必有什麼見不得人的勾當。當哈蕾格雯高坐在廂型車的第一排，由專門雇請的司機駕駛著離開，這時已不再會引來鄰近貧窮婦女的仰慕，她們想的卻是：「她在隱瞞什麼。」

然後，一個未婚生子的賣淫少女和她的小寶寶引發軒然大波，引來官方對哈蕾格雯的關切。後來事件落幕了，哈蕾格雯也受到了傷害。這樁曲折離奇的事，使得那些已經開始不相信、不信任哈蕾格雯・帖費拉的人，暗暗覺得她眞的有問題。

□

這個少女，我姑且稱爲貝札（Beza）。她十七歲時生下塔莉克娃（Tarikwa），流落街頭。當地一家專門輔導街頭青年重新生活的機構出面相助，並取得了塔莉克娃的監護權。這機構姑且取名爲「衣索匹亞前進」（Forward Ethiopia）。但「衣索匹亞前進」沒有照顧孤兒的設施，於是在二〇〇五年二月四日，把一個月大的塔莉克娃安置到哈蕾格雯的收容所。

西班牙領養機構的代表登門，詢問可否替嬰兒塔莉克娃尋覓領養父母；哈蕾格雯說：「感謝上帝。」

兩星期後，一對年近四十的夫婦從西班牙來見這女嬰。他們帶著她入住吉翁飯店（Ghion Hotel）。依法，必須到勞工與社會事務部洽辦領養手續之後，才能正式成爲這女嬰的父母。

「衣索匹亞前進」得知此事，急忙制止；這個機構認爲不該拆散骨肉，反對外國人領養。該機構於是行文通知哈蕾格雯和勞工與社會事務部：「本嬰兒的媽媽是一賣淫女子，無能力撫養此嬰，遂希望由國內孤兒院代爲撫養；她不希望女兒被送到國外。」

「衣索匹亞前進」一名女職員參加了勞工與社會事務部舉辦的聽證會，反對該小孩接受領養。她代表塔莉克娃的第一個收養機構「衣索匹亞前進」，拒絕簽名認可該領養行爲。

那對西班牙夫婦一臉錯愕離開，雙手空空，拉著因派不上用場而折疊起的嬰兒手推車下樓。塔莉克娃則由那位「衣索匹亞前進」職員帶走，搭計程車離去。

哈蕾格雯不再插手這事。

但是兩天後，那個年輕媽媽貝札，帶著用披巾包在她背上的塔莉克娃找上門。

「拜託，這位太太，拜託妳一定要收容她。你看我，一無所有。妳知道我過的是什麼生活。妳爲什麼把女兒還給我？」

「『衣索匹亞前進』把她交還給妳？」哈蕾格雯很驚訝：「我以爲他們在養她。」

「他們把女兒帶來給我，給了我四塊錢比爾（美金三毛六分）給她買吃的。」

貝札的身材纖細，頭髮包在繃緊而髒汚的圍巾裡。但女嬰滿臉笑容，非常漂亮。「她喝奶喝太兇了。」貝札說：「這位太太，請把她交回給那對父母。」

「哎，我無能爲力。」哈蕾格雯說：「她的監護權不屬於我。但是妳可以自己送出這小孩。」

哈蕾格雯打電話給吉翁飯店那對西班牙夫婦說：「那件事可能還有轉機。」

貝札透過口授，寫了一分正式信函給哈蕾格雯的機構。信函上註明日期爲二〇〇五年二月十七日，內容如下（根據官方英文譯本）：

本人（貝札）爲申請者……接受名爲（衣索匹亞前進）的組織之援助。在此聲明，我原爲妓女，於生活在該組織期間遭到強暴，生下一個小孩。我記得，由於我無力撫養自己小孩，該組織（衣索匹亞前進）已請求另一機構（阿特特蓋布・沃庫孤兒撫養紀念協會）負責照顧吾子，且在無外力脅迫下，我已同意將那小孩送給你們。

然而後來，他們出於不明理由把那小孩轉交給我，而我沒有收入，仍在接受該組織（衣索匹亞前進）的援助，並得知你們前此已將我小孩送予外國家庭領養。我不願自己小孩喪失該機會，與我淪落同樣下場，因此我請求將那小孩交回那對外國人，亦即將她轉交給我的那對外國人。

謹此問候

簽名　　（貝札）

隔天，所有人再次在勞工與社會事務部碰面，那位驚恐的少女把她女兒放回那位西班牙太太懷裡。西班牙太太伸手擁抱那少女，相擁而泣。

但再一次，「衣索匹亞前進」的女性員工現身，阻撓領養。她說：「這母親未成年，只有十七歲。她太年輕，沒有資格准許嬰兒由外國人領養。」

那對滿懷希望的夫婦，再度傷心走下法院大樓階梯，身心俱疲回到下榻飯店。他們更改機票班次，搭計程車到機場，飛回西班牙。

貝札在勞工與社會事務部的辦公室裡，發現女兒又回到自己懷裡，大爲驚訝，她突然轉身，把女兒遞給哈蕾格雯，請她帶走。這事情變成一場藏豆賭戲，豆子到底藏在哪個杯子底下呢？（譯按：這是一種遊戲，把幾個杯子的杯口往下蓋在桌面，其中一個杯裡藏進一粒豆子，然後快速變換各杯的位置，由參戲者猜測豆子藏在哪個杯子底下。）那一天，塔莉克娃在「衣索匹亞前進」那位女員工的怒目注視之下，從哈蕾格雯懷裡轉到貝札懷裡，再去到那對西班牙夫婦手上，然後轉到貝札懷裡，最後又回到哈蕾格雯懷裡。

然後哈蕾格雯把塔莉克娃帶了回家。

兩天後，女娃的年輕母親貝札出現在哈蕾格雯大門外，詢問警衛：「我可以單獨跟她談一談嗎？」

在哈蕾格雯寢室裡的小客廳裡，她低聲說：「你看我有這個。」她從口袋裡抽出一張假身分證，證上說她已滿二十歲。

「這樣我們就可以把寶寶送給那對西班牙父母了。」那位少女說。

「姑娘，那兩個可憐的西班牙人已經走了。」哈蕾格雯說：「塔莉克娃在我這裡過得很好，別擔心。你想看她，隨時可以來。就讓她留在這裡吧。」

塔莉克娃生龍活虎，每天早上在成排的白色嬰兒床裡醒來，床上方蓋著透明薄蚊帳，蚊帳下掛著色彩鮮艷的吊飾。她一身乾淨，吃得也好。哈蕾格雯無意再安排她讓人領養。得到哈蕾格雯的鼓勵，貝札偶爾會來看女兒。

那對西班牙夫婦離開了幾個星期之後，哈蕾格雯接到市政府社會事務局來電。那是負責阿迪斯阿貝巴市孤兒照護事宜的機關。

原來「衣索匹亞前進」組織向社會事務局告狀，說哈蕾格雯急著把塔莉克娃送出國。

「把塔莉克娃送回去。」社會事務局告訴哈蕾格雯：「送回他們（「衣索匹亞前進」）那邊。」

「你認爲這樣做對小孩好嗎？」哈蕾格雯高聲說：「你們一下子把小孩擺這裡，一下子擺那裡，這樣對小孩不好。她在我這裡很好，爲什麼不能放過她？」

她帶著火氣繼續說：「總之，我不會把這嬰兒交給任何人。她母親把她交給我，只有她母親能把她從我身邊帶走。」

哈蕾格雯把此事的每一個轉折都留下書面紀錄，包括她這次拒絕把女嬰送回「衣索匹亞前進」的過程。她擬好一份書面通知，交給社會事務局，內容如下（官方英譯本）：

受（「衣索匹亞前進」）救助的……（貝札）小姐……前曾攜帶證明文件把這小孩帶來我們機構，要求我們照顧這小孩。因此我們收下這小孩。這小孩目前仍受我們照顧，她母親每星期來看她一次。

先前我們根據證明文件曾把這個小孩交出來，目前沒有任何法律因素要求我們必須把這小孩交回（「衣索匹亞前進」）。因此我們在此聲明，我們不會交出小孩。但如果她母親要求我們歸還小孩，我們謹此鄭重宣布，我們會當著貴局的面，交出小孩。

謹致問候

簽名　封箴　哈蕾格雯・帖費拉

會長

但藏豆賭戲尚未結束。

二〇〇五年五月，貝札上門來，表示：「哈蕾格雯太太，拜託你，如果可以的話，我現在要帶走我小孩。」

「妳要帶她去哪裡？」

「我找到了住的地方。」

「感謝上帝。」哈蕾格雯說完，把奶瓶、毯子、嬰兒衣服、錢和塔莉克娃一一交給那母親。她也把這次轉折留下書面紀錄，要求貝札簽字，領走嬰兒。

二〇〇五年五月十五日，現年十八歲的貝札，在見證人面前簽字領走她的小孩：

我貝札小姐……於今日提出申請，要求歸還我女兒，並簽名證明我已接走我在二〇〇五年二月十七日交給阿特特蓋布．沃庫收容所的女兒塔莉克娃。

領取人：貝札小姐

那一天，哈蕾格雯在她家院子裡，旁邊有四個大人（包括她的會計、律師、妯娌阿萊梅胡、米妮雅）以見證人身分簽名，把這女嬰交還給她親生母親。

至此，「衣索匹亞前進」可以理直氣壯表示，自己堅持讓這嬰兒留在國內是正確做法，而哈蕾格雯也為這年輕媽媽找到辦法來撫養自己嬰兒感到欣慰。

照理，這件事應該到此結束。

然而，「衣索匹亞前進」和社會事務局對哈蕾格雯的猜疑並未消除。

女嬰塔莉克娃由媽媽包在背上，離開哈蕾格雯家之後，過了幾個月，社會事務局寫了封信給哈蕾格雯，要求她告知女嬰的下落。

哈蕾格雯以正式信函回覆，表示那女嬰已被她親生母親領回。

「把她找出來。」對方告訴她：「證明眞有此事。」

然後，她找不到貝札和塔莉克娃了。

社會事務局立即抓住這一點大作文章，指控她：「妳還是把她送到西班牙了。」

「胡說。」

「妳從中賺了多少錢？」他們質問她。

可能像他們所指控的那樣，把嬰兒偷渡出國嗎？她心裡想。西班牙人如何帶著沒有合法領養證明、沒有護照的衣索匹亞小孩通過安檢出境？

如果眞的發生這種事，未免太匪夷所思了。

哈蕾格雯親自到社會事務局替自己辯解，提出貝札、哈蕾格雯本人、四名無親緣關係的見證人所共同簽署的文件，證明貝札確實已從阿特特蓋布・沃庫收容所領回塔莉克娃（爲了證明自己淸白，此後她又跑了該機關許多次）。

「妳那文件是僞造的。」有個男人這樣說，並把文件丟回給她。

然後，社會事務局向許多領養機構的人員建議，哈蕾格雯・帖費拉由於「非法販童」現正接受調查，因此在針對每一個小孩完成徹底的書面程序之前，她不能爲領養行爲簽字背書。所以，在領養機構的孤兒院裡等待領養的她的小孩，甚至那些已經撮合了領養家庭的小孩，都無法繼續進行。所有領養活動無限期擱置。等著領養小孩的家庭接獲告知：哈蕾格雯所收養小孩的「孤兒身分」遭到懷疑，每一個小孩的狀況都有待查核。

□

在無邊無際的網路世界，流言是更行更遠還生。流言在曖昧的情境下流傳，無有終止。如果一件事經過了多次重複就成爲眞實，不必再追求精確、查明眞相，那麼哈蕾格雯這時已經由於販嬰與非法販賣兒童被定罪了上百次。「你聽說了嗎？」領養名單伺服器與聊天室的會員上線開始說了。「我不想散播謠言，但是……」「噢天啊，那就眞的有蹊蹺了……」許多家庭原已完成了與領養有關的複雜而費時的公文流程，只等著知道什麼日期上法庭，什麼時候可以上路；如今他們接獲告知要再等一陣子，而且不知道這暫停領養令何時會解除。無窮無盡的等待，令人焦慮，令人失望。領養能否成眞，仍在未定之天，而這一切都肇因於令人嫌惡的「非法販賣孩童」疑雲。

網路給了這項指控一大塊空間不斷炒作，永無寧日；但謠言本身的特質也在推波助瀾。「嬰兒塔莉克娃」的飄忽行蹤（寶寶，寶寶，寶寶落入誰家？）是個一言難盡的故事，其實並不特別有趣；可是，當人們竊竊私語著「偷賣孩童」這事兒時，能有人一起分享因恐懼、憤慨與謎團而激起的陣陣顫抖，那可就更刺激了。

說來，政府機關用一絲不苟的方式處理領養事務，這態度當然是正當、合乎道德，且絕對有其必要的。販賣孩童是違法行徑；把孩童與親生父母拆散實在沒有天良。社會事務局出於職責，該當核實轄內每一個孤兒的身分是否屬實。

但是，就塔莉克娃這案子（若干官員想藉此案殺雞儆猴）來說，證據太薄弱。此案一拖再拖，沒有定案。偶爾有小孩獲准出國，與領養他們的外國家庭會合；但出自哈蕾格雯家的孩童，領養案大部分遭扣住。

在看似不朽的網路空間裡，「非法販童」這幾個字緊跟著哈蕾格雯的名字，如影隨形，至今未消。

□

米妮雅幾乎不跟她講話了，只在不得不問事情時才找她交談，但是語氣生硬而對話簡短：「這星期可以讓小孩吃到肉嗎？還是說整星期都只能吃米飯？」如果哈蕾格雯主動對她示好，想重拾兩人友情，米妮雅還是一臉冷淡，轉身離開。哈蕾格雯心想：她和那些男孩聯合起來對付我。她要這樣，我也沒辦法。她錯怪我了。

這時候才報警通知席拉克的事件，已經太遲。席拉克不見了，那晚發生的事也過了九個月。但瓦希渾對她的敵意變得更強；她若伸手想摸他的頭，他立即低頭躲開。

什麼事都不對勁，有天夜裡她心想：怎麼會這樣？

米妮雅本可以告訴她怎麼回事的；如果哈蕾格雯問起，她會說：「因爲妳把自己看得比小孩重要。別人原先欣賞你的是你可以愛每一個小孩。現在妳不知道他們的名字了。而且有個小孩，瓦希渾，受傷了，妳不願帶他去看醫生。妳把自己和妳的機構擺第一，那個男孩的需求擺在其次。妳問我：『難道我要爲這件事而失去一切？爲了這個男孩犧牲掉我所建立的一切？』

「如果一定要問我這個，我要說，我對妳所建立的東西不再感興趣了。」

然後，米妮雅提到了薪水拖欠的問題，辭職不幹了。哈蕾格雯要會計支付米妮雅所應得的薪水，但挽不回失望的米妮雅。

在這期間，「嬰兒塔莉克娃」所引發的指責更形熾烈。社會事務局簡直可說是登門興師問罪，要求她交待她如何處置那嬰兒，又把嬰兒賣給了誰。

哈蕾格雯覺得周遭的人都在排斥她。她所收養的小孩（這時有八十個，其中五十個在大宅，三十個在小宅），得到看護人員的擁抱與疼愛，卻不再愛她了。米妮雅走後，有幾個小孩悶悶不樂。看護抱怨哈蕾格雯給他們太少錢去買小孩的吃穿用物，工資也太低。HIV陽性孩童的情況看來很糟，一身的瘡，頭愈來愈禿，有些瘦得皮包骨。她運氣好，那些個HIV陽性嬰兒在她照顧下，好幾個已轉成HIV陰性（其實他們是血清逆轉），但她很遲很遲才知道，年紀較大的HIV陽性小孩沒有這樣的轉變。事情不是你想要它怎樣就會變怎樣。

剛用美國人的捐款買下那輛二手廂型車之後的幾個星期裡，她非常得意。她高坐在乘客座，擺出優雅姿態，披巾圍住雙肩，享受涼風拂面、吹過髮梢的快感。但近來，搭車出大門時，她覺得附近婦女隔著半掩的眼皮看她，覺得她們心裡在想著：我們的錢到哪去了？

「哈蕾格雯沒有幫助我們。」附近兩個女人告訴我。她們是HIV陽性患者，一貧如洗。其中一人美得令人驚豔：「她照理說應該幫我們，但她其實沒有。」

「我經常在挨餓。」一個長型臉孔的女人說：「我母親都快死了。」

我沒有說出我心裡想著的東西：說什麼她「應該」幫妳們，沒這回事。她一直只是個義工。沒有人幫她來濟助妳們。是她自己去募款的，錢不是政府出的。她竭盡所能幫你們了，但她能力有限。她無法幫助妳們擺脫貧窮。

她們知道她在哥詹路上有棟漂亮的三層樓房，但不知道那樓房是用來賺錢的，而且自從社會事務局凍結她小孩受領養的資格後，這方面的收入已降為零。她們懷疑她有一部分時間住那裡，偷偷過著優渥的生活。她們日日挨餓受苦，自己小孩挨餓受苦，於是她們出現一種想法：叫她把那房子賣掉！

就哥詹路那棟房子的事，我再一次問哈蕾格雯。

「那是靠一些歐洲領養機構的資助才租下來的。」她告訴我：「給小孩的慈善捐款，沒有一毛錢用在那房子的租金上；這些錢分屬不同帳目。而且我帶官員去參觀過，我邀請他們來看。我要他們知道我是如何在想辦法替孤兒收容所賺取收入，然後他們還稱讚這點子很好。」

至於那些站在她大門附近數落她，還慫恿旁人一起數落的女人，我問哈蕾格雯，如何看她們。

「我一年送她們幾次衣索匹亞畫眉草。」她說：「只要過節，我就邀她們一起過。我收容過她們的小孩幾次。上個月，那個人把藥房開立的帳單拿來給我，我給了她錢。」然後她拿出收據給我看。

沒有人幫助窮困的女人。一個都沒有。不管是中央還是地方，都沒有機構可供她們訴說「我很餓」。在這個國家，幾百萬人塡不飽自己和小孩的肚子。就我的理解：只有哈蕾格雯這個人曾經打開大門歡迎她們，曾經對她們說：「我來看看能不能幫上忙。我來餵妳的小孩一會兒。我來看看能不能幫妳賣掉妳的編織品。聖誕節來跟我們一起過。」

但她們還是窮，身上仍然有病，仍然挨著餓。因此，那一定是哈蕾格雯的錯。她們不去站在有錢人（本國和外國）蜿蜒的私人車道那一頭抱怨，因爲那樣做沒有用。有錢人的警衛會把她們趕走。但她們站在哈蕾格雯家門前，哭訴她的不是，因爲她聽得進她們的心聲。

那些女人非常喜歡我，因爲我每次來都濟助她們。「妳是我的母親！」每一個人都這樣高聲對我說。即使我低聲說，不必吻我雙手，噢，噢，不，請不要趴下來吻我的腳，她們還是猛親吻我。她們叫我「媽媽」，就連與我同年紀的女人也這樣喊我；她們用這字眼來表達無上敬意與感激，但這字眼也企圖把我套上長期的濟助義務。

不過，最後我理解到一件事：我如果終年住在阿迪斯阿貝巴，那些滿心憤怒與悲苦、挨著餓生著病的女人，也會群聚在我門外，以蒼白的嘴唇說：「她沒有幫我們。她應該幫助我們卻不幫。叫她賣掉她的行李箱；如果她眞有心想幫我們的話，就叫她賣掉她的美國衣服、她的相機和太陽眼鏡。」我得以倖免，不至落到和哈蕾格雯一樣的下場，只是因爲我必須離開。

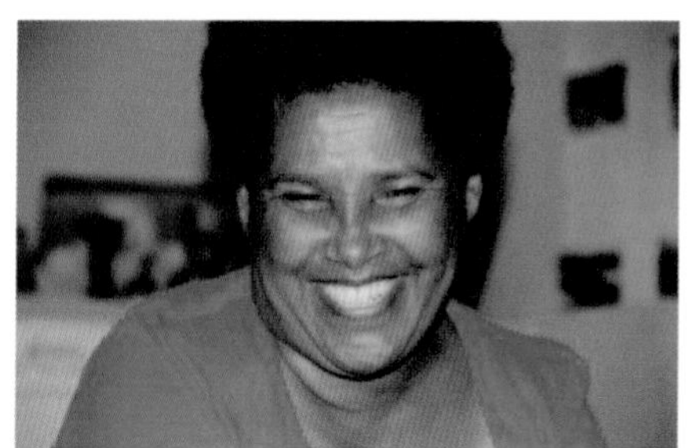

哈蕾格雯・帖費拉。(Aaron Rosenblum攝)

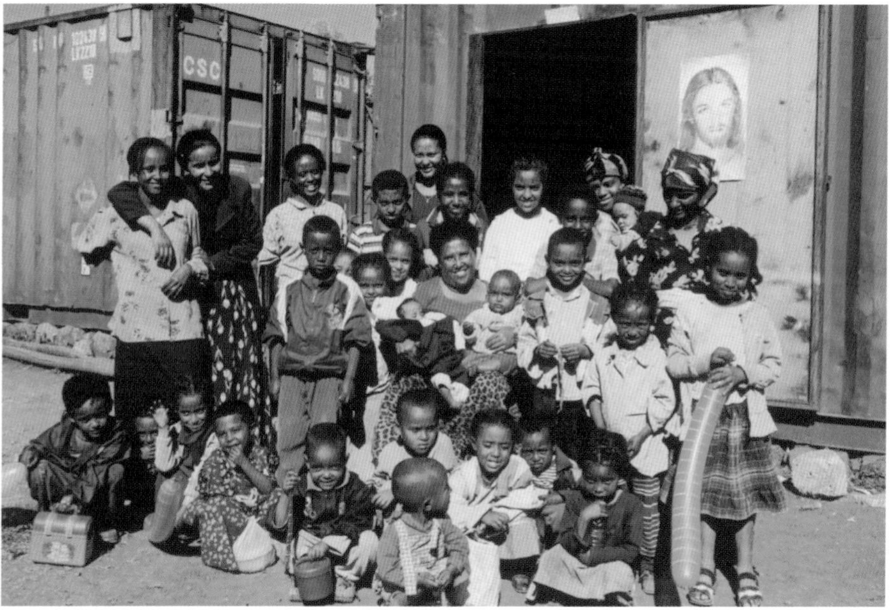

哈蕾格雯這一家，攝於2003年11月。(Aaron Rosenblum攝)

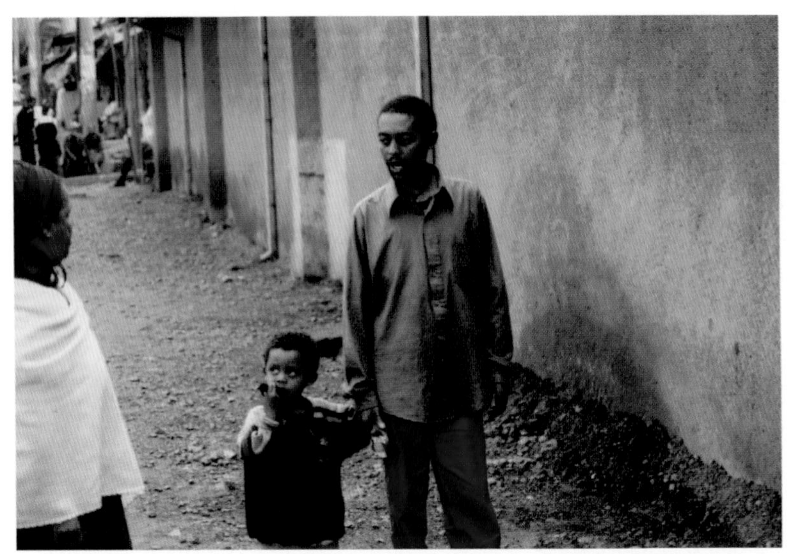

哈蕾格雯走向埃斯肯德和他兒子明帖西諾特，2004年8月。(作者提供)

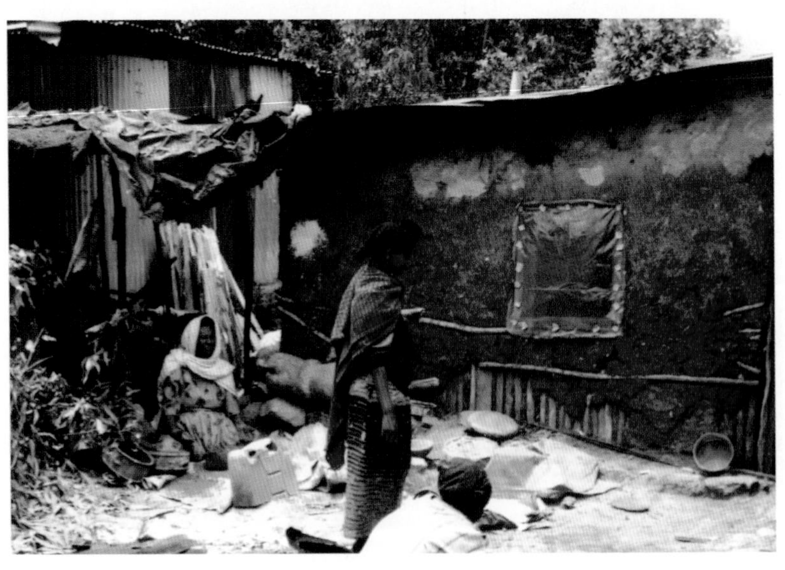

哈蕾格雯所收容的一名HIV陽性孩童，原先住在阿迪斯阿貝巴這間屋子裡。(作者提供)

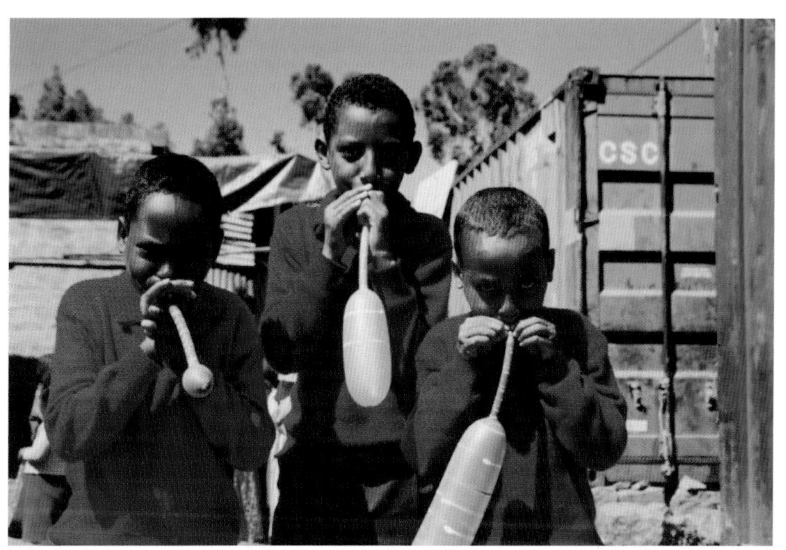

氣球飛得像火箭！(Aaron Rosenblum攝)

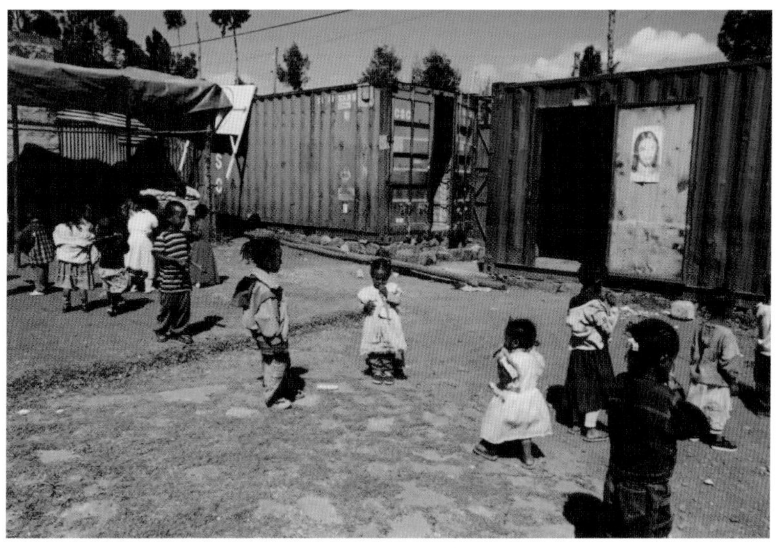

哈蕾格雯家院中常見的早晨一景。(Aaron Rosenblum攝)

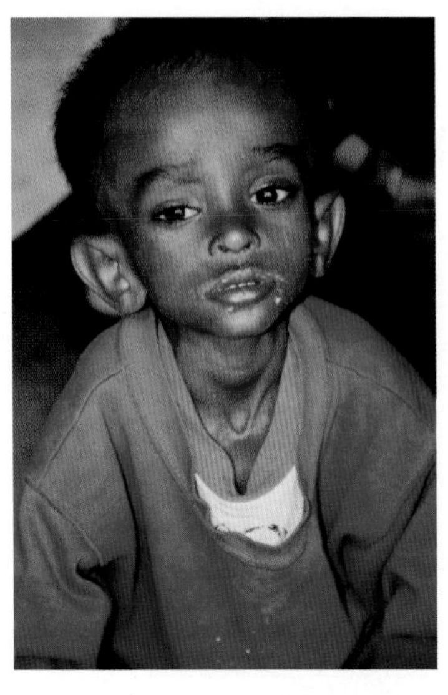

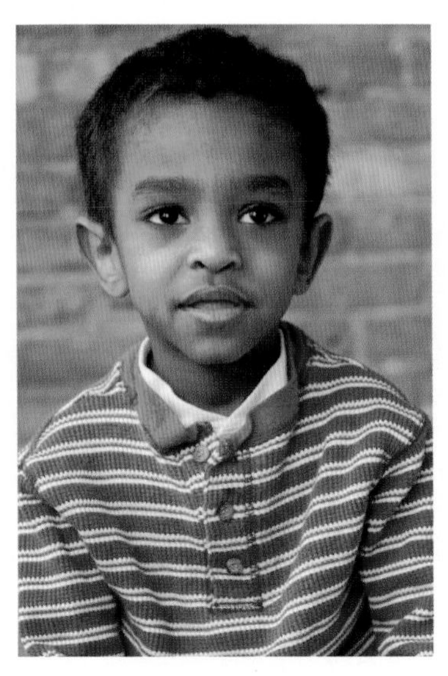

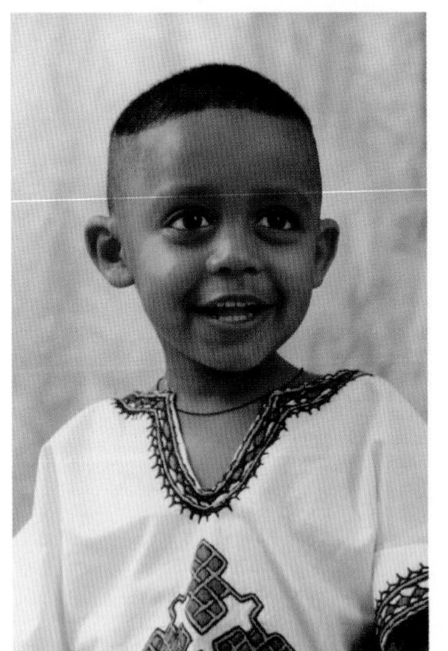

左上：阿巴布，2003年。
友人勸哈蕾格雯不要收容這小孩；
他看起來病得沒有活命希望。
(Aaron Rosenblum攝)

右上：阿巴布，成為戴夫．亞米斯泰德與蘇珊．班內特－亞米斯泰德的養子後，2006年攝於密西根州的威廉斯敦。（亞米斯泰德家惠允使用）

下：威廉．明帖西諾特．埃斯肯德．錢尼，攝於亞歷桑納州鳳凰城。
（錢尼家惠允使用）

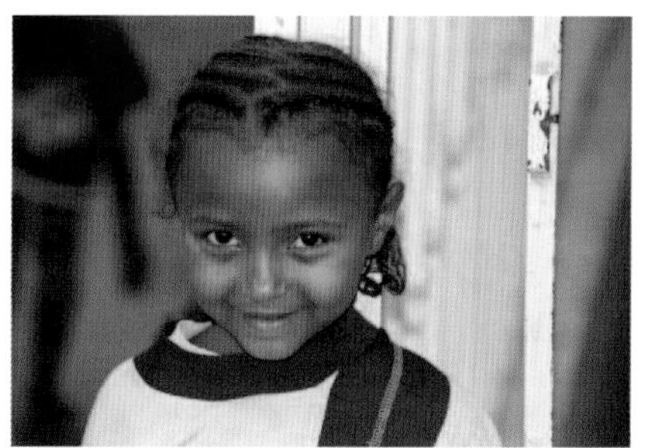

剛住進哈蕾格雯家的小孩，2005年11月。
(作者提供)

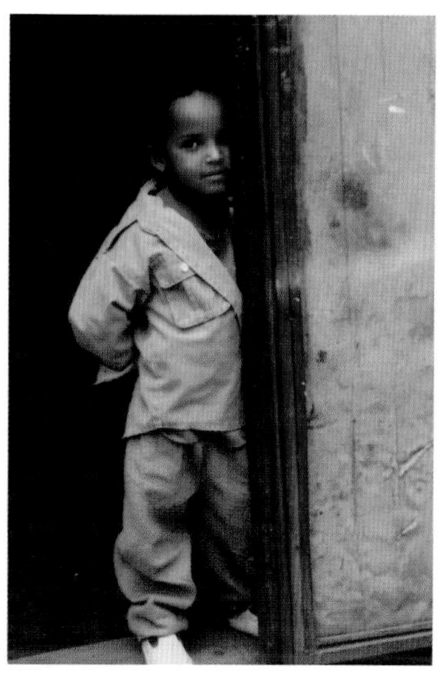

剛來到哈蕾格雯家的孤兒，一開始都顯得怯生生，但不久後都能和其他小孩打成一片。(Aaron Rosenblum攝)

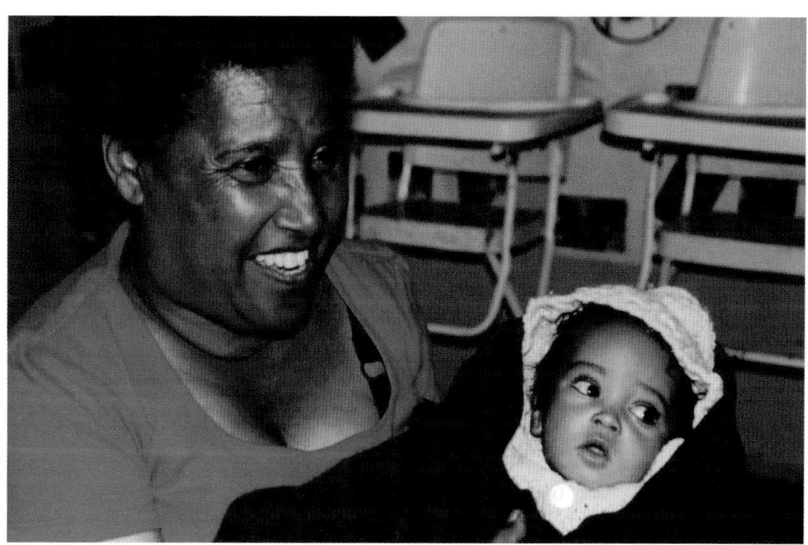

這名男嬰的母親把男嬰交給哈蕾格雯後，不久即去世。(Aaron Rosenblum攝)

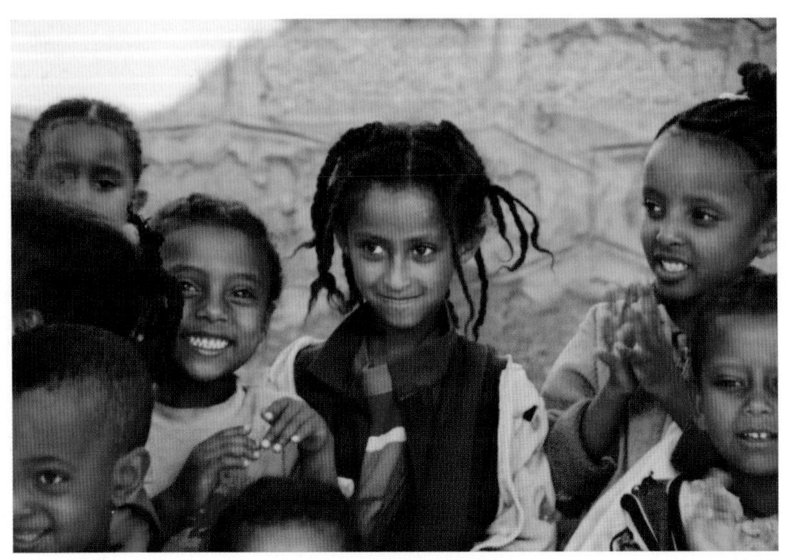

在哈蕾格雯之家的保護之下，他們唱歌。(Aaron Rosenblum攝)

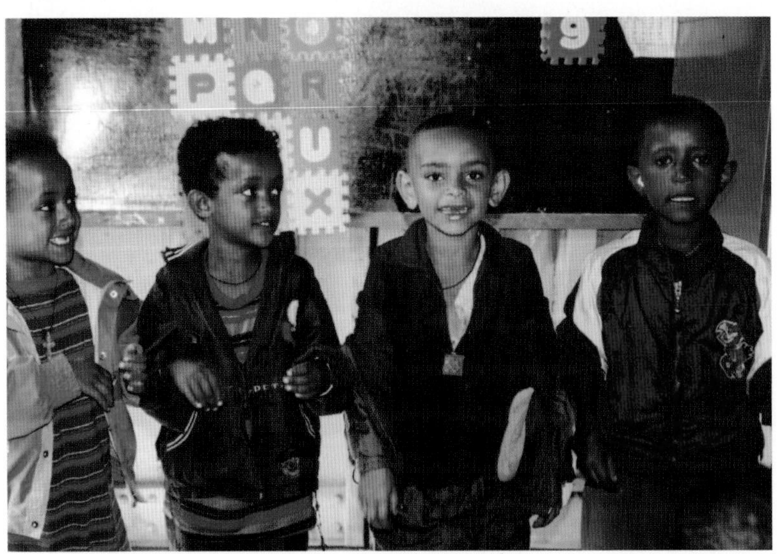

在貨櫃屋裡反覆唸誦阿姆哈拉語字母。(Aaron Rosenblum攝)

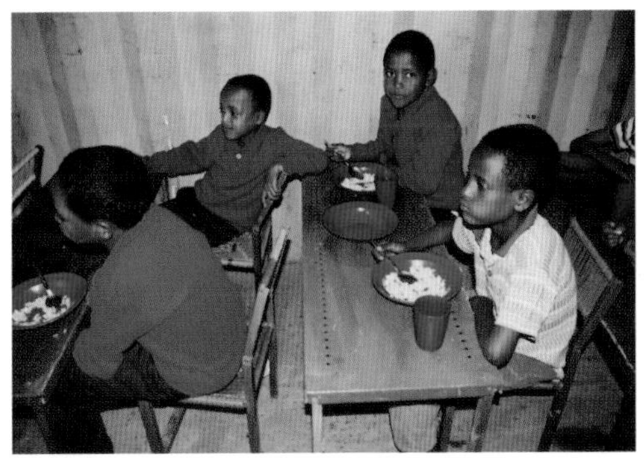

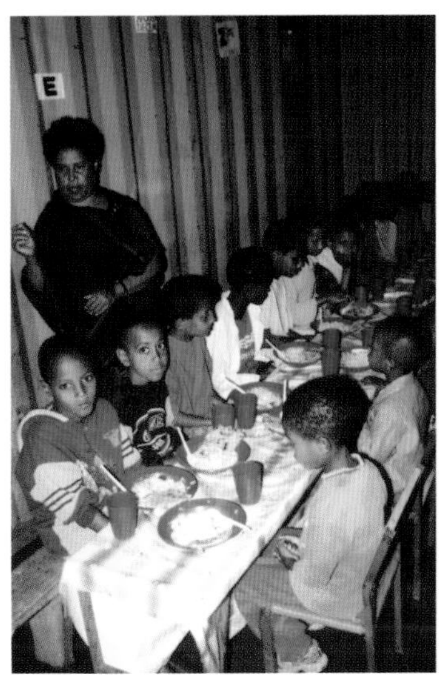

左上：在貨櫃屋裡吃午餐，寫作業。(Aaron Rosenblum攝)

右上：二十四名小孩在院中的廢棄貨櫃裡上課，享用一天三餐。(Aaron Rosenblum攝)

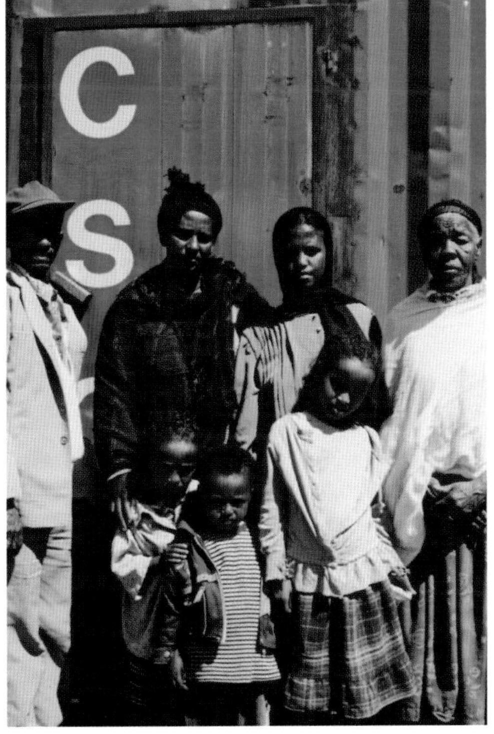

阿布都爾塞勃（後排左），和他旁邊的左德涅什・阿傑傑、法希卡・阿迪斯一起，把梅克迪絲（前排左）和雅布西拉（她旁邊）帶來給哈蕾格雯收養。(Aaron Rosenblum攝))

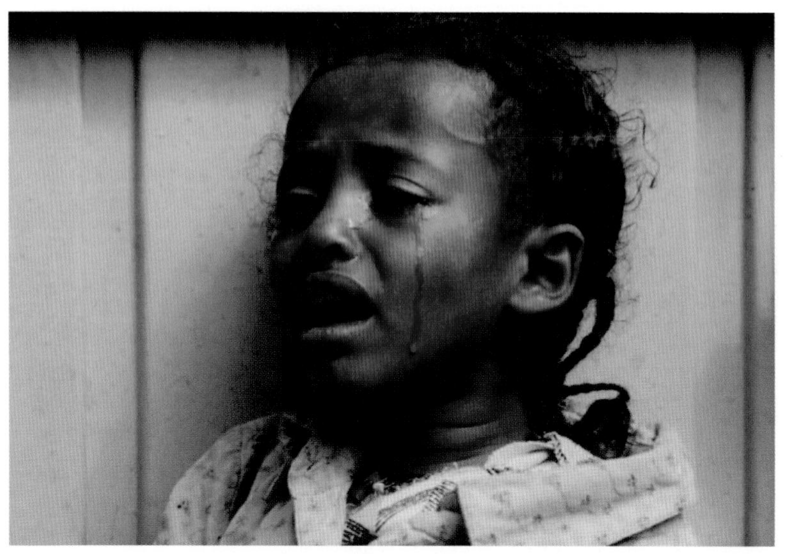

梅克迪絲。(Aaron Rosenblum攝)

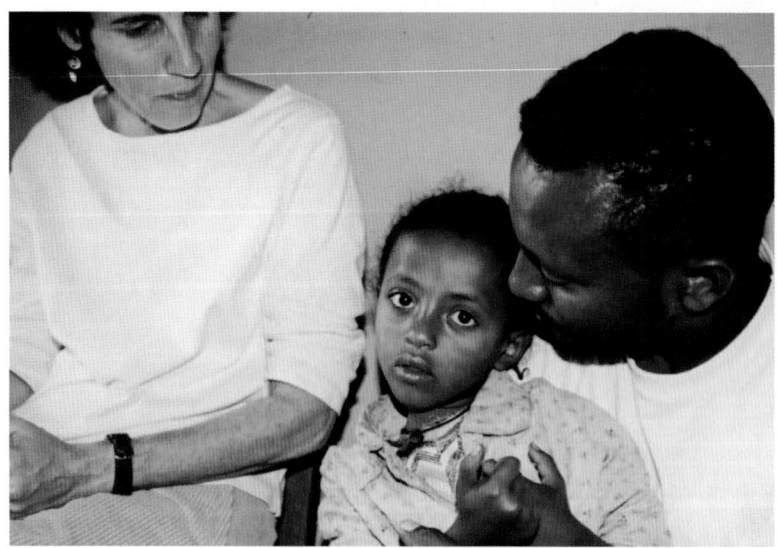

塞蘭努安慰著梅克迪絲。(Aaron Rosenblum攝)

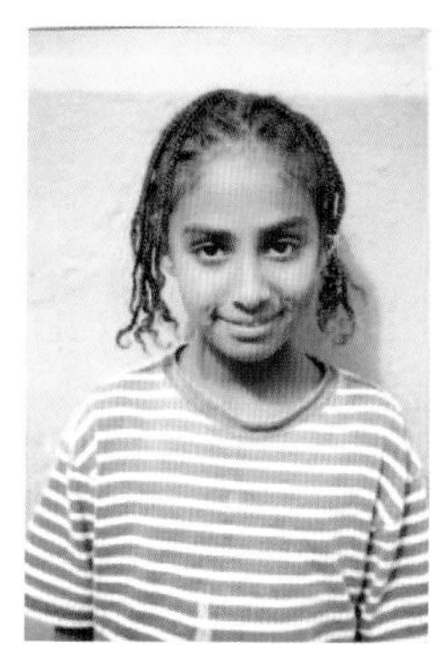
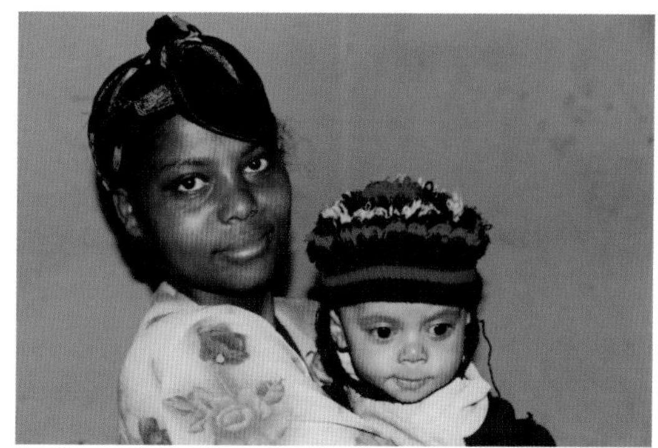

左：在哈蕾格雯家中逐漸長大的梅絲克蓮。(哈蕾格雯惠允使用)
右：哈蕾格雯所僱請的看護，懷抱著失去父母不久的孤兒。(Aaron Rosenblum攝)

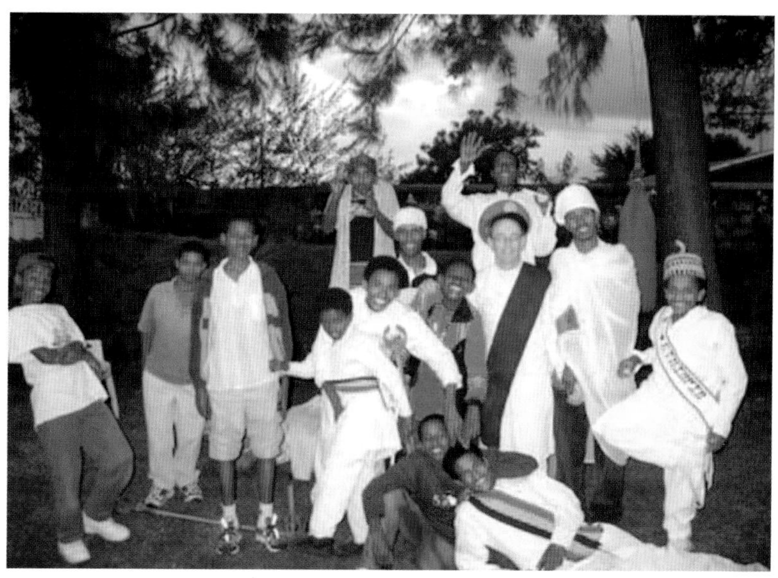

霍德斯醫生全家福，一身過節時的盛裝。(霍德斯惠允使用)

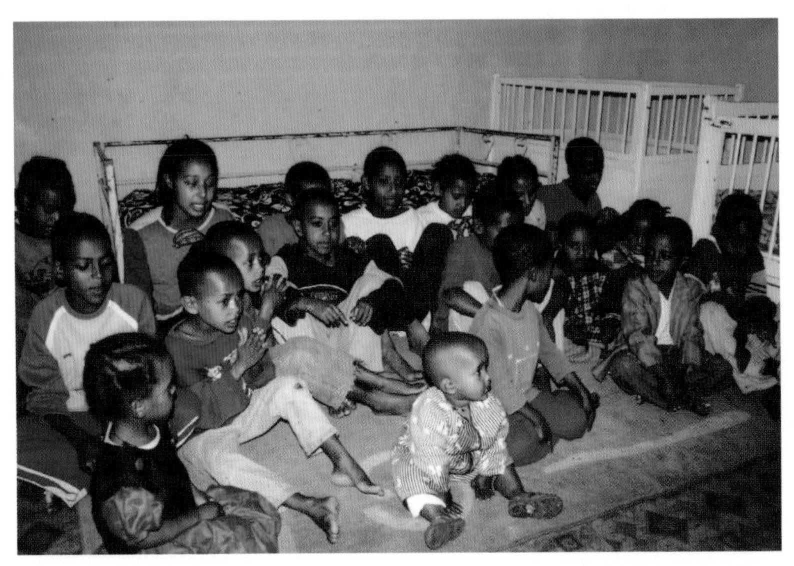

夜裡孩子們聚集在嬰兒室，由某一個小孩帶領做睡前禱告。(作者照片)

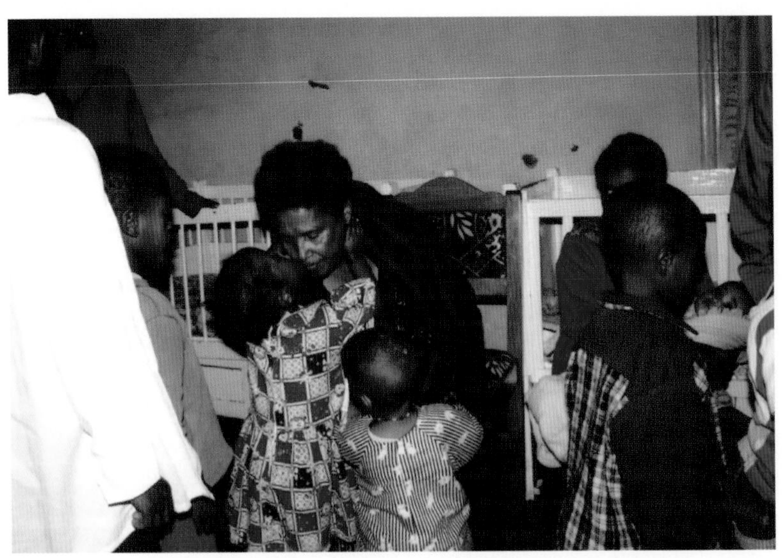

禱告過後，親吻道晚安。(作者照片)

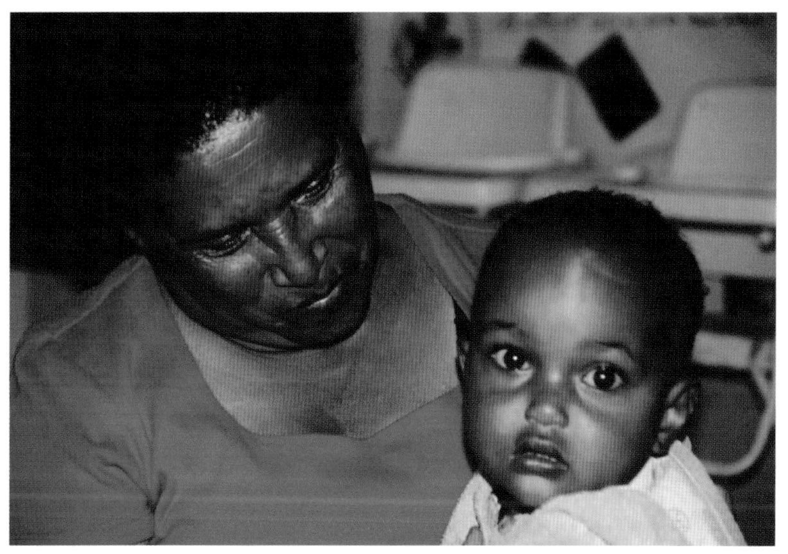

哈蕾格雯與納多絲。(Aaron Rosenblum攝)

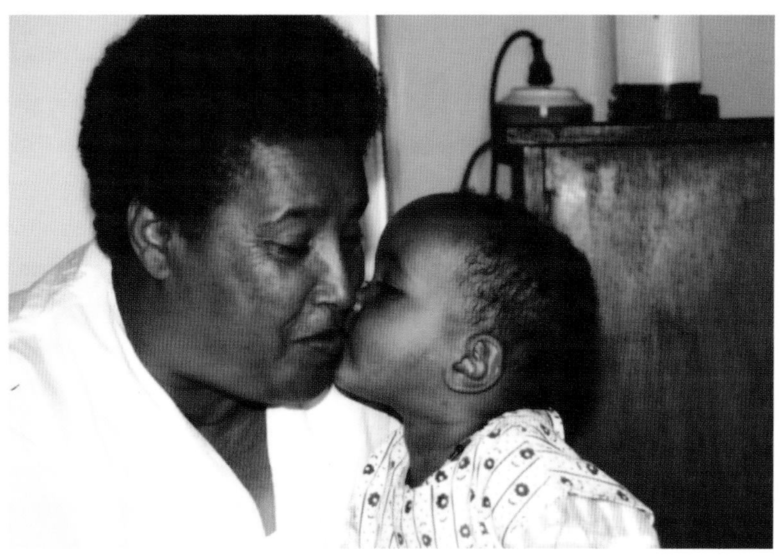

哈蕾格雯與納多絲。(作者照片)

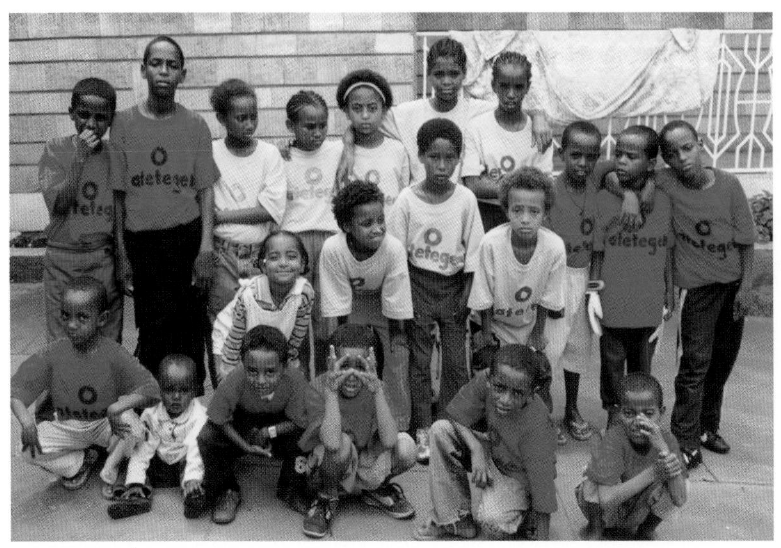

哈蕾格雯之家的男童、女童組成孤兒足球隊，加入一支由全球孤兒基金所成立的足球聯盟。他們首次上場比賽之前，身穿自己親手裝飾的制服合照留念（2006年春）。
(Lee Samuel攝)

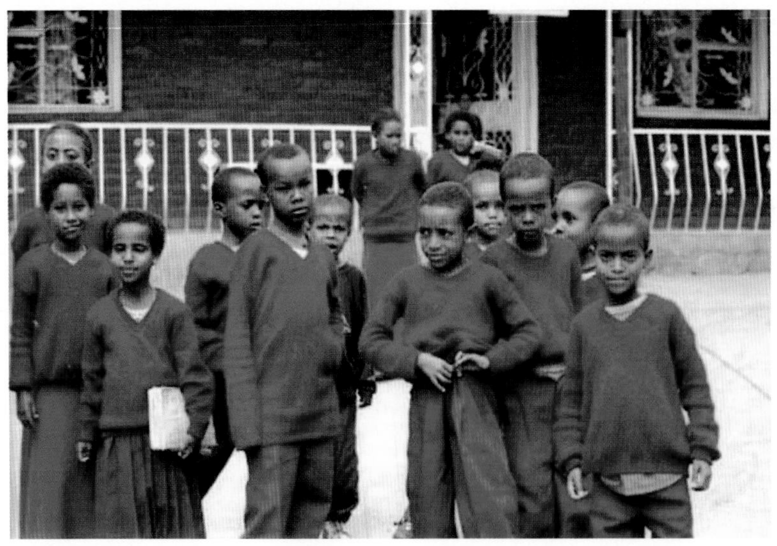

穿校服的孩童，2005年11月。(作者照片)

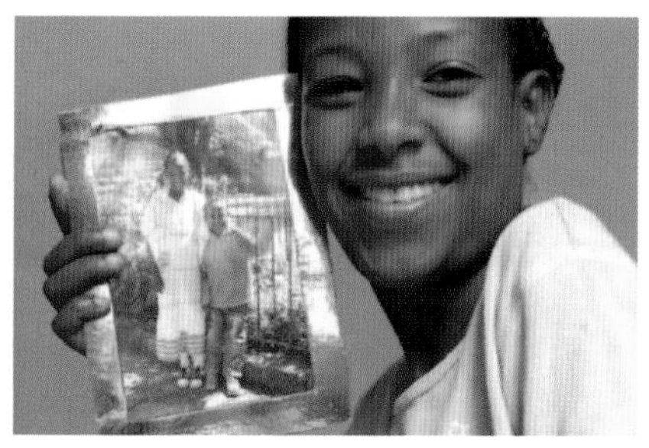

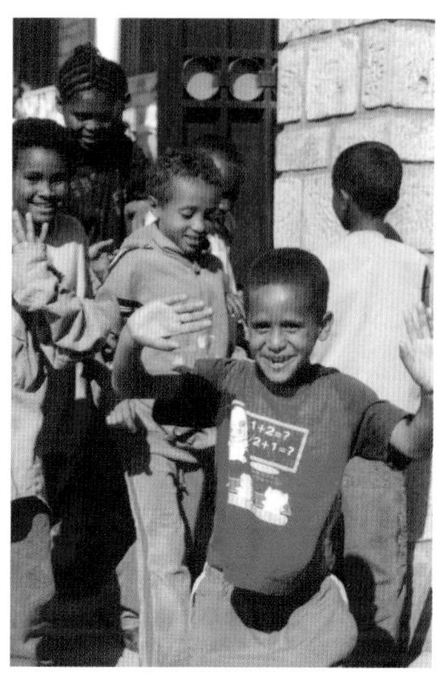

左：阿梅蕾朱拿著她與弟弟的合照。這位愛讀歷史書的女孩，後來死於「孩童希望之家」，死因是HIV／愛滋病所導致的併發症症。(Per-Anders Pettersson/Getty Images)

右：幾個孩子在哈蕾格雯新租宅院的前門旁。(作者照片)

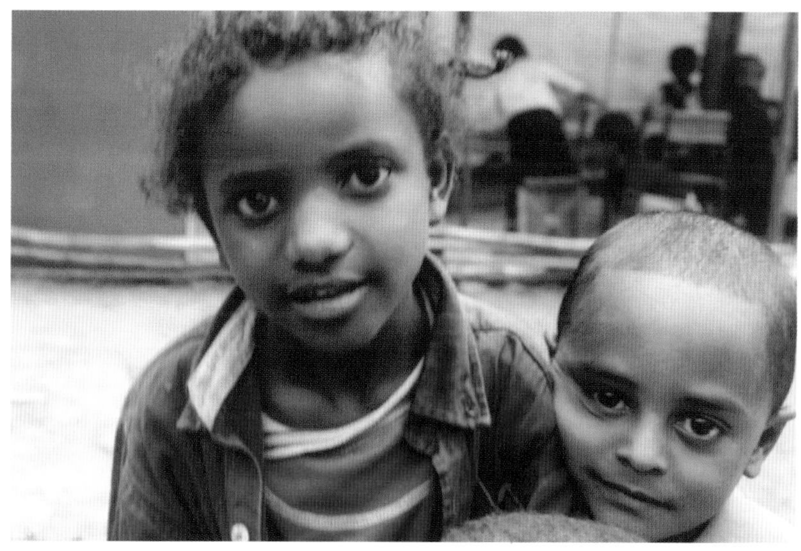

海諾克（右）經常在物色新的母親。(作者照片)

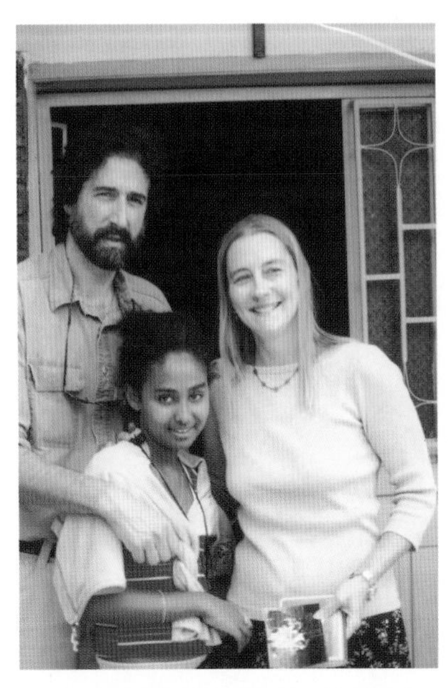

梅絲克蓮的新爸媽，來自美國佛蒙特州的羅伯．柯恩與克勞狄婭．庫珀，與她合照於哈蕾格雯家。這時是2004年8月，梅絲克蓮還沒有飛往美國。(作者照片)

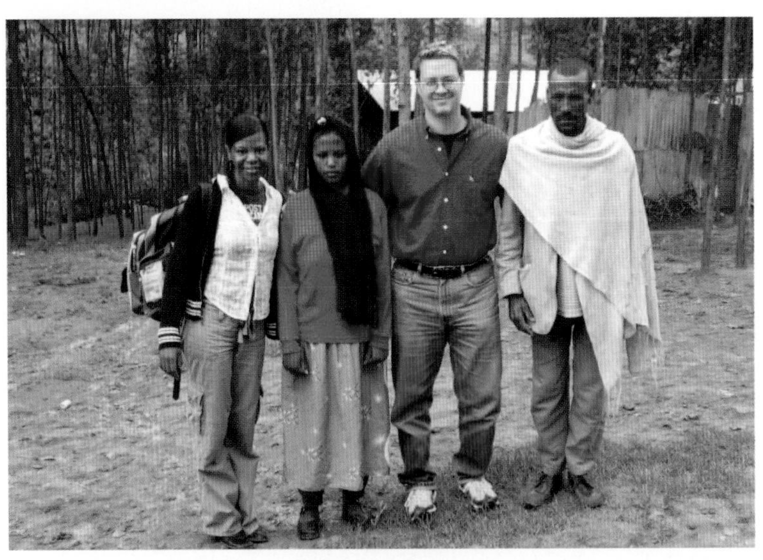

米姬與萊恩．霍林格夫婦，與梅克迪絲兩姐弟的祖父和姑姑法希卡見到了面。
(萊恩．霍林格惠允使用)

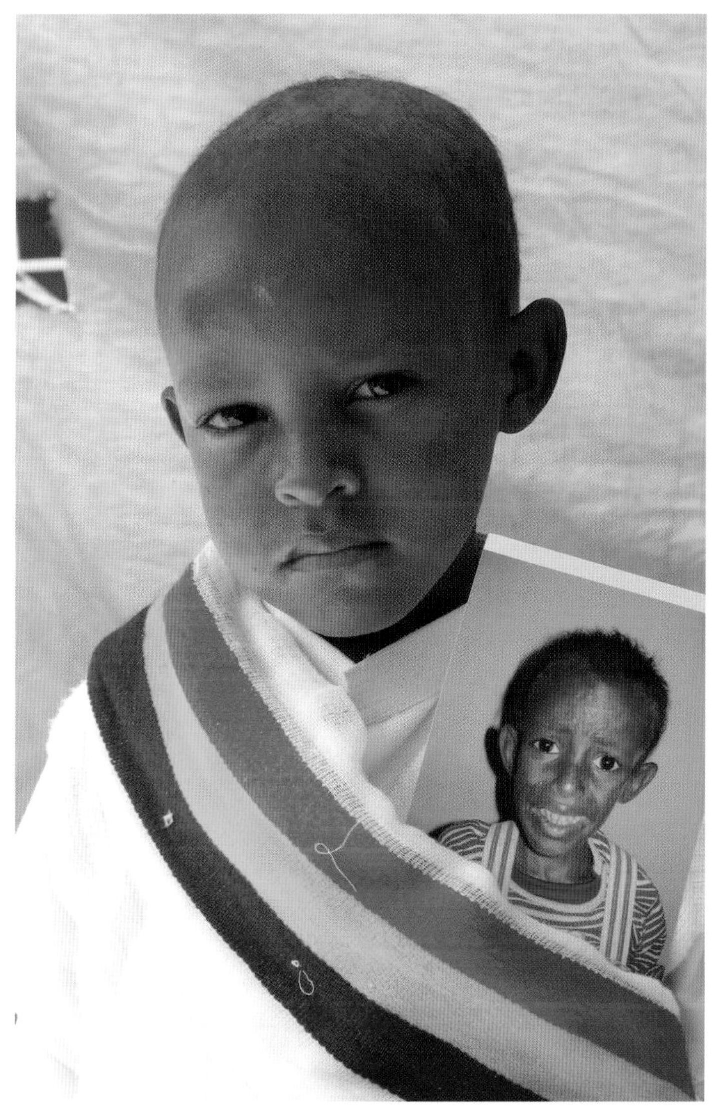

2005年秋，約翰尼斯瀕臨死亡，多虧全球孤兒基金會所屬的巴洛診所醫治，才得以存活。這張照片拍攝於2006年1月的衣索匹亞新年，約翰尼斯手裡拿著前一年九月他自己的照片。他成為全非洲HIV陽性孩童裡面，少數得益於抗愛滋藥「拉撒路效應」的幸運兒之一。(霍德斯攝)

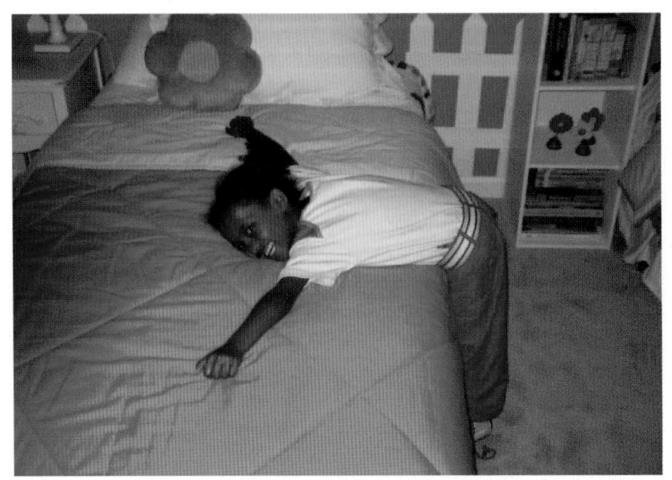

梅克迪絲到了美國後，初次見到她的新臥房。(萊恩．霍林格攝)

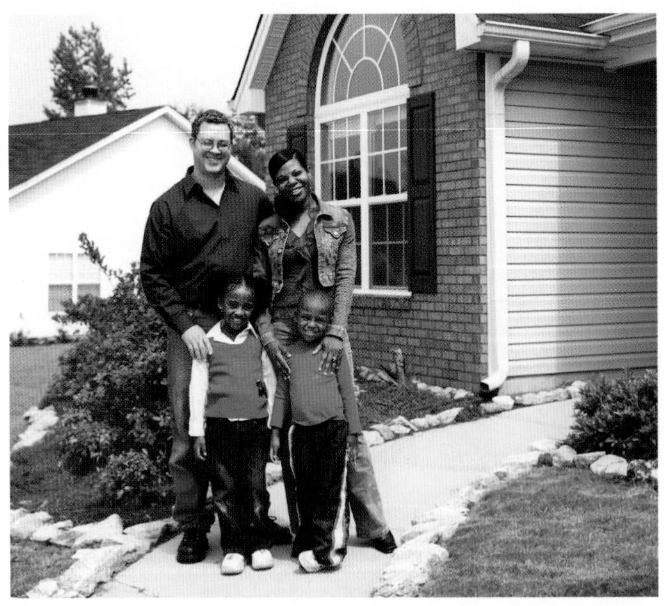

霍林格全家福，攝於喬治亞州的斯內爾維爾市。
(Erika Larsen/Redux)

48

瓦希渾有了新朋友。

二〇〇五年六月，一位首次來到非洲的美國義工前往哈蕾格雯家捐款，有機會見到了瓦希渾。

這位美國來的義工，是位四十多歲的心理學家，來自美國西北太平洋岸地區，專門研究兒童遭到性侵害後的心理創傷。一見到瓦希渾，他就看出他有心理問題。那個星期，他特意每天來和瓦希渾相處，請哈蕾格雯允許他把瓦希渾帶出去，去城裡走，甚至到城外蹓躂。他說他有意領養瓦希渾。

這位美國心理學家花了很長時間與瓦希渾閒談，從中得知出、或者憑直覺獲悉瓦希渾受性侵的情形。但他後來說，第一個從瓦希渾口中得知此事的並不是他，而是他的義工同僚。

□

把性侵遭遇拿出來講的小孩，所做的證詞極不可靠。法律文獻與精神病學文獻已清楚告訴我們，從未遭成人碰過身體的小孩，（在受到慫恿的情況下）可能會捏造不實情事，或者把子虛烏有的事情指陳爲眞，而這不限於性侵事件，也包括施用巫術、肉體折磨、強迫墮胎、以及／

或動物獻祭等情事。美國境內就有一些托兒所負責人由於因爲這類不實證詞而鋃鐺入獄。相反的，眞正受到性侵害的小孩，可能會因爲丟臉而信誓旦旦說沒這回事。

這位美國心理學家在相關領域的經驗豐富，極善於贏得受性侵小孩的信任。但他遠在異國，也許忽略了若干文化標記。

在一個對同性戀「深惡痛絕」的國度，遭到同性性侵的受害者，一般反應是閉口不談或否認有此事；如果有個男孩拿出自己的性侵遭遇侃侃而談，身爲心理學家，理當更爲審愼看待這男孩的說詞才是。這不是說要當作沒這回事，而是應該極爲謹愼解讀他的說詞之後，再把這事告知別人。

這位心理學家處於他極度陌生的環境裡。他是抱著扶貧濟弱的使命來此，然後碰到一位像他國內病人一樣心靈苦楚的男孩。他手邊沒有平常信手可得的資源可拿來幫助這男孩，不得不就地想出解救辦法。

二〇〇五年的夏天到秋初這一段時間過去，這位美國心理學家漸漸相信，席拉克受控強暴瓦希渾一事，只是哈蕾格雯收容所裡持續在進行的性侵情事的一部分，而且深信哈蕾格雯固定讓男人進來性侵小孩。

瓦希渾修正了這一說法，聲稱她只從一個男人那裡拿錢，這人是她的親戚，然後准許他強暴小孩。

瓦希渾告訴這位心理學家，這位不知姓名的親戚在許多個月裡強暴了許多男孩；然後改口說這位男性親戚連續兩個晚上每晚強暴五名男孩；然後改成他有個晚上強暴了五個男孩；然後又修改成在兩個晚上共強暴了三名男孩；最後瓦希渾說是一年前的某個晚上有三個男孩受害。

這位美國心理學家開始認爲，哈蕾格雯收容所裡的小孩遭到毆打、並且挨餓。他懷疑孩子們終日生活在她的淫威之下。他說：「我一眼就能看出有無心理創傷。我看那些小孩都有心理創傷。」他深信哈蕾格雯像個繼承大筆財產的女繼承人一般，住在城外「房價達五十萬美元的房子裡，房裡有可供數人同數浸泡的圓形大浴缸，有按摩浴缸，還有數名僕人侍候」，她的孤兒院則是她拿來掩飾奢靡生活的幌子。「可笑的是，我們這群白癡竟不知道那棟大宅就是她的家，而那些小孩則過著不像人過的邋遢生活。」

他一面憂心瓦希渾的處境，一面擔心哈蕾格雯所有小孩的安危。「那些小孩都很怕哈蕾格雯，怕到不敢吃東西。」他說：「即使食物擺在眼前，他們也看著她，等她示意是否可以開動。吃的時候，他們不斷看著她，彷彿在問：『我們是不是吃太多了？』

「那裡有個幼童被她訓練成像狗一樣乞食。」他說：「她召喚那孩子過來，那孩子便小跑步進來，雙手十指交叉交握，乞求施捨，然後她才給這個幼兒東西吃。」

「她不讓小孩上學。」

「小孩生病，她不讓孩子求醫。」

故事情節曲折離奇，像蛇一樣每天蛻去舊皮換上新皮。

這位心理學家相信，哈蕾格雯隨時準備逃亡國外。

他認爲哈蕾格雯正在籌劃要殺害一名小孩：「她安排由她侄子動手殺掉一個小孩。」各種情節天馬行空，不一而足，有的驚悚駭人，有的離譜可笑。

他注意到，訪客進門之前，她要小孩換上新衣。這或許是基於待客的禮貌，但也說不定是爲了掩飾她平日對小孩的疏於照料。

這個美國人說：「我朋友和我在九月十一日送了兩隻山羊給他們的新年大餐加菜。我們登門拜訪時，看到他們只吃掉一隻羊。」

有人問他另一隻羊跑哪裡去了，他說：「我很肯定她把那隻羊賣了，把錢塞進自己口袋，就像她賣掉我們捐給她的所有二手玩具、書籍、衣物。」

有人問：「你去她家，看到七十個小孩享用燉羊肉的年節大餐，你怎麼知道那餐肉只來自一隻羊？」他答：「我就是知道。我的衣索匹亞朋友有辦法看出來。」

我聽到這事時，心裡想：先是說偷賣嬰兒，現在是偷賣山羊！難道那頭羊正在前往那對西班牙夫婦家的途中？

瓦希渾與這位美國心理學家相處的時候，把個人遭遇加油添醋，恣意扭曲；這位美國人一面聽，一面設法提醒有關當局要注意哈蕾格雯家的小孩普遍都遭受虐待。只要有人願意聽，他就大談毆打、挨餓、性虐待的事。他說他要把事情的眞相公諸於世。

他在社會事務局找到了忠實的聽眾。

他帶瓦希渾去看小兒科，醫生替他驗血。檢驗結果，瓦希渾是ＨＩＶ陰性。那樁據稱遭性侵的事已過了那麼久，若有證據也蕩然無存。小兒科醫生建議他帶瓦希渾到醫院進一步檢查，他並未照辦。

這位美國人自認出於好意，對哈蕾格雯的劣行大表憤慨。他自認撞見了非洲的黑暗之心，想摘奸發伏，替天行道。他說：「我是臨床心理學家，以受虐待小孩爲工作對象，而今她已經激怒我。」

他把心中的懷疑放在網路上傳播，然後那些猜疑之詞就在網路上運轉，就像深邃網路空間裡永不消失的衛星。

□

然而，二〇〇五年春天到秋季這段期間，登門拜訪哈蕾格雯的人不是只有這位美國心理學而已，還有其他許多人。其中一些人事後提出訪查報告，更有一人以手持攝影機拍下所見所聞。

這些訪客通常是突擊到訪，以免看到事先安排好的景象。他們奉幾個國際性非政府組織之命前來勘察，以決定是否撥款援助阿特特蓋布・沃庫兒童收養之家。他們身負查探實情的任務，必須仔細評估此處小孩的狀況和所受待遇，並將觀察所得記錄下來。

那份自發拍攝的錄影帶，攝於二〇〇五年九月五日，拍攝者是難得來到阿迪斯阿貝巴的美籍衣索匹亞裔的中年女性。畫面顯示，拍攝過程順利、氣氛友善。當時哈蕾格雯不在家，由院童海諾克的母親迪吉絲特代爲接待。迪吉絲特迎她入門，要她別拘束，當自己家一樣。院裡的幼童（年紀較大的小孩上學去了）圍上前，急切想跟她交朋友，想把臉湊到她鏡頭前大叫「哈囉」。那幾個小孩一身乾淨，營養良好。年紀較大的小孩穿著制服回來吃午餐，引來一陣喧鬧；有人三兩口扒完飯就到院子裡踢足球。每間房裡都有床；乾淨衣物疊放在架子上，牆上貼了小孩的作品。在嬰兒室，一個嬰兒正由看護抱在懷裡，用奶瓶餵奶，另一個嬰兒則把奶瓶靠著枕頭，自己抓著奶瓶吸奶。午餐後，看護清走餐盤，餐廳充當自習室。

同樣在二〇〇五年九月，兩個爲總部設在紐約的「全球孤兒基金會」工作的美國醫學系學生，在未事先通知的情況下，突然登門拜訪哈蕾格雯家，以評估她是否爲合適的合作對象。他們向該基金會會長珍・阿隆森（Jane Aronson）博士提出一份翔實的長篇報告。報告上註明的日期是二〇〇五年九月二十三日，部分內容如下：

哈蕾格雯是個充滿幹勁而和藹可親的女人。她英語流利，表達無礙；她走起路來虎虎生風，談起個人信念慷慨激昂。她坦然表示，淪爲孤兒者處境堪憐，她這兒的孤兒往往境遇悲慘，但她無法讓八十個小孩享受到他們生身父母所能給予的關愛。我們認爲這是她的肺腑之言，不表示她有何失職之處。

在哈蕾格雯的辦公室與她晤談之後，我們巡視了她的第一座宅院。那裡收容了五十名HIV感染狀態不詳的孩童，年紀從新生兒到十四歲都有。院子裡有點冷清，因爲七歲以上的小孩上學去了，只剩十二名學齡前孩童和六或八名嬰兒。客廳擺放了許多書和玩具。

孩童寢室不只一間，每間擺放了八至十二張雙層床，雙層床上掛著海報和孩童的藝術作品。我們所見到的小孩，個個穿著整齊，在我們身邊害羞但不閉塞，有小玩具可玩。孩童寢室都很乾淨。

接下來我們看了嬰兒室。兩三個保姆負責照顧六或八個嬰兒。嬰兒室沒有窗户，陽光無法射入，相當暗。的確聞到了尿騷味或尿布味，但老實說，和我在其他孤兒院所聞過的狀況差不多。我抱起的嬰兒裡面有兩個的情況似乎不大好（鬆垮無力，眼神渙散），其他嬰兒則看來很好。

最後印象：環境舒適，學齡孩童都上學，幼童受到良好照顧，身上還乾淨，玩具供應充足。有些幼兒看來情況不佳，但大概是「那個流行病」發病所致。嬰兒室的通風、採光和空氣流通還可以再加強，但瑕不掩瑜。

第二個孤兒收容所位在一極佳的院落，院內有庭園、樹木、禽鳥。這裡收容了三十名孩子，年紀從四個月到十四歲，全是HIV陽性。他們不上學，而在這宅院裡受教育。有一名護士當班。她擁有一處非常棒的醫務室／診療所，裡面有獨立的洗手台，有寬敞的看診空間，醫藥櫃裡擺滿無醫生處方也可合法出售的藥品。至於我原本認爲HIV陽性孤兒身上普遍可見的毛病，譬如股癬／脱髮／眞菌皮膚病，我在這裡沒有見到……

我們抵達時，年紀較大的小孩（十八名）正在用午餐，他們吃的是裝在碗裡的義大利麵。我們走進去，有人咯咯笑著，有人微笑。替他們拍照時，他們很容易就被逗笑。他們

看來很乾淨，衣著整齊。他們所在的房間有一架子的書和玩具，牆上貼有色彩鮮亮的字母

表海報。我要再次稱讚哈蕾格雯打造出這麼良好、設備這麼充足的地方……

二〇〇五年十月初，某國際兒童福利組織的一名歐洲官員，針對哈蕾格雯的兩處院所做了兩次突擊訪問。鑑於哈蕾格雯的爲人已遭受質疑，於是他把小孩拉到一旁，一對一個別訪談，並請他們透過藝術創作表露內心情感。他的訪查報告也提出正面評價。報告上註明日期爲二〇〇五年十月七日，最後如此結論：

透過與八名隨意抽樣的小孩一對一訪談，再加上小孩的素描和詩作，都看不出這孤兒院內有虐待或體罰的跡象，或者是被孤兒院內成員／職員／義工虐待或體罰的跡象……至於這些小孩自己的感受，一言以蔽之就是：「她（指這孤兒院的負責人）盡她力量在照顧我們。這裡不夠完善，但她竭盡所能對我們付出。」

但是，其他也可能捐款的對象，則收到那位美國心理學家和阿迪斯阿貝巴社會事務局的示警，指稱哈蕾格雯．帖費拉貪贓枉法，壞事做絕。幾個可能的捐助者，包括原先承諾資助三名HIV陽性孩童的義大利某組織，就此縮手，不再和哈蕾格雯往來。那個義大利組織最後還寄出一封信表明，他們所挑中的那些HIV陽性孩童，假如立即移交給別的收養機構，而那機構與他們聯絡，他們會透過那機構重新履行贊助承諾。

哈蕾格雯讀了信，嘆口氣，把信塞進公文櫃裡。「根本沒有其他『機構』可收容這些小孩。」她說：「那些義大利人以為誰會收容他們？」

□

在這期間，瓦希渾由那位美國心理醫生的衣索匹亞友人護送，來到勞工與社會事務部，以便對哈蕾格雯·帖費拉提出控告。這時，市府社會事務局針對兩樁罪行，即所謂的非法販賣「嬰兒塔莉克娃」一案和她院所內小孩遭性侵一事，蒐集了不利於她的證據。她小孩的領養案，有些獲批准，但大部分遭擱置。美國各地發來電子郵件，委婉（或不甚委婉）詢問她遭指控偷賣小孩的事。領養作業無法進展的家庭，在網路上痛陳自家的苦境；領養機構負責人誓言不再從哈蕾格雯那裡領養小孩。窮困婦女在她大門外控訴她不肯幫忙。

哈蕾格雯四面楚歌，不知名的敵人群起圍剿。她惶惑而孤單。她祈禱道：「上帝，我知道自己一定做錯了事，但我不知道如何彌補。」

最後，有天夜裡，她鑽進被子，對著睡得正香甜的心肝寶貝納多絲低聲說：「我得放妳走。」

49

一位來自某西班牙領養機構的衣索匹亞人，帶著三名領養媽媽登門拜訪。她們很緊張，興奮而浮動。她們身穿牛仔褲、軟質無扣皮鞋，揹著後背式背包。

哈蕾格雯先前已經答應讓其中兩人領養男嬰。第三個……第三個女人則是要來帶走納多絲。先前，哈蕾格雯打電話給主持西班牙領養機構本地辦事處的那個衣索匹亞男子，告知對方：「你現在可以替納多絲找戶人家。」一戶上好的人家——她原本想這樣說，但她哭了，趕緊掛斷電話。

其中一個西班牙女士抽出一條構造複雜、由棉質拉帶與搭扣組成的前抱式嬰兒揹帶，往自己脖子一套，掛在胸前，把新收養的兒子放進去。這男嬰四肢張開，掛在揹帶上，神情有點困惑。這女子親吻了他的頭頂。另一女子坐在主屋的階梯上，把她的新兒子放上大腿處，解開了包著他的毯子，欣賞他的小腳趾與小手指。

一名年近四十的黑髮女人，後退幾步站著，等著哈蕾格雯介紹她與納多絲認識。亂糟糟的髮型圈住她的臉；她身穿V領無袖短上衣，戴著狹長而時髦的塑膠眼鏡，一臉期盼，眉毛懸在鏡框之上。

哈蕾格雯心思紊亂：可是這不是我想要的呀！他們剛剛告訴我她未婚。她手裡拿香菸，表示她不信教！我要替納多絲找的是一個有宗教信仰的年輕家庭，怎麼說都不是這個女人。席拉克的醜事搞得她身心俱疲，她擔心那件事已經洩露，每天過得膽戰心驚，擔心有關當局會派人來告發她。若眞有那麼一天，報紙會報導道：她怎麼看都是個正派的東正教女人，卻讓孤兒成爲性變態狂的受害者。天眞無邪的納多絲何必和她這麼一個愚蠢的老女人困守此處？因此，有了眼前這女人；她是納多絲的新媽媽。

這個西班牙女人帶了新衣給納多絲。在哈蕾格雯寢室裡，納多絲乖乖讓這女人解開她連身裙的扣子，幫她換上新衣。納多絲的視線頻頻越過這女人肩膀，投向垂頭喪氣坐在床上的哈蕾格雯。在這不尋常的時刻，納多絲需要哈蕾格雯陪在附近。

那不是小女孩該穿的衣服呀！哈蕾格雯這樣想著，對眼前這個不討她喜歡的西班牙女人更感厭惡。在褲腳反摺的褐色運動長褲？有襯裡的綠色茄克？那麼厚，那麼重？那是男孩子穿的呀！

納多絲不覺這身新衣有何不對勁，從那女人身邊跑開，跑到屋外的走廊上。一如以往，屋裡又響起對她的讚美聲，只不過今天的讚美是以阿姆哈拉語和西班牙語發出。

哈蕾格雯叫納多絲進寢室來，然後她蹲下，脫下納多絲身上的新衣。她從自己床上一個特別箱子裡抽出納多絲最漂亮的衣服，用衛生紙包著的衣服：白色的衣索匹亞傳統連身裙和帶蕾絲邊的披巾。哈蕾格雯跪下，替納多絲套上連身裙，又撫又弄，細心調整，把納多絲整理得像個令人驚艷的小新娘。

她領著納多絲到屋外走廊去接受喝采，要比剛才西班牙女人那套衣服所贏得的喝采更熱烈。她牽著兩歲的納多絲，領她優雅走下水泥階梯，來到院子中央。納多絲翩翩飛舞，像隻白蝴蝶。

天色還早，不是嗎？哈蕾格雯內心焦急。她叫人準備咖啡，端上爆米花，叫人替每一個人都準備椅子；但這群西班牙訪客婉拒她的好意。她知道他們想離開，但仍騙自己說他們是因爲害羞或者不懂傳統規矩。

她把看護叫來，甚至把那名會計（頭髮漸漸花白的男生意人）也叫到屋外，一起欣賞可愛的納多絲。她看見那幾個西班牙女人在看錶。她看見她們一臉苦惱望著那位衣索匹亞代表。

她坐在屋前階梯上，刻意表現她最快活的模樣，展露她最燦爛的笑容，發出她最響亮的笑聲。她起音帶領納多絲唱歌，從頭到尾高聲唱著，同時拍手。納多絲則以童音唱和。她興致盎然四處張望，確認人人都喜歡納多絲的歌聲。大家在一塊這麼快樂！放輕鬆嘛，聊聊天，別急著走。才兩點鐘！以爲沒有人在看她時，她趕緊抹掉眼裡湧出的淚水。

才三點十五分。

還不到四點半。

她放不開納多絲。納多絲滿臉幸福；納多絲是天使，帶著薄紗與蕾絲翅膀，短暫下凡到這寒微之地，不久就要飛走。哈蕾格雯卑微地跟在納多絲後面；蹲下來整理她的白棉裙和披巾；

把臉湊上她的溫暖脖子和粉紅臉頰。她踩著輕快小步，在院子裡跟著納多絲繞小圈。兩人相處的時光一分一秒走向盡頭，她的心一瞬間蒼老了十歲。

那個西班牙女人在某一時刻抓住了納多絲，替她換下那身優雅的衣索匹亞服裝。納多絲再度回到西班牙男孩式樣的打扮，準備遠行。

西班牙領養機構的衣索匹亞司機走到大門外，發動廂型車，一副他必須先行暖車的樣子。領養男嬰的那兩個女人，向每一個人和藹告別，然後進入廂型車。

「來！來，大家！來跟納多絲說再見！」哈蕾格雯大叫，一心想拖延這場離別。

會計穿著長皮鞋又走到屋外，看護們也跑回院子裡。納多絲從一個人懷裡被遞到另一個人懷裡，一個又一個的告別親吻，吻得她透不過氣。最後她不耐煩了，開始抽泣，伸手要哈蕾格雯抱。

哈蕾格雯再把她抱入懷裡，她把頭埋入納多絲身上，嗅聞納多絲的氣味。會計費了番口舌才讓哈蕾格雯放開她。納多絲哭了。這可能就是哈蕾格雯想要的：她要納多絲發現並理解那份感受。她需要有個伴與她一起悲傷。

納多絲突然又回到哈蕾格雯懷裡。哈蕾格雯難過無比，再也無法自持。

那位西班牙女人很有禮貌往後站立，靜靜看著眼前的難分難捨。她不想剝奪哈蕾格雯的告別時刻，只是，有人覺得，夠了。時間到了。

會計把納多絲拉出哈蕾格雯的懷抱。哈蕾格雯放聲大哭。納多絲看到媽媽落淚，也啼哭了起來。會計把她輕輕舉起，放到背上（總得有人做這事），揹著她走出大門。哈蕾格雯站在門邊，看著哭泣的納多絲坐進兒童安全座椅，扣上安全帶。廂型車駛離。哈蕾格雯轉身，見到納多絲的白色小連身裙披在屋前走廊階梯上，彷彿連身裙裡的小孩消失了。

哈蕾格雯趁著還沒有人注意到她，衝上短短的階梯，進入寢室。

她坐在床上呆望。

孤單一人。

50

二〇〇五年十二月中旬，警方前來逮捕哈蕾格雯・帖費拉。這時她萬念俱灰，已無心抗駁。

「可不可以靜悄悄進行，免得孩子們不安？」她請求。

他們准許她去取筆記本、手機和披巾。「由妳接手。」她對海諾克的母親迪吉絲特說完，便由兩名員警前後夾著，從容走出大門。警員打開警車後門，她進入車內，一群人在旁圍觀。警車載著她，駛進了警局，通過幾道鐵門。塵土飛揚，警局的主建築物是一棟磚造建築，爲改建而成，原非警察局使用。警員送她到數間寢室的其中一間，房間裡有幾個女人坐在折疊床上，倚著刷白的牆壁。警方沒有取走哈蕾格雯的錢包和手機，門也沒有上鎖。

沒有人告訴她爲何被送到這裡，但她猜得到原因。

後來證實，警方是根據瓦希潭在九月所提出的控告，將她逮捕。

她覺得自己不再蒙受上帝的眷愛，因此坦然接受，認爲那是她所應得。在牢裡，她禱告：「上帝，我不知道自己做了什麼，但知道自己做錯了事，祢想懲罰我。我恭恭敬敬接受懲罰。」

□

二〇〇五年十二月，拘留所和監獄人滿爲患，關押了在幾場大規模逮捕中抓來的許多政治抗議者、反對黨領袖、記者、街頭示威者和路人。監獄裡塞滿學生，許多人只有十五、六歲。有些家庭聲稱還有年紀更小的孩童也被抓走。

迪吉絲特打電話給哈蕾格雯的朋友；友人們聯絡上哈蕾格雯的小女兒，蘇西。蘇西從開羅搭機趕回來幫忙母親；老友們則衝到凱貝列，抗議這逮捕哈蕾格雯的行動太離譜。有關係的友人，找上他們所能找到的最高階官員，遊說和打探消息，並尋求援助。

他們得知，哈蕾格雯是以證人身分遭到拘留（這在衣索匹亞司法體系並非罕見狀況），要一直到找出席拉克的下落並予以逮捕，才能釋放。

她孤兒院裡的眾看護們設法搭救她。她們震驚於她的遭遇，擔心萬一她坐了牢（她都那年紀了！）可能會要她的命。她們原先抱怨的薪資問題剎那間似乎都不再是問題。幾位女看護和院中年紀最長的幾個女孩圍坐在哈蕾格雯家的客廳裡，坐在豹紋印花沙發和椅子上絞著雙手哭泣。那名會計，以及另一位年紀更大、幫哈蕾格雯處理文件的律師，還有一位在HIV陽性孩童宅院裡當總管的年輕男子，分頭出門去尋找席拉克。他們很快發現，席拉克還待在他原來生長的鄰里，隨即通報警方。警方逮捕了席拉克。蘇西、海諾克的母親迪吉絲特、那位律師、那位會計，以及那些看護和年紀大的幾個孩子，全都回到主宅院，等待哈蕾格雯獲釋的好消息。席拉克既已找到，她就不應再像人質一樣遭扣押。

但她沒有獲釋。

大家的心懸了幾個星期。在這個月裡，衣索匹亞全國哪一個人是沒有親人身陷囹圄的？對於許多衣索匹亞家庭來說，他們這陣子所心繫的獄中人不是這位祖母級的人物，他們奔走於拘留所、警察總局和監獄之間，希望讓家人獲得無罪開釋。

哈蕾格雯在囚室裡等著被判刑，罪名是她明知瓦希渾遭到性侵卻未報警。她最有力的老朋友們，終於和司法部的高層搭上線。「誰把這女人關起來的？」哈蕾格雯這位朋友大叫：「衣索匹亞還有沒有司法？」

這位友人打聽到更多內情：哈蕾格雯由於非法販賣孩童現正接受調查。

蘇西獲准進入警局探監，哭著說：「媽，你還好嗎？」她隔著鐵絲網，把一盤蓋著的食物遞給哈蕾格雯。

「大家都對我很好。」哈蕾格雯說：「我不要他們把這事告訴妳，我不想讓妳擔心。這裡的警察很好，他們是好人。白天，他們准我在屋裡四處走動，那房間甚至沒上鎖！窗戶沒有安鐵欄。我房間裡有個女孩，聲音很好聽，夜裡唱歌給我們大家聽。這裡關了好多年輕人！喏，我寫下了他們的名字，妳可不可以打電話給他們家人，說他們在這裡一切安好？」

哈蕾格雯在夜裡睡得很沉，她下午也睡；她好多年來沒有好好睡一覺了。她像是重遊童年時的天藍色湖泊和春意盎然的綠色大地。她的夢中，色彩繽紛；她過去與現在心愛的人的臉龐，湊近到她面前。她休息；她坐在折疊床上，望向窗外灰撲撲院落另一頭的樹，想著事情。她心如止水。她聽到年輕人在夜裡哭泣，但她沒有哭。四處擺著雜誌和書籍報紙，但她不拿起來讀，也不寫什麼。她喝水，也吃一點警方提供的食物。她婉拒了茶或咖啡。她放慢；她下沉；她停下來。她坐著不動。她看著太陽升起，細瘦的松樹枝硬挺挺隨風晃動。身材矮小的她，背倚著牆坐在折疊床上，光腳丫伸出床外，碰不到水泥地板。同房的女人假如想聊天，她就聊一些；有時她只是輕輕嘆氣、聳肩或微笑。夜裡，她躺在床墊上，伸長脖子，看窗外夜空，看星座在夜空緩緩旋轉。哈蕾格雯在這遙遠角落，在帶刺鐵絲網、松樹和警衛塔的後面，省視自己的一生。

她體悟到一件事：得知席拉克攻擊瓦希渾，她出於本能退縮了，倉促逃開，而她逃錯了方向。

她本該趕緊安慰瓦希渾；她本該報警，並帶他去看醫生。也許有性侵這回事，也許沒有，但她都應該採取行動保護那個受傷、受驚嚇的小孩。

結果，她出於本能，選擇要保住自己和自己的機構，她要自己的好名聲、自己的錢。

瓦希渾責怪她「妳不是我媽媽」，眞是一點都沒錯。

如今，她與那些（已經轉向他人尋求愛與保護的）孩子們分隔兩地，她對孩子們的感覺又回到了最初，回到了天主教慈善機構MMM把塞拉瑪威特、梅絲克蓮交給她照養的時候。過去，那些小孩是她生命的全部。他們沒有帶來金錢收益；他們不是她顯赫生活的憑藉；他們既不提升她名氣，也不貶低她名聲；他們不會等在車道上，在她外出辦她以爲的大事時攔住她，找她說話；他們不知道自己是她慈善組織的受益者，不知道自己參與了重大的草根運動。他們不知道自己渺小的名字已轉譯成一個一個的編號，出現在幾個國際組織的試算表上。他們需要一個母親，她擔當了他們的母親角色，而這樣子在那時候就夠了。

她流下眼淚，覺得就算再也見不到哥詹路上那棟優雅的房子，她也不在乎了；如果警方釋放了她，她要連夜打赤腳走下那條泥土路，趕回她那兩所小孤兒院。院裡的孩子們才是她生命的寄託和生活的重心；他們給了她溫馨與糊塗兼而有之的踏實人生。失去了這些孩子們，她就沒有人生可言。她不想過別的生活，只想與他們一起活得鬧哄哄，在夾著口水的親吻和破窗子之間度日，夜裡有小小腳丫在床上踢她。

那樣的生活，她以爲從此會成爲絕響。

蘇西得知，社會事務局準備關閉哈蕾格雯的收養機構。他們計畫把她那兒的孩子們全部轉移到別處。哈蕾格雯坐牢期間，兩宅院的看護接獲通知，要她們準備把小孩遷出；埃納特之家（這時稱爲「孩童希望之家」）的負責人則獲告知，要騰出空間接納三十名ＨＩＶ陽性孩童（「你知道我們國內收容ＨＩＶ陽性孩童的孤兒院有幾所？」孩童希望之家的一名衣索匹亞籍董事[19]嚷道：「而你們現在要關掉其中一所？這是什麼道理？誰曉得我們根本沒地方容納他們。」）其他孤兒院則接獲通知，哈蕾格雯的健康小孩將會轉送過去。

許多人（包括美國人和衣索匹亞人），在這一刻對於哈蕾格雯這個人感到困惑：她心腸好，但行事隨興，缺少規畫；她動機崇高，但被疲累、年齡乃至一絲驕傲所拖累。

這時，若干機構——包括全球孤兒基金會的兒童愛滋診所、國際領養推廣機構的萊拉孤兒院、兒童希望之家、兒童寬廣地平線（Wide Horizons for Children）——的孤兒院，逐步在提高孤兒照養的水準。孤兒可以既健康又快樂，還可以藉由學校教育、藝術創作和運動等方式，與外界往來。在拯救孤兒這件事上，哈蕾格雯的作為令人景仰。衣索匹亞的危機深重，她為國內孩子提供了安全的棲身之所。她對絕望無助的人伸出援手，而能像她這樣做的人少之又少。也許她是陷入了這樣的困境動彈不得吧：她能救人性命，但孩子的數目眾多，她有一點不知道應該如何做才能讓自己這處收容所更上一層樓。不過，有一件事至今仍然眞確無比：沒有了那些小孩，她就沒有人生；她曾與他們日夜朝夕相處。

「上帝啊，我接受。我接受祢的裁定，我知道那是我應得的。」牢獄裡的哈蕾格雯，把頭埋在床墊裡哭得悲傷難抑：「我請求你，上帝，可不可以留下一些什麼給我？我知道我辜負了你，但是我求求你。」

第四部

51

在地球一端，美國東北部的佛蒙特州中部，一個林立著木造建築的村落裡，有骨董店、野外生活用品店和冷飲店，村民清一色是白種人，而且人口組成日漸老化。在另一端的阿迪斯阿貝巴市，有泥土道路和馬口鐵皮屋頂的貧民街區，人口眾多而城區漫無節制擴張。你可以在世界地圖上的這兩點之間畫出一道大弧線，這道弧線可以比實際搭飛機飛行於這兩地之間的距離還要長，但當眞千里迢迢跑這樣一趟的箇中滋味如何，實在難以想像。

你坐在不列顚航空、荷蘭皇家航空、衣索匹亞航空，或者德國漢莎航空的班機上，攤開機上雜誌裡的世界地圖，手指循著上述路線移動，得移過三頁地圖和跨頁裝訂處：你從紐約起飛，飛到倫敦、法蘭克福或阿姆斯特丹轉機，然後在開羅或喀木土落地加油；接下來的地名愈來愈古怪，而地圖上那些用圓規畫出的藍色、紅色航線所構成的淡紫紋路愈來愈稀疏，最後只剩一條線從航線輻湊的中心點向目的地延伸。你循著這條線前往一個城市；那城市的名字神秘迷人，一如廷巴克圖（Timbuktu）或蒙巴薩（Mombsa）或達卡（Dakar）或金夏沙（Kinshasa）予人的感覺。那城市是阿迪斯阿貝巴。

從地球此端飛往遙遠的彼端，去接一個即將加入家庭的一個成員，實在是一樁刺激無比的任務。這個即將成為家中成員的小孩，已有一間臥室在等著她入住；臥室位於一處家用農舍的頂樓、斜屋簷下方，床上鋪妥了色彩鮮亮的被褥，梳妝台上已直挺挺擺著娃娃和塡充動物玩偶，衣櫃裡則掛了新的牛仔褲和毛衣，雖然這些預備的衣服未必合她尺寸。

在一班橫越大西洋的夜班飛機上，羅伯．柯恩（Rob Cohen）弓身坐在座椅裡。他是米德貝里學院的英美文學教授，也寫小說，擔任過駐校作家，並著有備受論者好評的小說《神啓的睡眠》（*Inspired Sleep*）。四十七歲的他，身材瘦長得有點笨拙，一頭濃密的頭髮。他望著自己映在冰冷的橢圓窗上的倒影，那是一張大鬍子臉龐，帶著典型猶太人的憂鬱氣息。他妻子坐他旁邊，正在睡覺；她是克勞狄婭•庫珀（Claudia Cooper），擔任「老師教育」（Teacher Education）組織的負責人，也在米德貝里學院教書，是英美文學的客座助理教授。她金髮白膚，也是四十七歲。兩人育有二子，十九歲的尼克．羅傑森（Nick Rogerson）和十四歲的埃利．柯恩（Eli Cohen）。

飛機轟隆轟隆穿過北大西洋上空的雷雨雲塊。座艙裡的閱讀燈叭噠一聲按熄了。下方是浩瀚而翻騰的黑暗，屬於海軍船艦、洋流、潛水艇、深海峽谷和魚群的國度。

羅伯不在意自己置身無所依恃的高空，任由飛機以如此力道和快速一勁往前推送。這一趟領養孩子的過程也有點像這樣，一股不受他控制的力道逐漸加速，轉向，離地，然後陡然上升，差一點讓人停止心跳。

□

在這趟之前，克勞狄婭已經造訪過衣索匹亞一次。二〇〇三年十一月，她隨一支小型醫療團前往衣國，希望貢獻自己在教育、師資培訓和訓練讀寫能力方面的專長。

那是她第一次搭機飛離北美大陸、繼而飛離歐洲大陸；在飛行途中，她埋首書寫，洋洋灑灑。他們即將降落的地方，是個無法無天之境嗎？他們會遇到一群群絕望、受創傷的骯髒小孩嗎？她會遇到什麼有意義的交流嗎？

薄暮時分，低飛翱翔於非洲上空實在是人生一大美事。埃及、蘇丹的銀白色沙漠，呈現月世界般的色彩；人在這兒該如何立足？那些有著長長嘴唇的駱駝如何找到稀少的薊來咀嚼？然後，你從窗口轉過頭來，看著你手上雜誌裡光亮的地圖頁，你看到這塊大陸戴著一片蔥綠色面紗：面容灰白的北方大地從這面紗往外窺看，這片蔥綠則像一件草裙似的在撒哈拉沙漠和薩赫勒地區（譯按：指撒哈拉沙漠南沿寬闊的半沙漠地帶）的下方款款搖曳，西起非洲西陲的塞內加爾，覆蓋了非洲中部的奈及利亞和中非共和國，裙襬則拂過了喀拉哈里沙漠北緣，最後再往上抵達非洲東部的衣索匹亞。

你還沒反應過來，飛機就已離開天空，降落在鋼骨與玻璃建造的現代化機場。機場所在的城市，高踞在群山之中，有點像是沙漠與天空之間的夾樓。

克勞狄婭在阿迪斯阿貝巴見到極討人喜歡的小孩，受到他們賓至如歸的歡迎。她走到哪裡，都有伶俐的小孩湧上前搶著要找她握手，找她練英語。「Hellohowareyou?」街上小孩一見到在她陽光下閃閃發亮的金黃長髮，立即扯開嗓門拋來問候。

「I am fine. How are you?」她字正腔圓微笑回應。小孩聽了，激動得掩嘴跑開，去找朋友、家人講述他們與道地外國人偶遇、然後講上話的奇遇。

在AAI所屬的萊拉孤兒院裡，小女孩對她的金黃髮絲很感興趣，咯咯笑著簇擁著她。她們領著她坐上一張廚房椅子，然後梳理她柔細的髮絲，爲她編辮子。幾個小孩拿出了相簿給她看，問她：「妳認識我媽媽嗎？」或：「妳知道我的西雅圖嗎？」年紀較大的男孩女孩，用英語跟她談嚴肅問題，問她對於小布希總統的看法，對於伊拉克戰爭有何看法，還問她爲什麼美國人在世界杯足球賽的表現總是很糟糕。她起身，走向院子另一端，身體兩側各有兩、三個小孩緊抓著她的手，還有幾個小孩搶先衝進餐廳爲她預留座位。

克勞狄婭飛回美國，回到她位於佛蒙特州的尙普蘭谷（Champlain Valley）中部那棟十九世紀的農莊木屋。前廊小室裡，牆邊擺著滑雪板；書本雜誌堆疊成一落一落。在漫長的冬夜，她或羅伯會點燃爐火；兩人用手拉胚馬克杯喝茶；房裡流瀉著音樂，有時是巴布・迪倫（Bob Dylan）或The Band，有時是鮑伯・馬利（Bob Marley），或者藍調大師羅伯特・強森（Robert Johnson）的音樂。屋旁有雲杉、樺樹和楓樹遮蔭；屋前小路對面，有草坪和乾草貯藏所；夜裡偶有麋鹿晃悠悠經過，在雪地裡留下深深的足印。

克勞狄婭一直想再去一趟阿迪斯阿貝巴，然後帶一個小孩回來。她與羅伯經過一番考慮，決定付諸行動。兩人塡寫了國際領養推廣機構的申請表格，申報了領養孤兒的移民文件，接受驗血打了預防針，按過指紋，接受訪談，最後配上了一個十歲女孩。那女孩有一張聰明的倒三角形臉龐和兩道漂亮的濃眉，她名叫梅絲克蓮（就是哈蕾格雯的那個梅絲克蓮）。

他們的同事、幾個已有小孩的友人、小孩的教練和鄰居們，感到意外和震驚：帶一個十歲小孩回來？來自非洲的小孩？有人說，眞搞不懂這對夫妻爲什麼那麼想再要一個小孩。羅伯和克勞狄婭兩人說不清楚自己爲何有此轉變。他們把自己那兩個兒子看得比自己性命還重要；這兩人都是不折不扣的老師，一向疼愛小孩；然後他們發現了有一個國家遍地是孤兒。他們突然覺得兩邊一樣重要，雖然這說法聽在朋友耳中稍顯荒唐。

他們當然和所有打算領養小孩的父母（特別是家中已有較年長小孩的父母）一樣想過，這麼做對自己的家庭到底恰不恰當，自己的家對那個即將領養的小孩來說是不是理想歸宿。他們想過，佛蒙特州是不是撫養衣索匹亞小孩的好地點；他們想過，這小孩的出身背景如此迥異於其他出身於教授和商人家庭的小孩，日後上了學該如何應付。這麼做是一場賭戲，以他們所珍視的一切，以兩個兒子的幸福和全家的幸福爲賭注。

凡是家中已有較年長的小孩而仍有意領養的父母，內心深處都藏著一個未說出口的祈求：請不要讓我帶回一個沒辦法與我們建立感情的小孩。在這同時，震驚的反應、衷心的祝福與肉麻的讚美從四面八方湧向他們——如果他們告訴別人克勞狄婭懷了四胞胎，所接到的反應大概也是如此。

這一決定雖然突兀，他們不覺有何不妥。於是，他們繳了法律文件，把準備送給孤兒院的物品塞進圓筒狀行李袋，在二〇〇四年八月坐上了飛機，扣上安全帶，飛往地球的另一端。

飛機升空後，他們的心情不完全像當年那個晚上，懷著老大的克勞狄婭出現了陣痛，羅伯開車載她到醫院，但多少是類似的。

他們在飛機上覺得很輕鬆；該說的話都已對彼此說了，毋需再討論、考慮或解釋。克勞狄婭睡了。羅伯閉上眼睛，一時還未睡著；他要再咀嚼一下那種被舉起來，往前推向無垠黑水的感覺。

□

那個早晨熱得讓人發昏，天空藍得像一大片牛仔棉布，晴朗耀眼；泥土路上都是人和驢和羊；旗子在風中劈啪作響；幾百家馬口鐵皮搭的店鋪和木頭搭的販賣亭各自陳列著待售商品。他們搭計程車來到萊拉孤兒院，在金屬大門外按喇叭。一名警衛聞聲前來開門。

小孩子看到了車後座的他們，一哄而散，往四面八方跑去，嘴裡嚷著梅絲克蓮的名字。克勞狄婭第一次來到萊拉孤兒院時，沒有見到梅絲克蓮。這時她顫抖著步下計程車，努力向幾個還記得她的小孩回應他們的招呼。羅伯站在她身邊，緊張、激動、不安、興奮。所期盼的事就要發生，就要開始。

梅絲克蓮從遠處一棟建築的門口出來，轉身朝向他們。兩夫婦臉上立即露出欣喜表情，心裡暗暗說著：「她本人與照片上一樣漂亮。」濃鬈的頭髮往後束成一根馬尾，身材修長，五官清秀，彎彎兩道濃眉，一抹靦腆的笑意。她走向這對夫婦，一會兒看他們，一會兒低頭看地上，模樣非常可愛。她姿態優美穿過院子，朝他們直直走來（他們卻僵住了）；她伸出雙手，環抱住克勞狄婭的頸子（她快要與克勞狄婭一樣高），給了克勞狄婭一個她一生難忘的擁抱——堅定有力、充滿感激與愛意的擁抱，久久不放手。這使得站在一旁、比她們都高的羅伯，也彎下身與她們倆抱在一塊。三人相擁良久。白晃晃的太陽在天上輕移了一小步，改變了銀光從汽車保險桿、手錶和窗戶金屬構件折射的角度。上課鈴響，孩童回教室上課了；孩童在他們身邊手舞足蹈，然後蹦蹦跳跳走開，但他們還緊緊相擁著。他們相擁好久好久，最後終於鬆開彼此，這時他們已跨過了海洋與大陸的阻隔，也已讓彼此確認了他們註定要相守。

剛相識的第一天裡，梅絲克蓮都是怯生生的輕聲細語，但計程車司機用阿姆哈拉語請她與這對夫妻一起走時，她突然露出燦爛笑容；她鑽進車後座，坐在克勞狄婭身邊，握住克勞狄婭的手。途中，她用靦腆的微笑回應克勞狄婭的目光。她與這對夫婦一起住進衣索匹亞人經營的吉翁飯店，一副住飯店對她來說是家常便飯的模樣；一直到老舊的電梯突然抖動，她的膝蓋微微發軟，這才讓人看出她是第一次搭電梯。

她以點頭和手勢來詢問自己該睡哪張床。臨睡前，羅伯遞上牙刷牙膏，心存猶疑。她知道這些東西是幹什麼用的嗎？我們該怎麼解釋？沒有共通語言，似乎沒辦法解釋吧？這麼小的一件事，卻體現了雙方文化隔閡之大……但她笑著接下，徹徹底底刷了牙，然後把已濕的牙刷牙膏還給羅伯，眼睛並且閃了一下，好似在說：「我知道牙刷是做什麼用的啦。我可不是剛從非洲灌木叢林裡出來的。」梅絲克蓮換上克勞狄婭從家裡帶來的睡衣褲，從浴室走出，無比可愛，把這對夫妻再度迷住。

他們遞給她一個背包，裡面裝滿了特地準備給她的個人物品，包括衣服、泳衣、作畫用具和一部拋棄式相機。上床前，她把背包裡的東西全部倒出，攤在床單上，一一把玩過後——渾然不知她的新父母一臉驚喜在旁看著——再把東西小心翼翼裝回背包裡，先把最大的東西擺進去，放在底部，把中等大小的物件放在背包中間，最上面擺上一對耳環，把這些東西精心排列成金字塔狀。她那股因擁有而生起的得意模樣，讓羅伯和克勞狄婭大爲感動。他們激動地發現，梅絲克蓮的加入，將會爲他們的家帶來什麼：這是個女兒呀！

她睡進舒爽的飯店被單床褥裡，懷裡抱著他們帶給她的泰迪熊玩偶，鬈曲的長髮像披巾般撒在枕頭上。

隔天早上吃早餐時，羅伯看到好幾對像他們一樣來領養小孩的夫妻，其中許多來自西班牙，有些來自澳洲；他們追著自己的衣索匹亞小孩跑，旁邊伺候的男女服務生全是衣索匹亞本地人。羅伯感到惱怒：我們這些白人，與自己的非洲小孩吃著早餐，興高采烈樂開懷。這裡面是不是帶有帝國主義的心態？在某種程度上來說，領養是不是另一種形式的消費？白種人父母從富裕國家飛來領養貧窮黑人國家的小孩，意義何在？這算不算是二十一世紀的某種掠奪行徑？羅伯正苦於時差，還不知道自己其實生病了。

但緊接著他肚子痛得無法再思考，只好暫時擱下那些思緒以後再說。

□

霍德斯醫生是米德里貝學院的校友，由於前次克勞狄婭走訪阿迪斯阿貝巴，以及後來他返回母校米德貝里學院一次，於是與他們夫婦有一點交情。這次羅伯和克勞狄婭來到，他把兩人當老朋友歡迎。

霍德斯帶領來訪的白人團員沿著人行道走。他穿著皮靴和防彈背心，頭戴有洋基隊徽的棒球帽，腳步輕快走在最前面。只見他鑽進一道怎麼看都不像是餐廳入口的門，信誓旦旦告訴他的外國訪客說，這裡有東非最棒的香料燉豆料理。那是一家外觀樸素而地點偏僻的衣索匹亞傳統餐廳，煙霧瀰漫，只有當地人才知道這地方。他領著這群外地人走過天花板低矮的房間，來到角落的梅索布（mesob），一種沙漏狀的柳條桌，桌子四周擺著幾張包覆了毛皮椅面的矮凳。他把菜單上的每一道菜都點了一份；他點菜時是用阿姆哈拉語，說得又大聲又清楚。他替自己點了素菜（tsom），因爲這裡的肉不是猶太教規所規定的潔淨食物。他高而尖的語調，聽來像是餐刀敲打玻璃器皿發出的聲音；他知道周遭聽見他聲音但不認識他的衣索匹亞人露出了驚訝表情，爲此他頗感得意。

回到霍德斯的住處後，羅伯覺得疲累而不舒服，癱在沙發裡，但隱隱覺得自己正親眼目睹一件了不起的成就：出身背景迥異的幾個小孩，竟能在霍德斯帶領下組成那麼和樂的家庭，感情那麼好，氣氛那麼溫馨。

星期五晚上，羅伯夫婦倆再度登門，共進安息日晚餐。他們看到霍德斯的許多個兒子盛裝現身，頭戴猶太人的亞莫克便帽（yarmules），放聲唱頌希伯來語禱詞和英語歌曲。幾個在領養之前就已信奉衣索匹亞東正教的小孩，現在繼續信奉東正教；先前接受了伊斯蘭教的，繼續追隨伊斯蘭教；但住進霍德斯家時沒有宗教信仰的小孩，則跟著養父的猶太教信仰。

十四歲的德傑涅（Dejene）已經是個美國味十足的嘻哈小子。他去過紐約、康乃狄克和加州，美國於他來說一點也不陌生。他的美式英語說得非常道地；他身上的耳機、鬆垂牛仔褲、尺寸過大的茄克和不綁鞋帶的靴子，也是道地的流行少年打扮。但他也舉起酒杯，唸誦傳統希伯來語祝禱詞，這讓養父非常開心。

有位仁兄在霍德斯家長期作客。他是一位衣索匹亞東正教的司祭，來自瑟門山（Simien Mountains）。霍德斯在某家貧民醫院發現了他，他躺在折疊床上，一邊手肘長了腫瘤，像哈蜜瓜一樣大。這位鬍子灰白、一身曬黑皮膚的穆拉特神父（Kes Mulat），看起來有六十歲，實際上只四十三歲。

「我可以看那個嗎？」霍德斯以阿姆哈拉語問。他找道一個在德蕾莎修女慈善機構當義工的整形外科醫生幫忙，替穆拉特神父除去腫瘤，截掉手肘以下的部位。然後霍德斯帶這位長臉神父回家休養，並替他訂購了義肢。神父復原到可以遠行的狀況後，霍德斯送了他搭巴士的車資和一點盤纏，載他到車站，扶他搭上回鄉的巴士。家鄉的人見到他，又驚又喜，他們原以爲他已死在阿迪斯阿貝巴。後來，穆拉特神父返回來找霍德斯，在他家屋前走廊上的長沙發住下，繼續接受醫療。

這位性格憂鬱、飽經風霜、一百八十公分高的司祭，和這家人與來訪的賓客共享週五夜的晚餐。蠟燭點燃，希伯來語禱詞響起。他點頭表示贊同。他緊握雙手，與大家一起哼唱〈祝你平安〉讚美詩（譯按：Shalom Aleichem，週五晚上猶太安息日開始時所唱的傳統歌曲）和美國民歌〈如果我有把槌子〉（If I Had a Hammer）——這首民歌被霍德斯列為家中禮拜儀式的一部分。

為了因應人數日增的以色列觀光客、自助旅行背包族和商人，衣索匹亞航空開闢了由以色列首都台拉維夫直飛阿迪斯阿貝巴的航班。每年春天的猶太人逾越節（譯按：約三、四月間）之前，霍德會指派兩個兒子到機場；兩男孩在行李提領區外旁舉著標牌，標牌上用英語和希伯來語寫著：「Rotse Seder Pesahk Kasher? Daber Itanu. Looking for a kosher Passover seder. Talk to us.」（想要享用一頓道地的逾越節家宴嗎？跟我們來。）

他們每一次都會帶幾個客人回家。

霍德斯告訴克勞狄婭和羅伯，他最近開了一場家庭會議。眾男孩坐進客廳裡的沙發、椅子，瞧著他。他先開口：「我們是真正的一家人吧？」

「是啊，霍德斯，我們是真正的一家人。」十五歲的阿迪蘇・霍德斯（Addisu Hodes）說。阿迪蘇留著滿頭小辮子式的長髮，在所讀的高中裡是足球明星，因此愛穿緞子材質的足球衫。

「我們是幸福的一家人嗎？」霍德斯問。

「是的，是的，我們是幸福的一家人。」穆罕默德說。

「我們有沒有家庭問題？」霍德斯問。

「嗯，好吧我說吧，是有一些問題。」眾男孩同意。

「那麼——」霍德斯說：「我們最嚴重的問題是什麼？」

眾男孩圍著商討了片刻，然後德傑涅拿下耳機，大聲說：「放屁。」

「還好吧？」那天晚上稍後，羅伯發抖著上床時，克勞狄婭關心詢問。

「非常敬佩。」羅伯說。

□

頭幾天，梅絲克蓮表現得很端莊，她的新爸媽不得不配合她，也彬彬有禮。克勞狄婭和羅伯變得極愛整潔，行事都經仔細規畫，每個字和每個音節都說得清楚分明，好讓梅絲克蓮聽懂。「妳先請。」「不不，你先。」「非常謝謝。」「要不要再多吃一些？」「我先整理臥室，然後我們再出去。」「嗯，那就跟你說聲晚安了！」這些對話彷彿二次大戰時期英國電影裡那些熱情洋溢的角色，在戰火前線也顯得開心。

到了第五天，他們打算要停止這種客套，梅絲克蓮也比較敢流露感情了。她指著羅伯的頭髮（難以梳理整齊的黑色長鬈髮），再指著自己同樣難以梳理整齊的黑色長鬈髮，開懷大笑，非常開心的陣陣大笑。她在表達這意思：「我長得像你。」她覺得有趣，她的笑聲感染了他們，確實很有意思：他們兩人確實長得相像，同樣濃密的頭髮、長臉、深色眉毛、高而細長的身材。在吉翁飯店的餐廳裡，侍者把晚餐餐盤收走了，他們的笑聲還不歇，就像第一次的相擁那樣，興奮而長久。笑聲終於停下時，他們之間似乎又進展了一步。

這時羅伯知道可以捉弄他的新女兒了，知道她禁得起玩笑。他在搭電梯時刻意按下錯誤樓層，看她是否發現；他在用餐時替她拉出椅子，但自己一屁股坐下；他在下飯店階梯時找她賽跑，搶在前頭坐上計程車前座，然後大叫「這是我的！」她偷拿他東西，藏在飯店房間裡；她故意占住他的床位，睡在克勞狄婭旁邊；她早上穿上他的茄克，一副若無其事的樣子。

他們所做的其他事，比如市郊一日遊、參觀博物館與名勝古蹟，都比不上閒暇時刻這些彼此捉弄或搔癢的無聊小事來得有意思。梅絲克蓮與羅伯發現，他們兩人不但長得很像，也都愛搞笑；一旁的克勞狄婭猛翻白眼。

一個星期後，他們一家三口搭上飛機。飛機加速，升空，梅絲克蓮很驚慌。她沒有哭，卻是一動也不動，彷彿進入恍惚狀態。旅程中她沒說幾句話，不怎麼動，也不吃。羅伯與克勞狄婭累得把頭往後靠，計算著還需要幾個鐘頭才會抵達，還得開車去接人在夏令營裡的埃利，讓他認識新妹妹。

三人有時打盹，有時只是坐著；有時他們覺得彼此互不相屬，有時彼此牽手；但他們已經開始在世界地圖上勾勒他們的彩色弧線和航線。他們將會畫出航線設計者或地理學家想像不到的環形、曲線、螺旋和塗鴉。

52

在一處舞台的後台，有一個六歲女孩身穿粉紅加青綠的緊身連衣褲，緊張得發抖。這兒是亞特蘭大市郊的卡蘿爾•沃克舞蹈學院（Carol Walker Dance Academy），她在一排八個踢躂舞初學者的人裡排第五個出場。這是她第一次參加發表會。她雙手發汗而濕黏，喉嚨哽著，後腦的圓髮髻往後拉得非常緊，似乎要把她拉得踮起腳尖。前一場表演結束，她聽到這個格溫尼特文化藝術中心（Gwinnett Cultural Arts Center）裡響起掌聲；下場的女孩們臉頰泛紅，鬧轟轟走到後台，經過她身旁。她準備了八個月，就等這一刻。

她穿著踢躂舞鞋，喀噠喀噠走上擦得發亮的舞台，底下是黑壓壓的觀眾。裹著玻璃紙的花束在觀眾席裡窸窣作響。觀眾席某處，坐著她的父母、弟弟、素來寵愛她的外婆（她奶奶也很寵她）和她爸媽的六個朋友。這小女孩是現年六歲的梅克迪絲•霍林格，也就是那個曾經猛撞金屬大門，然後在哈蕾格雯的院子裡爬行、傷心至極的女孩。音樂響起的前一刻，她把手舉到唇邊，向媽媽送上一個飛吻。綽號「米姬」的瑪萊卡•霍林格（Malaika 'Mikki' Hollinger），是非洲美國人與紐奧良早期法國移民後裔的混血兒；她要梅克迪絲上台之後向她送出飛吻，並保證她一定會接到。

喇叭傳出樂聲，是電影《獅子王》的歌曲〈挖地道舞〉（Digga Tunnah Dance）。非洲歌手唱著的歌詞說：趁著土狼還沒來，動物們趕快挖地道躲起來。台上的踢躂舞者以默劇一般的肢體動作，表現出遠望地平線尋找土狼蹤影、挖洞、然後跳進洞裡躲藏的情景。

就和所有的發表會一樣，有幾個上台表演的小孩眼睛不看台下，卻盯著在後台提醒動作的老師；有個舞者在該轉右邊的時候卻轉向左，以致與轉對方向的舞者相撞；有個女孩掉下她裝飾著閃光片的頭巾，然後只要跳過頭巾旁邊便露出一副很想撿起又不敢撿起的模樣。觀眾看得哄堂大笑大叫，惟獨梅克迪絲的四歲弟弟雅布西拉例外。第一次警告要小心土狼時，他喊叫：「我不喜歡這表演。」舞者表現出土狼逼近的樣子時，雅布西拉鑽到座位底下，直到表演結束才出來。

表演一轉眼就結束了。孩子們在觀眾的鼓舞聲和口哨聲中衝下舞台。梅克迪絲害羞地從更衣間走出，她爸爸迎面按下快門，閃光燈一閃，嘴裡不忘叫好。一群人圍著她，又是獻花又是獻吻。她答應在附近餐廳接受午餐款待，牽著爸爸的手走出藝術中心擁擠的大廳。

□

在亞特蘭大市中心東邊四十公里處，喬治亞州的斯內爾維爾（Snellville），推土機把起伏的農地推平，改闢成建地。幾頭母牛沿著州道吃草，然而牠們過去徜徉其中的大片農地正一點一點消失。夜裡，新開幕的購物中心和電影城大放光明，點亮了遠方地平線。稀疏幾顆古老星星垂在天際，但看來沾滿塵土而老舊，它們像是油燈，在一百年前為這附近帶來光亮的那種東西。

霍林格家的磚造新屋裡，裝飾了金框的結婚人像照，瓷器與玻璃器皿和剛拆封的結婚禮物都非常搭配。三十六歲的萊恩在俄亥俄州鄉下長大，如今仍是一副農家男孩出身的橄欖球隊員模樣。他母親是護士，父親在工廠工作；他繼父是會計。萊恩．霍林格是白種人，金髮藍眼，身體強健，短髮上抹了定型髮膠，戴一副螺栓式金耳環，以銷售電腦軟體和平面設計爲業。

瑪萊卡．瓊斯．霍林格，三十四歲，仍然保有在中學畢業典禮上致開幕詞時的神態。她留著瀏海，性情開朗，走起路來十足是芭蕾舞女伶的身段和挺直身姿。她媽媽是幼稚園老師，爸爸在紐奧良當廚師，她自己則在公共衛生機構上班。

「萊恩是在俄亥俄長大的白種男人，有法國、德國和愛爾蘭的血統。」這是她在休士頓遇見萊恩之後，寫在日記裡的句子。那時她在休士頓唸研究所。「我是山核桃膚色的女性，有非洲和法國的血統。上溯媽媽家的家譜，她那邊的祖先裡有淡咖啡膚色而講法語、信天主教的黑白混血兒。萊恩喜歡土地，因爲他們擁有大片土地。他在農場的大宅裡長大。我喜歡水，因爲我成長過程裡見過好多水。我家屋外就是路易斯安那沼澤，處處長著柏樹鐵蘭，還有許多白鷺。」

後來，米姬問：「你什麼時候認定我就是你要的對象？」萊恩回答：「當下。」

二〇〇〇年三月十八日，他們在紐奧良結婚；那天龍捲風翻攪著黑暗天空。參加婚禮的賓客有三百人。

萊恩是個謙謙君子，生性浪漫，藝術家性格，手藝精湛的廚師。我們每週至少共度一次燭光美食晚餐。霍林格家的晚宴在我們朋友圈子裡可是名氣響亮。他是全世界最體貼的男人。他每個晚上打電話給我媽媽，話講得比我跟我媽講的還多。

我很少想到我們的結合是所謂的「跨種族通婚」。社會上的人對我們一直很和善。我甚至沒想過萊恩是白人。

哎，也不盡然。他一播放「金屬樂團」（Metallica）的音樂時，我就不得不想起他是白人。

光明的未來在前：兩人擁有兩輛車和一棟三間臥室的房子。這個朋友懷孕，那個朋友也懷孕了；在晚餐聚會上，幾個太太不喝法國葡萄酒了，改用高腳杯喝牛奶。即將當爸媽的朋友叫嚷著：「你們兩個什麼時候生？」米姬和萊恩相互對看，笑一笑，聳聳肩。她沒懷孕。上醫院檢查也查不出原因，但就是無法懷孕。

他們決定往國外領養一個嬰兒，或是領養一個嬰兒、再加一個年紀大一點的小孩，讓兩個小孩彼此有伴？「好，領養兩個，而且其中一個要是已經不必穿尿布的。」他們達成共識。

二〇〇三年夏末，他們向AAI登記，AAI開始按月寄來每月會訊，偶爾也寄錄影帶來，錄影帶裡是泰國和衣索匹亞的孤兒院情景。

那年聖誕節前夕，AAI又寄來一捲錄影帶。這時米姬的爸媽正好從紐奧良來過節，於是米姬把錄音帶收進床頭櫃，什麼也沒說。聖誕節當天凌晨四點鐘，萊恩把她搖醒，附在她耳邊低聲說：「把影帶播來看！」兩人躡手躡腳走過客房，來到客廳，把影帶塞進錄影機。畫面上最先出現的兩個小孩，是阿斯納基家的梅克迪絲和雅布西拉，一個穿藍色破連身裙的憂傷女孩，和一個穿女粉紅色女童運動棉衫的快樂男孩。

他們倒帶，仔細打量這對姊弟。這是AAI寄來的第三捲錄影帶。先前曾有幾十個小孩在畫面上打動他們，但都不像這對姊弟這樣令他們心動。他們再倒帶，湊近螢幕再看。他們一次又一次倒帶，湊近畫面，仔細看——最後，小孩的影像逐漸放大，變得模糊，化爲發亮的未來。米姬與萊恩踮著腳回床上，兩人談了一整晚。隔天早上她醒來第一件事就是下床打開電腦，發了封電子郵件給AAI：「我們決定領養阿斯納基家的梅克迪絲和雅布西拉。」

他們沒有把這件事告訴即將當外公外婆的爸媽；但聖誕節這一天他們心情愉快，為自己在一夜之間就變成準爸媽而開心。

十二月二十六日，米姬帶著手機跑到公寓樓下，打電話給AAI。對方要她等在線上，翻找出那兩個小孩的資料。「很抱歉。」那職員說：「梅克迪絲、雅布西拉已經配給另一個家庭。」

「什麼？」米姬大叫：「怎麼會這樣！」

「影帶裡面，你們還有沒有看中意的？」

「我們沒看其他小孩。」米姬啜泣著回覆。

她當下知道他們兩人眞是傻子，居然愛上錄影帶裡的孩子。

二〇〇四年一月七日，該機構回電：「你們還對梅克迪絲、雅布西拉有興趣嗎？那一個家庭只打算領養一個小孩，而我們不想拆散那對姊弟。」

□

二〇〇四年八月，滿心期待的梅克迪絲，終於見到了計程車開進阿迪斯阿貝巴的孤兒院院子。她立即快跑上前，跳進米姬懷裡。雅布西拉悠悠走向萊恩，打量眼前這個高大男人，然後舉起雙手，要讓萊恩抱起。他坐在新爹地的肩膀上，和氣地對著底下其他小孩笑。他們到了美國、梅克迪絲會講英語之後，她回憶說：「第一天的狀況？媽咪看起來像衣索匹亞媽咪，但爹地不像衣索匹亞爹地。」

霍林格夫婦送梅克迪絲一個娃娃，送雅布西拉一隻「霍基帕基黃金鼠」（Hokey-Pokey Hamster）絨毛玩具。那是一個靠電池驅動的玩具，高二十公分，會以嗤笑口吻和超亢奮的數位化語氣說「你跳霍基帕基舞，轉個圈，就是這樣」，同時揮舞雙臂，身體前後擺動。

這所孤兒院從沒見過如此好笑的東西。小孩從每一個角落跑過來看，指指點點對著「霍基帕基黃金鼠」尖叫。這後來變成米姬、萊恩在日後覺得領養過程裡唯一讓他們覺得後悔的地方。他們與梅克迪絲、雅布西拉和這只聒噪的「霍基帕基黃金鼠」一起住進阿迪斯阿貝巴的一處小公寓裡。

兩星期後，他們覺得再這樣下去會被這東西逼瘋。

而且雅布西拉厲害得很，他最早說出的英文字彙之一，就是在「霍基帕基黃金鼠」不動的時候以命令口吻說出「batteries」（電池）。

夜裡，「霍基帕基黃金鼠小夜曲」陪著他們入眠。最後，某天清晨天還未亮的時候，萊恩卸下黃金鼠的電池，激動得差一點要把電池丟出陽台，但他憋住怒氣，說：「霍基帕基黃金鼠現在需要睡覺了，雅布西拉。」小雅布或許聽不懂這句英語，但懂得他在生氣。

一家人團聚的第一個晚上，米姬替兩姊弟洗澡，把薰衣草乳液輕輕抹在他們身上，為他們換上質地柔軟的大睡衣褲。他們不去睡他們該睡的兩張單人床，卻跳上新爸媽的雙人床。累極的萊恩，手腳張開癱在床上，米姬也累得不能動彈。兩姊弟在床上走動，撫摩他們，親吻他們，玩他們頭髮，搔他們手臂癢，最後在他們兩人中間睡著。

那天晚上稍早時候，米姬送給梅克迪絲一個裝了新衣的兒童行李箱。箱裡有顏色淡雅的棉質運動衫褲、連衣褲童裝、短上衣、睡衣褲、襪子和內衣褲。這全部要給她？怎麼可能？但等到梅克迪絲明白這些東西全部都是她的，她立即脫下身上的灰色孤兒院服，站在米姬面前。「她全身光溜溜。」後來米姬告訴萊恩：「臉上帶著一千瓩的微笑。」每一樣東西穿在梅克迪絲身上都顯得太大，但每一樣她都喜歡。她整個禮拜穿著一雙大了三號的襪子四處走，不嫌累贅。

前往美國那一天，米姬和萊恩先叫醒梅克迪絲，時為凌晨三點。

「要去美國嗎，媽咪？」她興奮問著，並套上另一套新衣。然後她一臉驚恐：「雅布西拉呢，媽咪？雅布西拉！？雅布西拉不去美國，梅克迪絲也不去美國。雅布西拉，美國！」

「雅布西拉當然要一起來！」米姬說。

那趟二十個小時的航程簡直是場夢魘：萊恩身體不舒服；雅布西拉頑皮得不得了，拚命摁座位上的所有按鍵，空中小姐不得不前來處理，差點就把他們座位上的控制裝置拔掉。然後他又唱又叫，雙腳踢動前座的椅子，把餐盤敲得砰砰響，跑到有更多按鍵可按的洗手間。幸好，出發前的凌晨三點鐘，萊恩・霍林格已先想到把「霍基帕基黃金鼠」塞進襪子，藏進隨機托運的行李箱，否則後果更不堪設想。

隔天下午抵達亞特蘭大。開四十五分鐘車，終於抵達他們位於斯內爾維爾的牧場式平房住宅。米姬帶兩姊弟到雅布西拉房間。

「雅布西拉的房間！」她往後退，好讓兩姊弟參觀貼有足球運動壁畫的亮金黃色牆壁，飾有足球、棒球、橄欖球圖案的成對單人床床單、開關板、檯燈。

梅克迪絲摸了其中一張單人床，說：「雅布西拉！」然後摸另一張床，說：「梅克迪絲！」

「不對。」米姬說，接連輕拍兩張床：「雅布西拉，雅布西拉。」

米克迪絲非常吃驚，又問：「雅布西拉，梅克迪絲？」

「來。」米姬帶梅克迪絲到另一間臥室。萊恩已把這房間布置得好比花園，春意盎然的翠綠色牆上，手繪蝴蝶翩翩飛舞於大花朵間，靠牆處黏了一道如假包換的白色尖樁籬柵。「梅克迪絲的房間！」米姬說。

梅克迪絲興奮尖叫，趴向最靠近她的那張床，擁抱著飾有大花的床單。她揚起頭問：「美國？」

米姬張嘴想解釋，最後只簡單說：「是。」

「美國。」梅克迪絲舒了口氣，然後又把頭放下。

□

電力、衛浴設施、乾淨自來水、現代藥物、汽車、超市、鋪砌平整的街道、遊戲場、學校、鞋子、腳踏車、舞蹈課、慈愛的雙親——這些，小孩子適應起來並不難；對他們來說，眞正辛苦的、甚至做不到的，是雙親死去後，沒有人關愛他們。

對梅克迪絲而言，適應新生活的過程還算平順，難免有困惑和傷心的時候，但那很正常。兩姊弟來到美國後不久，衣索匹亞裔的美國友人，塔利克（Tarik）和薩芭（Saba）就帶他們一家到當地一家衣索匹亞餐廳用餐。亞特蘭大有一處三萬人的衣索匹亞人聚居區，區內有教堂、市場、餐廳、足球隊、學生組織、專業人員組織和節慶活動。在餐廳裡，置身在熟悉的衣索匹亞食物、同胞、藝術作品、音樂和氣味當中，雅布西拉埋頭享用傳統晚餐，梅克迪絲卻震驚於眼前的場景，往後退縮而吃不下。

那天晚上回到家，她大發脾氣，嚎啕大哭，猛跺腳。「這不是在發脾氣。」萊恩看著她的樣子，對米姬說。

「是傷心。」米姬說。

「梅姬，梅姬，可不可以平靜下來？梅姬，可不可以告訴媽咪，哪裡不對勁？」

她喘著氣，哭得滿臉淚水，搖搖頭，無法回答。

「梅克迪絲，是不是想起了衣索匹亞？」米姬問。

梅克迪絲彷彿挨了一拳般往後縮，然後淚眼婆娑看著米姬雙眼，用力點頭。

那天晚上，梅克迪絲為了失去的祖國和家庭而傷心；她的新父母同感難過。而梅克迪絲與塔利克、薩芭結下不渝的情誼。有天，他們帶姊弟倆去衣索匹亞人聚居區，因為有人喜獲麟兒，擺桌請客。不料，梅克迪絲當場說出了令人難堪的批評。「這些不是新生兒慶祝宴該吃的食物。」她一臉震驚告訴他們：「他們演奏的音樂不對，穿的衣服也不對。」

最後，在坐車回家的路上，她按捺不住，用阿姆哈拉語跟塔利克說：「媽媽要我跟你和薩芭阿姨去做的是衣索匹亞人做的事，因此你如果要來接我們出去，就要帶我們去有眞正的衣索匹亞人的地方。」

然而，雅布西拉開始不會說阿姆哈拉語了。

「我努力想講衣索匹亞語。」他說：「但是我一開口，自然就講出美國話。」

梅克迪絲抵達亞特蘭大兩個月後，他們為她辦了慶生會。那之後，只要有人問起：「喜不喜歡美國呀？」她就用英語得意答道：「梅克迪絲喜歡美國，美國把梅克迪絲變成六歲。」

有天吃晚餐時，萊恩說：「今天早上我要出門上班，梅克迪絲攔住我，說：『喔，爹地，你為我們做那麼多事，我有東西要給你。喏，收下，給你的。』

「她遞給我一塊錢。」

米姬的媽媽，史特拉・瓊斯（Stella Jones）叫道：「她也曾對我做過同樣的事。幾天前，她走進我房間說：『外婆，這個拿去。』她給了我五毛錢。」

雅布西拉的適應過程就沒有那麼順利了。他老是在發脾氣，碰到不順他意的事，例如他不想穿衣服時強迫他穿，不想刷牙時強迫他刷，他就往地上坐，把鞋子襪子脫掉，往旁邊丟，如此這般，一天要鬧幾次。雅布西拉一尖叫，梅克迪絲就嚇得兩頭跑，先用阿姆哈拉語請雅布西拉不要使性子，再用英語請米姬和萊恩「不要吼雅布西拉」。

「我知道有人會納悶：『這個孤兒來自貧困不堪的國家，怎麼會被寵成這樣？』」萊恩向米姬說：「這孩子是被寵壞了。」

雅布西拉想傷害梅克迪絲的時候，就進她的漂亮房間踢牆壁，惹她哭，但她不要弟弟受罰。「她忙得不可開交。」有天夜裡米姬向萊恩說：「我要他們今天清理各自的房間。她乖乖去做，但雅布西拉偷懶。我喊：『雅布，去整理！』然後我聽到他叫：『梅克迪絲！』梅克迪絲跑過來替他清理房間。」

最後，兩姊弟抵達約兩個月後，米姬和萊恩聽到姊弟的相處方式有了改變：雅布西拉進姊姊房間拿走她的東西，姊姊命令他出去，他不肯。

「不行，雅布西拉。」她吼叫：「這是我的，你給我滾出我房間！」接著就聽到砰的一聲，她把門關上。

萊恩說：「我想，她不想再當他的媽媽。」

不過，夜裡梅克迪絲仍然會起床看雅布西拉。他上洗手間時，要姊姊在門外看著，免得土狼衝進來。阿迪斯阿貝巴城市裡沒有土狼，但衣索匹亞的鄉下有土狼出沒；土狼在童謠和兒童民間傳說裡是個猙獰恐怖的角色。每天晚上，梅克迪絲站在洗手間外漆黑的走廊上，邊打呵欠邊揉眼睛，只爲保護弟弟不受斯內爾維爾土狼的傷害。

有天夜裡，米姬發現她站在洗手間外，便表示願意代她看守。梅克迪絲說好，便回床上睡覺，那時米姬覺得梅克迪絲已經開始信任她的新爸媽，願意讓他們代替她保護雅布西拉。

這個小男孩也開始懂規矩，開始相信大家告訴他的：美國沒有土狼。但，梅克迪絲的舞蹈班發表會又喚起了他的惡夢。配樂裡以警告口吻唱起：「趁土狼還沒來，趕快挖地道。」踢蹉舞者還沒做完踢換腳的舞步，雅布西拉已不見人影。

□

梅克迪絲時時記著生身父母，也教導弟弟認識自己家族的歷史。

「我們媽媽是誰？」她問。

他如果呑呑吐吐，她就會大喊：「穆露！」

「我們爸爸叫什麼名字？」

「阿斯納基。」雅布西拉說。

「很好。」梅克迪絲說。

還沒來到美國、住在阿迪斯阿貝巴那間公寓的時候，梅克迪絲用簡單的圓圈和線條畫了六個人，分別代表梅克迪絲、雅布西拉、媽咪、爹地、穆露、阿斯納基。她請新爸媽把這六個人像貼在她臥室牆上。

有天她問：「媽咪，外婆是從她肚子裡生出你，還是從衣索匹亞生出妳的？」

又一天，她講起了過去，然後突然停下來說：「我跟我母——我是說穆露。」

「寶貝，妳可以叫她媽媽呀。」米姬說。

「媽咪，妳喜歡穆露嗎？」

「我喜歡穆露！」米姬這樣說。梅克迪絲上前抱住她。

不久，梅克迪絲就講起她阿姨帶她到哈蕾格雯家那天的事。「雅布西拉哭了一下下，我是一直尖叫。」

「妳爲什麼哭，寶貝？」米姬問。

「我不認識這個衣索匹亞。我要那個有祖父和法希卡姑姑的我的衣索匹亞。我不要新的衣索匹亞。」

「妳那時候很傷心。」米姬說。

「很絕望，媽咪。我很絕望。」

「噢，小寶貝……」

「因爲沒有人告訴我，媽咪。」

「告訴妳什麼？」

「沒有人告訴我說妳在美國。如果我知道妳在這裡，我就不會那麼傷心。」

「是啊，那時候我在這裡準備，把你們的房間準備好。我在這裡，我和你們爹地，在這裡準備，就等你們來。」

「我哭，因爲不知道你們會來。」

一千萬個——一千五百萬個——兩千萬個非洲孤兒裡面，大部分當然都沒有這麼一間房間等著他們來。沒有人會來接他們。

53

美國密西根州一處鄉下，一棟飽受日曬雨淋的一八八〇年代農場住宅裡，一個穿著襪子的小男孩在老舊沙發上蹦跳。他咧開一張大嘴，露出沒牙的嘴巴（他的上門牙蛀壞了，必須拔掉）。這個男孩的體型像三歲男孩，長相與動作也像三歲男孩；這戶人家以外的人，都認爲他差不多三歲大。但他可能是五歲，甚至超過五歲了。不過，年紀是他最不在意的事。

時值隆冬，防雨雪的外窗髒兮兮的，窗外農田不見色彩。乾草、玉米和大豆在夏日構成的翠綠與金黃，褪爲暗沉的淡黃。州道旁的隘谷裡，積著舊雪的雪坑上，散落著砂礫。公路上撒了鹽和泥土，防止結冰。北半球最潮濕的冬天就是這般景象。溪流池塘上晶瑩剔透的冰已變得爛糊而不透明，簷槽與屋頂滴著水。光禿禿的樹枝在潮濕的風裡互撞，發出空洞的聲音。

但在這棟牆壁已開始剝落的老農舍裡，許多事情都能使那個在沙發上蹦跳的男孩覺得興奮。媽咪說他的下午卡通時間就快到了，到時候他要和五歲妹妹維奧莉特（Violet）一起看他最愛看的卡通《海綿鮑伯》。（維奧莉特是在嬰兒時期抱來養的中國小孩；但這男孩不知道這事。）媽咪正在爲他們準備果汁、乳酪和餅乾當點心；到時候他和維奧莉特要一起坐在適合小孩身形的木桌後面看電視。他媽媽提醒他說，餅乾是橢圓形，果汁杯是黃色，紙餐巾是方形。他的兩個哥哥，十二歲的道森（Dawson）和十五歲的提姆（Tim），都是爸媽的親生兒子；但小男孩也不知道這事。兩個哥哥答應他，傍晚要帶他到朋友家院子車道上打棒球。他可能會由其中一個哥哥抱著走過田野，因爲這小男孩的雪鞋常會陷入濕冷的爛泥裡。兩個哥哥會讓他揮棒，會把他舉得老高，讓他覺得好像是在破敗的灰色天空下飛翔；黑色金屬大籃框會赫然出現他眼前；他會使勁全身力氣舉起大球，把球投入籃框；身邊的大男孩會喝采，與他「高舉手相互擊掌」。

因爲不耐乳糖而差點餓死的阿巴布，很喜歡高舉起手和人擊掌，他喜歡這事的程度就和他喜歡捧著大籃球，讓提姆哥哥把他舉在空中，飛往籃框差不多。

但是他對一件事情特別興奮，覺得特別棒；這件會讓這個滑稽、無牙的男孩突然尖叫、手舞足蹈、張嘴大笑到兩眼瞇成一直線的奇蹟般的事，是——爹地就要下班回家啦！而且這件奇蹟每天都會發生。爹地每天都會下班回家。這個爹地，戴夫•亞米斯泰德，留著淡褐色鬍子，一耳戴著金質耳環，身穿領尖釘有紐扣的襯衫和寬鬆卡其長褲，在威廉斯敦中學教歷史和社會研究。一聽到卡車駛進了家中車道，後院露台上傳來了結了一層冰與鹽的長統皮靴嘎吱嘎吱作響的聲音，這時，即使電視上還演著卡通，阿巴布都會立即飛也似衝進廚房，大跳方形舞、狐步舞、踢躂舞。他抓著褲襠，又舞又跳，由於爹地（「耶，爹地！」）又回家了而大大興奮。

阿巴布就像一具會尖叫的人肉飛彈，目標鎖定進門的戴夫。從戴夫進入冷颼颼的木造房間開始，一直到阿巴布睡前把緊摟住戴夫脖子的雙手鬆開爲止，阿巴布都想盡辦法黏在他身上。他把臉緊貼著他脖子，親吻他，輕拍他鬍子。如果不是黏在他身上，阿巴布就把一隻小手放在戴夫的袖子上或肩膀上，或褲腿上，或者小跑步走在他旁邊，同時高舉雙臂，要求他：「抱抱？」

阿巴布很愛他的新媽媽和新兄弟；他與托兒所老師、幼稚園老師相處很融洽；他喜歡看《海綿鮑伯》卡通；他喜歡吃乳酪和餅乾，喜歡他和維奧莉特共用的臥房（兩張單人床的床上都鋪了厚毛毯，擺了許多頭部搖搖欲墜的老舊塡充動物玩偶，衣櫥旁則有個穿舞會禮服、光腳丫的芭比娃娃）。但，戴夫・亞米斯泰德是他的最愛。在他眼中，戴夫回家的時候，應該敲鑼打鼓慶祝，應該播放孟德爾頌的《婚禮進行曲》或貝多芬的《歡樂頌》。這世上多少男孩開心迎接爸爸下班回家，但都比不上阿巴布・亞米斯泰德那樣的開心程度。

戴夫現在也愛他了，而且完全不覺後悔——可是剛開始那幾個月，戴夫曾以悔恨口吻告訴妻子：「這不大像是領養了小孩，反倒像是引來一個死纏著我不放的跟蹤狂。」

□

二〇〇三年一月一日，HIV／陰性的阿巴布，從哈蕾格雯家轉送到「美國人領養非洲人協會」（AFAA）所經營的寄養之家。這個協會在美國印第安那州的印第安那波利市設有國內辦事處。「我把他放在地板上，查看他是否注意新環境。」該協會會長謝麗爾・卡特修茨在阿巴布的檔案記錄裡寫道：「我把玩具放他手上，他似乎很驚奇，再三把玩具翻轉把弄。我想知道他力氣多大，試著從他手裡搶走玩具，結果他緊抓著不放。我很篤定，他的狀況會好轉。」

幾個星期後，她在檔案裡寫道：「阿巴布表現很好。他到處跑，在院子裡玩，騎小型的騎乘玩具，爬出嬰兒床。是個討人喜歡的小男孩。」

蘇珊・班內特—亞米斯泰德，是個高大、結實、健壯的女子，一頭短髮，但早生白髮。她是密西根州立大學兒童發展實驗室的專案負責人，即將取得她以幼童讀寫能力爲研究主題的博士學位。她言談率直，博學多聞，著作等身。戴夫・亞米斯泰德在高中授課，另外也在攻讀教育博士。兩人都四十二歲，成長地點相近；高中時相戀，一九八五年結婚。幾年前兩人經濟拮据，而一直未能再懷孕，但他們想要有第三個小孩。一九九九年，他們申請領養一名中國女嬰。他們的農場住宅老舊，沒有寬敞的前廳與廚房，沒有帶天窗的浴室。靠近市區的迷你豪宅裡，有環繞屋子一圈的露天平台（他們許多學生就住這種地方），這在他們的房子裡沒有；但他們的塑膠收納箱裡收著各種益智玩具和學習玩具，古舊書架上擺了全套的兒童文學書籍。這是一個會讓小孩覺得溫馨舒適的家（提姆、道森兩兄弟個性開朗，備受疼愛），因而社工人員批准了這對夫婦的領養申請。

爲了存夠所需用的錢，戴夫・亞米斯泰德兼差送批薩。有天晚上，他所任教的中學訂了一大份，訂購者是他的學生。戴夫一帶著批薩踏進體育館，二、三十名學生立即歡呼，並送上小費七百美元——那是他們募集來協助他達成領養心願的錢。

維奧莉特是個清秀小巧的女孩，在這個男性居多的家庭裡顯得格外嬌柔。維奧莉特初來時，就和一般孤兒院兒童一樣，身心與認知發展都落後於同齡兒童，但在專精兒童發展的母親慈愛的督導下，她趕了上來，隨後便超越了同齡兒童。

亞米斯泰德夫婦還想再養一個小孩，於是再度募集資金。這一次他們向ＡＦＡＡ設在印第安那波利的辦事處申請，該機構在阿迪斯阿貝巴經營了一個寄養組織。然後，他們等待消息。

這一等，等了大半年。他們要求領養兩歲以下孩童，這在當時似乎不是太高的要求。

「不是有一千兩百萬名孤兒嗎？」有天晚上戴夫在廚房裡怒氣沖沖叫嚷：「就找不到一個兩歲以下的小孩給我們嗎？」（戴夫生性隨和，說話輕柔，雖然心裡有氣，但他的叫嚷只不過是提高聲調罷了）。

二〇〇四年六月，他們收到謝麗爾・卡特修茨的電子郵件，得知有一名兩歲半的男孩可供領養。她坦白告訴他們，阿巴布先前曾配給另一對夫婦，但那對夫婦研究過他的簡歷和醫學報告後表示婉拒，他們擔心，營養不良會造成長期的後遺症。

「他們以為他來自哪裡？康乃狄克州嗎？」戴夫問。

確實，營養不良會帶來長期而嚴重的後果。幼兒期和童年初期的營養不良，可能會造成永遠無法彌補的傷害，會阻礙心理認知與生理成長。「世界銀行」(The World Bank) 最近報告指出，全球有一億多名貧窮孩童由於營養不良而無法正常發育。蘇珊比多數準備領養孩子的父母都更清楚，營養不良可能導致哪些問題。

但她向來痛恨在準備領養的過程中被問到，她可以接受身上帶有哪種健康毛病的小孩，不能接受哪種。每一次在問卷上的「否」欄打勾，她就想起自己的一個學生；在唐氏症那一項勾了「否」，她想起某個學生那張特別討人喜歡的小臉蛋。此外，那些調查表設計得太粗糙了。她知道「唇裂、顎裂」在美國來說算是容易治療的毛病；但她也知道，許多文化會排斥天生帶有這類特徵的小孩，使得這類小孩容易出現發展遲滯、心理受創的問題，而這個問題比動手術矯正唇裂、顎裂來得更爲棘手。

「我們不要把這個看得太嚴重。」戴夫說：「你自己生小孩的時候，不也得面對很多不可預知的事。」

蘇珊同意，並補充道：「他可能會有認知障礙。我們最好有心理準備，預作規畫。」

兩夫妻沒有先看阿巴布的照片，就接受了AFAA的推介。

□

二〇〇五年三月十四日，阿巴布搭機抵達華盛頓達勒斯機場，由該協會人員陪伴下機的時候，他害怕得全身僵硬。亞米斯泰德一家人，從華盛頓特區開了九小時的車，在九百多公里的路上一路歡唱前來接機，急著享受多一名家庭成員之後的天倫之樂。

「他長得像隻小貓頭鷹。」戴夫說：「他有一對大而圓的眼睛。」

在他們兩個兒子眼中，他長得像外星人ET，頭大而身子瘦瘠單薄。他走起路來也像ET，發育不良的雙腿走在機場地毯上，身子傾斜、搖擺得厲害。

開車回家的漫長途中，大家注意到，嬌小而沉默的阿巴布，繫著安全帶坐在後座，瞧著窗外在哭。他沒有哭出聲音，但淚水從傷心的眼睛撲簌簌流下。有人遞給他玩具或點心，嚇著了他；他嘴角下撇，無聲的哭泣卻更傷心。一家人陪著他，開車走過一個個陌生的城市，心想他一定覺得自己在世上無比孤單。歡快的行程變成憂鬱之旅。

車子從賓州進入俄亥俄州，走在長長的高速公路上時，這一家人裡面不只一個在想著：「我們做了什麼？」

這個問題，可再細分爲「我們對他做了什麼」，以及「我們對自己家做了什麼」。

「他的行爲像十八個月大的小孩。」幾天後，戴夫告訴蘇珊：「他兩歲半，但行爲像十八個月大。不過這不算太糟，不是嗎？還可以挽救。我們很快就可彌補這落差。」

她陷入思索，未置一詞。

阿巴布抵達時，戴夫已向校方請了六星期的育兒假。要到這學期的最後六週，他才會返校授課，然後他要待在家裡，與小孩一起度過剩下的夏日。從第一個星期一早上開始，他的生活就突然改變，由一個受歡迎的歷史老師變成一個待在家裡陪小孩的爸爸。他認爲，相較於在教室裡張羅三十個少年，只看顧一個小男孩會難到哪裡去？因此，原先以爲在這段空閒時期他可以好整以暇趕上教學工作，擬出新的授課計畫，讀一些書。不料，這個不安、頭髮掉光光、經常發狂的男孩，整得他無一刻喘息。

阿巴布來到美國滿一個星期的時候，只認得戴夫，此外完全不認得周遭一切，宛如外星景觀的農田景觀、平整的街道、燈火通明的大商店、長相古怪又說著聽不懂語言的白種人。戴夫是他賴以進食、喝水、得到溫暖、換上乾衣服、出外入內的憑藉。他由戴夫抱著，自己捧杯子喝奶（他已不再有乳糖不耐症）；他由戴夫抱著，從一個房間到另一個房間，躺在浴巾上換尿布；他也由戴夫抱著泡在溫水裡洗澡，在浴缸裡玩玩具。他穿越時空，橫越大西洋，橫越兩大陸的遼闊時區和人種差異，最終在可靠的戴夫・亞米斯泰德面前落地，從此緊抓住他不放。

他最初開口講的話裡，包含了他對戴夫的稱呼：阿巴達（abada）。那是他自創的字眼，把阿姆哈拉語的「阿巴特」（abat）和美語的「爹地」（daddy）綜合而成；他在衣索匹亞時認得的成年男子少之又少，從來沒有過自己的阿巴特。

每天早上一睜開眼，他就伸出雙手要戴夫抱他；直到十二個小時後他要上床睡覺了，戴夫才有機會脫身。這時阿巴布不情不願放開戴夫，嘴裡咕噥著表示不高興，然後還要戴夫陪在旁邊，等他入睡才能走開。

「他不像那個年紀的小孩，倒更像幼兒。」有天夜裡戴夫告訴蘇珊：「我想把他放下時，他的反應非常激烈。」

「我累垮了。」待在家裡的第二個星期，戴夫說：「我不知道自己做不做得來。他有三十磅重（約十四公斤）。每天黏在我身上。」

「他瘦但是有力，他並不虛弱。」又一個夜裡戴夫說：「今天下午在家裡餐廳，他大發脾氣，我想把他抱起，他卻緊抓著沉重的木椅不放，結果我就把他連同椅子一起抬出房間。」

他們逐漸懷疑，這個無助而瘦小的男孩，這個完全忘記曾經學過的大小便自理訓練的男孩，根本不是兩歲大，而是五歲或五歲半大；也就是說，他與端莊而早熟的維奧莉特一樣大。他們爲此感到憂心。

「阿巴布會用分解單詞的方式來了解語句的意義。」有天蘇珊這樣說。阿巴布這時已經開始說「C'mere」、「Up」、「Watch me.」之類的語句。

「那很好，不是嗎？」戴夫問。

「是好，但那……不是兩歲小孩會的東西。那是年紀更大的小孩學第二種語言的時候才有的本事。他不會把「Ababudoyouwantaglassofmilk?」（阿巴布你要不要喝杯牛奶？）誤認爲一串無意義的音節或單單一個詞。他很快就聽懂，然後說：「Want milk.」（要喝牛奶。）他已經知道，每一個事物都有稱呼；他也知道，從某人口中發出的一連串單音是有特定意義的。」

「那表示什麼？」戴夫問。

「那表示，這不是他的第一語言，表示他對於他的第一語言已經夠懂了，足夠他理解言語的基本原則。這表示，他不是首次學習語言的兩歲小孩。」

□

來到這兒第一個月的某晚，他們一家人開車到安雅伯市（Ann Arbor）欣賞兒童樂團的音樂會。

「你看阿巴布。」蘇珊低聲要戴夫觀察坐在他們兩人中間的阿巴布。

「他聽得很陶醉！」戴夫說。阿巴布跟著音樂節奏在搖擺身體，打拍子。

「看他怎麼打拍子。」

「什麼?」

阿巴布正跟著弱拍在打拍子。「他在切分。」蘇珊說。切分節奏的時候,要抓出較弱的拍子,也就是抓出在一小節音樂裡幾乎聽不到的拍子。

「那很好。」戴夫說。

「兩歲小孩沒有這本事。要到五歲才有這本事。」

他們同時看著他。蘇珊說:「我在想,這不是兩歲半小孩能表現出來的。」

在密西根州,春天一到,通常表示長期幽居斗室所引起的幽閉煩躁症就要結束,但這在戴夫身上才剛剛開始。他覺得自己受困在屋裡,成爲這個蠻橫、黏人又愛發脾氣的男孩的囚犯。

蘇珊建議他:「別急,順其自然。」他努力這樣想,但每天抱著阿巴布或讓他騎在背上,在這狹促的房子裡繞著沒完沒了的小圈子走動,這種日子何時才能解脫?他不禁想知道:「他的認知障礙有多嚴重?」「他還沒有其他精神方面的毛病?」「這是自閉症嗎?」「我們是不是領養了一個患有自閉症相關疾病的小孩?」

有天,戴夫把阿巴布留在維奧莉特去上的那間老托兒所,但阿巴布大發脾氣:他驚恐無比、傷心欲狂;他不肯讓人抱、不接受安慰;他拉肚子弄髒了尿布,也不讓人接近他幫他更換尿布。在三個小時裡,他多半時間是扯著啞了的嗓子尖叫,偶爾在地板上翻滾;一間在黃色牆壁上貼了亮麗童謠壁畫的繽紛小房間,被他弄得臭兮兮。直到戴夫來接他,才結束這場鬧劇。阿巴布衝出房間，撲進戴夫懷裡；戴夫隔著羽絨茄克仍能感覺到阿巴布怦怦的心跳。過了幾個小時，阿巴布才平靜下來。這之後，他們的關係倒退幾步；就算戴夫只是到廚房把一碗麵放進微波爐，阿巴布也要跟著去，不肯自己坐在餐廳桌邊等。好幾天裡，阿巴布都用責難眼神看著戴夫。

「他的發展到底多遲緩？」戴夫問蘇珊，他的眼神這時也帶著責難。

「我們不知道他的實際年齡，因此很難判定。他們給的出生證明說他生於二〇〇二年五月三十日，但我看根本不可能。我需要透過語言來做大部分的認知測驗，而他沒有語言。他到底能不能講阿姆哈拉語？」

「妳知道嗎，他整天把雙手插在他的尿布裡，沾著他的大便。」戴夫有天晚上說：「那味道會讓你退避三舍，而且他把那味道弄得全身都是，雙手和衣服也都是。我今天幫他洗了三次澡。」

又一個晚上他說：「他真的很不對勁。」

「我們現在還不能斷定他不對勁。」蘇珊。

戴夫煩亂不堪，鬥志全無。是誰簽錯了什麼文件，是什麼樣的機緣巧合，讓這個阿迪斯阿貝巴孤兒掉進戴夫．亞米斯泰德的廚房？他帶著阿巴布這個甩不掉的包袱，在屋裡或院子裡蹣跚踱步時，心裡想著：「我熱愛教書。我愛歷史；我喜歡教高中歷史。我竟然用那些東西來換取眼前這個？」

□

夜裡，戴夫臉往枕頭上一趴，就這樣上床，不想再動。這一家人陷入某種禁閉狀態。他們刻意不和親友往來，因爲阿巴布言行無法控制，不能冒險給他更多刺激。晚上，蘇珊繼續當一個稱職的伴侶，興高采烈說話，彷彿一切正常。但他們覺得一切都變了調。現在的他們，猶如處於電玩裡的求生模式（譯按：survival mode，電玩裡的一種模式，玩者在體力耗盡之前不斷挑戰敵人，以此測試自己能力的極限）。

戴夫的親戚似乎很樂於保持距離。他們原本就不認爲領養非洲小孩是明智之舉。有幾個親戚還抱怨說他們連阿巴布這名字都唸不出來。

有天晚上，蘇珊聽到戴夫在電話上用氣惱口吻對他媽媽說：「妳會唸banana（香蕉）吧？就像那樣。哪有什麼問題？」

在與領養有關的文獻裡常出現一個隱喻，把家庭比喻爲「活動吊飾」。（譯按：mobile，一種吊飾物，由天花板垂吊下來，各組成部件彼此達成平衡，隨風擺動。）假如在這精巧的垂吊飾品上另外綁個東西，這吊飾各部件的組成就得調整。一個家庭，即使是加進一名新生兒（不管是親生或領養），都會破壞原有的平衡。假如加進一名來自遙遠國度、年紀較大而可能因失親之痛而留下心理創傷的小孩，等於是在劇烈拉扯原來保持著微妙平衡的絲與線。猶如一組活動吊飾的家庭，可能得花許久時間才能找回輕巧和平衡。

事情一團亂，仍然不對勁的時候，可能會覺得領養似乎是件錯事，覺得這個家似乎無法回復原有的平靜了。蘇珊和戴夫私底下疑惑：「我們那時候在想什麼？」所幸兩人都按捺住性子，沒有向對方說：「我們錯了。」蘇珊根據自己的專業判斷，應該要對阿巴布做出負面評價才對，但她沒這麼做；這時候，她需要扮演的角色是賢妻良母，而不是兒童發展心理專家。蘇珊沒有講出冷僻的專業術語，也沒有預言下半輩子從此要悲慘度日，這使得戴夫鬆了口氣。

「從醫學角度來說，我會想查明這小孩的實足年齡；觀察他的牙齒與骨骼，我們當然能得出有根有據的推測，但我更想當著他面觀察他。」她想：「我還沒有把握現在就能根據症狀預測疾病結果。有些認知障礙可能會導致長期失能；但我這時候還不想對阿巴布下論斷。」

她向戴夫說：「他還沒到我擔心的那個地步。我可以在不替他貼標籤的情況下，繼續提供他所需的幫助。」

戴夫返回學校，把那學期的最後六個星期教完；這時間，阿巴布交由蘇珊帶。但戴夫知道，每天回到家後會有什麼在等著他，即將到來的漫長夏天裡有什麼在等著，未來幾年裡有什麼在等著——他沒有把握自己應付得來。

蘇珊指出，她已經見到一些進展，阿巴布在行爲上已經改變了。譬如，提姆和道森兩兄弟原先很害怕跟阿巴布玩；他看來非常脆弱，像是隨時會倒下，被他那種搖搖晃晃的行走姿態嚇壞。結果呢，鄰居把一張老舊的彈跳床送給他們家。起初，阿巴布不敢爬上去，但很快就知道這東西好玩，每天在那床上蹦跳幾小時。他的腿變得有力，走路姿勢變正常；他開始能和兩個哥哥玩翻觔斗。不久，除了坐在戴夫身上這件事之外，沒有事情比得過在地板、或床上、或蹦床上翻滾，與提姆、道森玩摔跤。

他漸漸懂得和維奧莉特輪流玩耍，而不會逕自搶走她的玩具。他懂得乖乖坐著用餐，而不再用手抓起食物，拿在手中亂跑。他懂的語彙變多。

有一天，他告訴戴夫：「I mad」（「我生氣」）然後露出怒容，表明他的生氣。這讓戴夫既吃驚又感動：阿巴布用言語來表達心情，不是用手臂亂揮、大哭大叫來表達。這時戴夫想起，已有一星期沒見到他發脾氣。他突然感覺到，那是個有血有肉的人；有個小小心靈開始甦醒。

阿巴布一點一滴日漸成熟。他融入這個家庭，掌握了這個家庭的節奏，知道什麼叫做有趣，哪些事可以做，哪些不行。他懂得何時吃早餐，何時該上托兒所；何時該吃晚餐，上床睡覺。坐車時，你要爬進你的安全座椅，等人爲你扣上安全帶。到食品雜貨店，你坐在推車裡，不可亂拿東西。在停車場，你牽著媽咪或爹地的手。沒有人喜歡看你亂發脾氣，你不能我行我素，所以你不如停止生氣，免得自討沒趣。除非哥哥允許，否則你不准進他們房間，亂按他們電子產品上的按鈕。維奧莉特不喜歡你折斷她芭比娃娃的頭。爹地希望你不要用手檢查自己尿布多濕。

蘇珊的母親，詹妮絲·班內特（Janice Bennett），一直不願來她女兒家。她給女兒一家幾個星期的時間，讓他們在無外界干擾下建立感情；但她其實也擔心自己對那個陌生小傢伙沒有好感，無法像她愛提姆、道森、維奧莉特等其他孫子女那樣愛他。她曾經委婉告誡女兒——她那個教育程度極高而且素來善於處理這類事情的女兒：「妳要把非洲小孩帶進這個清一色白人的世界？妳認爲別人會接受他嗎？」但這番告誡無效。

這天，蘇珊邀請母親來見她最新的外孫。詹妮絲・班內特懷著不安心情，悄悄走進屋，手上捧著一套她買的新便服。這禮物既是用來與女兒求和的，也用來擋開她可能會碰上的東西。她怯生生打開維奧莉特、阿巴布的房門；阿巴布突然站起，張開雙臂跑上前，帶著他那沒有牙齒的燦爛笑容，衝進她懷裡。她樂壞了。

幾天後，蘇珊開車載阿巴布去看醫生。詹妮絲・班內特同行。阿巴布從兒童安全座椅上叫道：「Ghee!」他在叫外婆。她轉身，兩人四目相接。

「你知道嗎，我們有了感覺。」那天晚上她告訴女婿，一臉驚奇：「我們眞的有感覺了。」此後，詹妮絲・班內特來女兒家，都是張開雙臂、面帶燦爛笑容走進門，叫道：「我的小傢伙在哪裡？」

□

「如果阿巴布剛來時的行爲像十八個月大的幼兒，我要說他現在更像三歲小孩，是不是？」有天晚上戴夫問：「只過了六個月，那樣的進展不是很驚人嗎？」

蘇珊不得不點頭稱是。

「他變化、長大的速度眞快，快到好像可以眼睛看著那改變在發生。」戴夫說。

「他現在已能說一百個表達內心想法或情感的字。」蘇珊說：「至於他見到了之後便約略懂得意思，但還不會使用的字彙，他說不定已經知道一千個。」

有時，他們注意到，阿巴布變得非常安靜，定睛瞧著不近不遠處，好似在回憶過去。難道他是試著在調和自己格格不合的前半與後半人生，想弄懂他如何從那裡（無母、哭泣、飢餓），到這裡（穿法蘭絨睡衣褲和細絨毛襪、躺在舒適被窩裡等著聽床邊故事）？

這時他已是個漂亮小孩，有著柔軟鬈髮和濃黑睫毛，一雙明亮而開心的眼睛，一臉燦爛無比的笑容。穿上牛仔吊帶褲、黃靴、紅色毛皮防風大衣、帶有毛茸茸帽瓣的藍帽子之後，他成爲全密西根最可愛的男孩。

「他或許沒有『特殊需求』，」有天晚上戴夫說：「但不妨說，他有『獨一無二的需求』。」

阿巴布是獨一無二的小孩。他從非洲來，從無父無母、挨餓到瀕死的處境，變成吃好穿好、備受父母疼愛；到他擔任教職的新父母可以用英文高聲問他：「喝蘋果汁要用粉紅杯或綠杯子？」有多少小孩經受過這種劇變？既然走過這番歷程的小孩少之又少，豈能根據症狀就預測結果？

最近，戴夫告訴蘇珊：「我眞的不太擔心了。如果美滿家庭眞能讓小孩的智商增加二十分，以他現在至少已有八十的智商，我想我們可以搞定。我眞的認爲他開竅了。」

阿巴布．亞米斯泰德將來在生理上和心理認知上會面臨什麼難題，現在不得而知；但可以確知的是，他擁有一樣非常豐沛的東西，那就是愛人的能力。愛，是他的生身母親和曾外祖母唯一能給他的東西；他從哈蕾格雯那裡更進一步了解什麼是愛；現在，他真心真意愛著戴夫、蘇珊、提姆、道森和維奧莉特。

「你們打算替他改名字嗎？」許多人問他們。

「不打算。」蘇珊回答：「他不像維奧莉特那樣在嬰兒時期就來，他知道自己名字。他的親生母親替他取了那名字，我們尊重那名字。名字是他唯一帶過來的東西。而且，那名字代表他，阿巴布是他，他是阿巴布。」

54

美國亞歷桑納州的鳳凰城。太陽已落下，但仲夏的暑氣還烘烤著院中黃色的殘株、鋪小石子的人行道、絲蘭灌木的扎人葉尖。外面的沙漠熱浪，向雙層玻璃的窗子和緊閉的車庫門陣陣逼來。在這處小住宅區，留在屋外的東西（盤起的送水軟管、腳踏車、足球），每一項都燙到碰不得。一定有人向太陽訂購了數以立方英哩計算的大量熱氣，而且訂貨已送達，就擺在眼前。那是天、地以外的第三種存在物。居民從百葉窗和窗簾後面，在空調房間裡面，看向窗外，看那熱氣挺著它看不見的醜惡身形在閃閃發亮。晚上九點，華氏一〇八度（約攝氏四十二度）。鎮外的索諾蘭沙漠（Sonoran Desert），溫度爲華氏一二二度（攝氏五十度）。

在某條狹小的死巷裡，一棟紅頂屋子後面有座圓形小游泳池。一道道光芒從池水底下的燈穿射出水面。有個媽媽坐在被水打濕的露台邊緣一張折疊椅上，手拿乾浴巾放在大腿上。一個胸膛厚實的中年爸爸，站在及腰深的微溫水裡。池子邊緣，一個身穿熱帶紋樣游泳褲的小男孩，凌空躍起，落入水中，濺得水花四射，然後如石頭般沉入水裡。

那個媽媽坐在海灘椅裡，挺直背脊，微微前傾，湊近觀看。

那個父親（在一所高中擔任摔跤教練），像希臘神話裡在金子堆中挖尋東西的國王米達斯(Midas)一樣，把雙手迅速伸進泡沫白花花的水面下，拉出那個滑不溜丢的男孩。

「我辦到了！我辦到了！爹地，你看到了嗎？媽咪，妳有沒有看到？」

「我看到了！」媽媽高聲說。她身穿白色無袖上衣、卡布里七分緊身褲，腳穿金色涼鞋，有著一頭長而鬈的濃密金髮。她的臉和手臂一年到頭都是粉紅色，帶著日曬造成的色斑。她心想：我當然在看著。我一刻都無法把視線從你身上移開。從你來到我們家的那一刻起，我眼中就只有你。

「再一次可以嗎？」那男孩叫喊。媽媽還沒來得及說他該睡覺了，爸爸也還沒來得及說「夠了」，他便空翻入水，消失於四濺的水花中，然後又是爸爸把他從水中拉起。父子倆全身濕答答，哈哈大笑。兩人緊緊相抱，頭髮往後貼，光滑像海豹。媽媽感到寬心如意。

這兩位美國白人，凱倫・錢尼（Karen Cheney）、比爾・錢尼（Bill Cheney），都經歷過一次失敗的婚姻，離婚後過了許久的孤家寡人生活，然後在彼此身上找到第二春。凱倫是護士，比爾則是在血庫服務機構裡籌備訓練課程，身兼摔跤教練。兩人在鳳凰城某醫院結識。她熱情奔放，漂亮，笑意盈盈；他個性穩重，生來一副好心腸。一九九四年，她三十歲，他三十三歲，兩人結了婚。比爾前一次婚姻裡生了個兒子，青年才俊，如今就讀海軍學院。凱倫和比爾過著平靜生活，直到這個可愛至極的衣索匹亞男孩闖進來，才又熱鬧起來。

比爾扛著這個三歲男孩走上游泳池階梯，把他放下；媽媽像裹嬰兒般替他裹上絨毛浴巾，然後跟著他跑上樓梯，要去洗個簡單快速的澡。然後她會充分擦乾他的頭髮，然後在他圓鼓鼓的胸膛和手臂上、他突出的小耳朵後面，都擦上嬰兒油，再替他穿上短袖睡衣褲，然後坐在他身旁哄他睡覺。

這男孩名叫威廉・明帖西諾特・埃斯肯德・錢尼，也就是明帖——我第一次看到哈蕾格雯從街頭撿回來的那個孩子。

□

二〇〇三年，凱倫被叫去小兒科加護病房，負責照顧她這輩子見過的最淒慘病例，薩姆埃爾（Samuail）。那是個十四個月大的小男孩，被發狂的母親丟進滾燙熱水裡。那母親後來解釋說，他把食物猛往嘴裡塞，然後吐在她的新地毯上，所以她要處罰他。她有七個小孩，那男孩是老么。

凱倫看到他，心想：這雙腿活像煮過的雞肉。除了雙腿與腳掌的三級燙傷之外，他身上還有人咬的咬痕、無數淤青、手印和掌摑痕跡。她想著：比肉體凌虐傷痕更糟的是，他完全絕望，不想活下去。他像死人一樣毫無反應。

這個學步年紀的幼童，只在媽媽到來時有反應（她隨後遭逮捕）：他害怕得渾身顫抖。凱倫下班後留下來陪薩姆埃爾；她舀食物餵他吃；介紹比爾跟他認識。這小男孩開始怯生生接受她，但每次他母親獲准進入病房，他都驚恐萬分。最後，這女子被捕。凱倫在刑事庭上作證。有天晚上她回到家，難過說道：「她被判刑九個月，還獲准可以請假去教授鋼琴。」

比爾和凱倫希望這幼童出院後能寄養在他們家，於是向庭上提出請求。他們希望在親權終止後收養他。社工人員鼓勵他們提出申請。

法官以「家人團聚」之名，把薩姆埃爾送回他家，把監護權判給他的阿姨。錢尼夫婦爲那男孩的命運擔憂，也爲自己收養未成而沮喪。

從法庭回到家後，比爾說：「就這一回。以後不要叫我再做同樣的事。」

我以爲上帝在引領我去收養那男孩——凱倫心裡想：不能再相信上帝了。

一段時間後她想：我弄錯了，是我誤解了。

又過一段時間後，她讀摩西的故事，想從中得到啓發。摩西向上帝說：祢不要我。上帝說：我要你。

「我想或許還有個小孩在等我們。」她小心翼翼對比爾說起。

他說：「甭提了。」

總之，她還是轉向國際領養組織。她找到了總部設在印第安那波利，替衣索匹亞兒童安排國外領養的AFAA（美國人領養非洲人協會）。然後她再向比爾提起這事。

他說：「那種事我無法再承受。」

「這次會不一樣。」她說：「小孩會是我們的。沒有人能把他從我們身邊搶走。拜託你，考慮一下。」

他搖頭。

他暗地裡擔心自己的年紀：四十四歲再當一次爸爸？不成。

上教會時，他開始留意別人家那些領養來的小孩。他問教會裡的教友，他們是在幾歲的時候領養小孩的。有人說：「四十幾歲。」

「有件事想跟妳談。」有天早上比爾對凱倫說：「我想我改變心意了。」

他們向AFAA申請領養一名學步年紀的男童。就像薩姆埃爾那個年紀的男孩。

幾個月後，該協會負責人謝麗爾・卡特修茨打電話來說：「我們有個小男孩，但年紀比你們要的大一點。他三、四歲了。」那男孩是孤兒，父母都死於愛滋，本身身體健康，會拿蠟筆塗鴉。

他們同意。

他們歡天喜地研究照片，並把消息告訴親友（有人憂心：「黑人男孩，好嗎？」），然後開始布置小孩房，很快就收到一則怪消息：明帖西諾特的爸爸埃斯肯德仍在人世。他流落街頭，因愛滋而生命垂危。

突然間，錢尼夫婦又不確定自己能否如願收養那男孩。他不是孤兒。我又錯了嗎？

他們花了一夜時間考慮。他們知道，自己的決定可能會讓原已談定的養子回到他爸爸身邊，而非送給他們。他們也知道，替一個患有HIV／愛滋病的男子擔負終生治療費用，將會耗掉他們完成領養所需的資源。但他們覺得應該這麼做。

於是錢尼夫婦發電子郵件給該協會：「我們願意替明帖西諾特的父親支付醫療費和每月HIV藥物的費用。」

謝爾爾・卡特修茨再度來電：太遲了，埃斯肯德已過世。

□

二〇〇五年三月，在AFAA工作人員護送之下，明帖西諾特搭上飛機，展開漫長旅程，從阿迪斯阿貝巴到開羅，再到法蘭克福，最後抵達洛杉磯。他手上已有新爸媽的照片，所以他在洛杉磯機場一看到錢尼夫婦立刻就認出來：媽咪、爹地。到了鳳凰城他的新家，他看什麼都覺得新鮮，仔細研究：前院裡的送水軟管，爲什麼轉一個鈕就會跑出水？樓上浴室裡，插頭插在牆上的吹風機也好玩，但好玩的地方不一樣，撥動一個鈕，就有熱風從噴氣口吹出，吹得他一臉熱乎乎。他捧腹大笑。（他其實眞應該覺得不明白才是：在鳳凰城這種氣候，還需要電器來製造熱風嗎？）往大電視上的某個按鈕一按，就出現《風中奇緣》卡通。如果爹地把他高高舉起，他可以按下按鈕，讓車庫的大門轟隆轟隆升起來。

他把新衣服抱在懷裡，一件一件親吻。對新鞋他也一樣，一一吻過。穿上新衣（帶鮮艷條紋的T恤和牛仔吊帶短褲），他跑到爸媽房裡的大穿衣鏡前，親吻鏡中的自己。樓下有個擺滿玩具的櫃子（裡面有一個手推車裝滿了積木、ABC認字片、米老鼠智力遊戲），爸媽說他隨時可以打開玩具櫃的門，只有睡覺前不行。偏偏他就是臨睡時最想打開玩具櫃。

他認爲衛生紙是很有趣的東西。

他喜歡手錶。「明帖的手錶！」

「不，那是媽咪的手錶。」

「是明帖的！」

「把那個拿回媽咪的房間。」

「不要！」他大叫：「這是明帖的。」但他還是咚咚咚跑上樓，把錶放回原處。

他下來時帶了一個更別致的手錶：「這是明帖的嗎？」

他爸媽替他買了一個帶輪的迷你行李箱，供他第一次去迪士尼樂園時使用。他在機場裡就把行李箱扛在頭頂上，一派非洲作風。

明帖西諾特來美國六個星期後，某個晚上，凱倫對比爾說：「爲了避免他在這段過渡時期適應不良，我針對最糟糕的情況預作了萬全準備。我研讀了有關依戀障礙、創傷後壓力心理障礙症、兒童失親傷痛的書籍，但我就是沒有考慮到該怎麼處理正常小孩。我現在該怎麼做？」

「他還是可能會打人。」比爾說。比爾每天下午在中學體育館裡和各種類型的青少年在一起。

但凱倫還是上圖書館查閱書籍，了解如何管教美國中產階級的正常小孩。她在書上學到了「數到三」管教法。父母下指令後，開始數一二三，如果小孩在父母數到三時仍不聽話，就略施薄懲，例如要求孩子在短時間內不准出聲。

「我幾乎都不必數超過二。」臨睡時她向比爾抱怨。

「再等一等，再觀察。最糟的狀況還沒出現。」

過了三個月，明帖的行爲並沒有變壞，而是愈來愈好。

「怎樣？」有天晚上她問。

「就是那樣了。」比爾說：「他完全就是妳所說的那樣好。」

「他眞是很棒的小男孩！」她叫道。

「他很厲害。」

「他是左撇子！」她很驚奇。

「他的運動細胞超好，能踢球、丟球……」

「他會成爲摔跤選手！」她說。

「第一流摔跤高手。妳注意到他的肩膀沒？」

晚上，在家中的休閒室，明帖做了仰臥起坐，跟著爸爸學摔跤動作。

「我跟你說，今天早上明帖在教堂把兩個小女孩摔倒在地。」某個星期日下午凱倫說。

「我知道！」比爾說：「妳有沒有看到他用的招式？」

「比爾！」

「好啦好啦，我會告訴他……但，妳有沒有看到他的招式嘛？」

有天他們開車帶明帖到可以親手撫玩動物的動物園。他看到山羊，大爲興奮：「看！記得衣索匹亞嗎？我們去衣索匹亞？」

「好，等你長得更大，我們去。」他們答應。

「我們去，然後立刻回來？」

「好，去，然後立刻回來。」

又有一天，他告訴凱倫：「我媽把我揹在背上。」

「你以前怎麼大小便？」她問：「就尿在街上嗎？」

「不是的，媽咪。」他叱責她。

「哦，不是？」

他一副理所當然的口吻說：「尿在我褲子裡呀。」

有天下午凱倫斜躺在沙發上，明帖跳著過來要求她：「媽咪，妳躺下來？」

「沒問題！」

他爬到她身上，把頭放在她胸脯上。

「你都是像這樣子跟阿比、埃納特躺在一塊？」凱倫問。

他臉上一抹苦笑，回答說是。

「在媽媽身上還是爸爸身上？」

他仍笑著，說：「埃納特（媽）。」

「埃納特死的時候，你在旁邊嗎？」凱倫問這個三歲男孩。

他神情變得憂鬱，點了頭。

「埃納特那時說了什麼？」

「埃納特叫哎呀，好痛，然後哭。」明帖說。

□

冬季下午，錢尼夫婦在後院生了火，明帖非常興奮。「明帖，你在衣索匹亞有火嗎？」他們問。

「有。」他說，神情恍惚，變得沉靜：「我爸生火。」

「他生火給你和你衣索匹亞的媽媽取暖？」

明帖又說是，神情同樣心不在焉。

那天晚上，比爾牽著明帖的手，走往漆黑街道的另一端，沿著運河尋找他遺失的棒球。明帖跑在前頭，比爾叫他回來，讓他牽著。

「我們要牽著手，才不會讓人把我們帶走，好不好，爹地？」明帖跑回來問道。

「我聽了，很難過。」後來比爾告訴凱倫：「我猜想，他是不是想到他和埃斯肯德最後一天在一塊的情景。」

他對這男孩說：「沒有人會來帶走我們，明帖。不過，我們還是該手牽手走。」

□

明帖來美之前，錢尼夫婦收到一張埃斯肯德與明帖西諾特的合照。照片中，他們父子倆站在他們用馬口鐵皮和破布在人行道上圍起的小窩附近。凱倫用相框把這張照片框起，放在床旁架子上，等他到來。

明帖西諾特來到美國與新爸媽生活，每天早晚蹦蹦跳跳經過這張照片，兩個月之後才注意到這照片。有天晚上，他突然張大嘴巴，既驚又喜，高聲叫著：「阿比！我爸！」他拿起照片，湊近端詳照片中的那個男人，然後湊上嘴親吻。

55

哈蕾格雯坐在自己房間的床上，重要文件攤在她四周，穿著涼鞋的雙腳分開平放在水泥地板上。這是二〇〇六年二月某個晴朗的星期一早上。電話擱在她身邊的廚房椅上。她家居服的口袋裡，手機響了起來。

「哈囉？噢？」她聽得很專心，然後瞇起眼睛笑；她身子往後仰，不由自主輕聲笑出。

她腳邊，三個學齡前女孩坐在地板上。她們年紀太小，無法像那些穿著褐紫紅色V領針織衫的小孩每天早上衝出大門去上學。三個小女孩靜靜坐在照到陽光的地板上看她，神情像是看著《芝麻街》之類晨間教學節目的小孩。她們帶著景仰的神情，看她從口袋裡抽出手機，打開；看她啪達關上手機，把它放回口袋；看她拿鉛筆在筆記本上寫東西。她們盤腿坐著，然後往前靠她近一點。每一個女孩都很開心自己又有了媽媽——或者，就像哈蕾格雯建議她們的，要稱呼她祖母（「埃瑪瑪」）。她原本濃密的短髮已變花白，但她順其自然，不想染黑。偶爾她把視線從手上的文件移開，把目光從文件上方或老花眼鏡上方投出，看著這些小孩；就只這麼瞧一眼，便讓她們咯咯笑，往前靠近。

她看著的文件，是爲她支持打氣的信，是官方許可函，是無罪通知函，是允許她繼續原來工作的告知函。

第一線希望的曙光出現於司法部寄來的一封信，郵戳日期爲二〇〇六年一月二日。該信內容如下（官方英譯版）：

貴女士當記得，我們機關所組成的一個委員會，根據所收到的關於妳組織的資料，刻正負責調查據傳與貴組織有關的營運、組織和孩童照護問題。誠如初步調查報告所指，我們了解妳的組織確實有若干問題，但我們也發現，問題並未嚴重到我們必須關閉妳的組織。職是之故，特此告知：今調查尚未結束，未就解決辦法提出決議，妳可暫時繼續營運，惟盼善盡職責，避免讓受妳監護的孤兒受到不必要的干擾。

換句話說，這信說的是：在進一步調查之前，我們無意關閉妳的組織。

其他可喜的消息陸續傳來。她聽說，瓦希渾（這時已搬出去）出庭作證性侵案時指陳：「其實什麼事都沒發生。都是有人要我那樣講。」

她現在知道，那可能是事實，也可能不是事實：十六個月前某個晚上發生在瓦希渾身上的事，眞相爲何，連他自己可能都不記得了。

德雷傑和傑札倫，都接受了國外領養，所有回報的報告都很正面，兩人似乎沒有昔日創傷的困擾。領養機構讓領養家庭知道他們可能曾遭性侵的這件事，但領養過了十個月，未察覺曾遭性侵的跡象。

哈蕾格雯得知，市府社會事務局曾聲明是他們在照顧哈蕾格雯所收養的小孩；但事實上，那些小孩一直由哈蕾格雯獨力在照顧，市府對於小孩的生活開銷從未給予援助。

鑑於此一疏失，鑑於市府社會事務局疑似犯下其他過錯，司法部介入了哈蕾格雯的案子。

二〇〇六年三月十三日，司法部發出了針對她組織所做的最後決議，內容如下（官方英譯版）：

此致勞工與社會事務部

發文者：衣索匹亞聯邦民主共和國司法部

主　旨：關於阿特特蓋布．沃庫孤兒撫養紀念協會一事。

前述機構已獲司法部發予營運許可，目前在國內的阿迪斯阿貝巴市和若干地區營運。在阿迪斯阿貝巴市的營運，由阿迪斯阿貝巴市社會與市民事務局監管。

惟自二〇〇五年六月起，該業務轉歸司法部負責。

此外，根據「第四七一／九八宣言」第二三／八條，司法部有權登記與監管非政府組織在阿迪斯阿貝巴、德雷達瓦兩市的受限制地區或非受限制地區的營運。

因此本部已接管該責，目前正經管該業務。據此，我們宣告，貴機關可和司法部合作監管與該機構有關的事務。

謹致問候

簽名蓋章　　司法部

副本送：

法律與行政事務部高級部長

爭議事務部高級部長

至此，阿特特蓋布・沃庫協會的營運，受司法部的直接支持。得到了司法部的許可，哈蕾格雯重拾工作，有權簽署孩童接受領養事宜。原已配妥領養父母、但滯留在領養機構孤兒院裡的小孩，得以往前繼續法律程序的作業。

□

最令哈蕾格雯感到意外的好消息是，她的前女婿阿什貝爾原就與蘇西一直保持聯繫，禁不住蘇西再三懇求，終於同意讓他已七歲的兒子來和哈蕾格雯見面。

「如果她到死都沒能再見到我兒子一面，等我兒子長大了，他會怪我。」阿什貝爾的語氣和緩了一些。

這男孩從小得到父親的灌輸，認定他的某個姑姑（阿什貝爾的姊姊）就是他媽媽。一直沒有人告訴他眞相。蘇西獲准前來接這男孩到哈蕾格雯家的那天，打扮帥氣的他（背心、帽子、帶蓋有褶大口袋卡其長褲），還不知道大相框裡那對母子，就是他已故的母親和襁褓時期的自己。但蘇西告訴他了：哈蕾格雯是他的外婆。

他很怕羞，內向、沉靜而可愛。哈蕾格雯輕輕把他拉到身旁，懷著無比愛意在他雙頰上親了又親，然後把他抱上她身旁的床上，滿臉堆著笑，更湊近細瞧。「跟他媽媽像是一個模子印出來的。」她說：「那模樣，就是他媽媽的模樣。」

他是獨生子，從小受寵，備受呵護，由僕人養大。見到一大群小孩在院子裡胡鬧喧嘩，踢足球、打躲避球，他覺得害怕。哈蕾格雯哄他到屋外，他坐在屋外走廊的台階上，緊靠著她。她如果跑回屋裡接電話，才一轉身，他人也進了屋裡。

「他非常聰明，非常聰明。」她說：「和他媽媽一模一樣。」

有個星期天下午，哈蕾格雯、她外孫、我，還有我十八歲兒子立宜，以及哈蕾格雯這兒最年長的男孩海爾迦布里爾，一起出門吃批薩。我們坐在批薩店外的露台，上方有帆布篷遮蔭。這小男孩很安靜，說話輕聲細語，但是有主見。他要喝可樂；他當然也要批薩；他還想騎上店旁一具已有破損跡象的石膏材質電動馬。只要投入一枚硬幣，這電動馬就會前後搖，伴隨著嗡嗡響的馬達運轉聲。以他的年紀和體型來說，這電動馬稍嫌大了一點，但他沒見過這東西。他雙手插在卡其褲口袋裡，站在電動馬面前許久。最後，哈蕾格雯喊他，問他想不想騎。他點頭。她便拿出一枚硬幣，他跑過來拿。他緊張投入硬幣，爬上馬去。他坐在馬上，馬前後晃動很厲害。他不笑，不叫，只把帽子前沿拉低，以免帽子晃掉，人因此差點掉下來。他不認輸，緊緊抓著馬。但他聽到哈蕾格雯叫道：「喜歡嗎？」他突然抬頭，張開他暗褐色眼睛，笑逐顏開叫道：「喜歡！」

「這孩子眞棒。」她說。

「和他媽媽一模一樣。」我問。她聞言大笑。

如果能替他買到牛仔帽、牛仔皮帶和牛仔靴，她肯定全部會買下；如果能送他一隻活生生的白色公馬和供馬兒奔馳的綠色牧草地，她也會毫不猶疑去做，而且會做更多。

這之後，每逢週六，阿什貝爾的司機就載這男孩到哈蕾格雯家，讓他陪他外婆。

□

令人慶幸的事還有許多。

聯合國的HIV／愛滋病聯合計畫署，偕同李鍾郁博士（Dr. Lee Jong-wook）主持之下的WHO（世界衛生組織），共同提出了「五三行動」（3 by 5 Initiative），爲全球窮人的命運帶來了轉機。這一行動希望在二〇〇五年前，讓窮國、中等收入國的三百萬窮人得到抗愛滋保命藥的治療。

這一目標得以問世，是在非專利性抗逆轉錄酶病毒藥不再遙不可及之後；而這目標提出之後，激勵了各國政府，燃起希望。掌理全球衛生事務的最高階機構，現在不再討論究竟是該讓已患病者得到治療比較合乎經濟效益，還是該放棄已患病者，把重心放在預防上；到了現在，「人人皆得享治療」的觀念壓下了其他討論。

各國的公共衛生工作者通報指出，由於今日已可提供治療，而非只是提供壞消息，病患更願意接受檢驗、尋求諮商、主動預防，社會也不再像過去那樣瞧不起病患。在「資源貧乏地區」施行複雜的抗逆轉錄酶病毒的治療法方面，出現了新做法，包括訓練非衛生專業出身的人員來負責療程中的某些步驟。

這些實驗成果豐碩：事實顯示，在非洲，當地人已經會看時間了；非洲人能區別藍色藥丸和粉紅色藥丸了。

具有愛滋病一應特徵而有幸得到抗逆轉錄酶病毒藥綜合治療的病患，從二〇〇三年十二月的四十萬人，增加為二〇〇五年十二月的一百三十萬人。ＷＨＯ估計，讓更多人得到治療之後，二〇〇五年間已保住二十五萬至三十五萬人的性命。

□

「全球打擊愛滋、肺結核與瘧疾基金會」（The Global Fund to Fight AIDS, Tuberculosis and Malaria），乃是全球窮人最寄予厚望的保命符。這個基金會於二〇〇一年由聯合國秘書長安南揭幕運作，旨在把來自全球富裕的政府、公司和個人的捐款，轉撥給全球各個防治愛滋、肺結核與瘧疾的組織。二〇〇二年，此基金會支持使用非專利藥；但這機構的資源短缺，二〇〇六年約短缺十一億美元，二〇〇七年約短缺二十六億美元。

到了二〇〇五年末，事實清楚表明，ＷＨＯ的「五三行動」計畫無法在該年年底完成窮國三百萬人得到治療的目標。ＷＨＯ的ＨＩＶ／愛滋司長金永吉（Jim Yong Kim）表示：「我們只能道歉。我想我們必須承認，我們做得不夠，而且我們起步太晚。」但他認爲不該把這一行動視爲失敗：「在五三行動之前，並不重視挽救性命……全球多位領導人說，我們不得不放棄已受感染的一代人，這其實是在爲下一代設想……如今有了令人驚奇的轉變。」

「如果資金短缺，五三行動必然失敗收場。」史蒂芬・路易斯說：「而如果這項行動失敗，我們就再也沒有藉口，沒有理由說自己爲什麼對這事冷漠以對，也不能再詆毀抹黑誰了。到時候會只剩下埋葬著那些遭到出賣者的大片墓地。」

□

二〇〇五年，葛蘭素史克（原巴勒斯維康）藥廠的「齊多夫定」（zidovudine）專利到期。中國、印度和非洲的非專利藥製造廠，向美國食品和藥物管理局提出申請，要求自行製造該藥的非專利版；美國四家非專利藥廠也提出申請。葛蘭素史克的立妥威（Retrovir），一年使用費要價三、八九三・六四美元；一九八七至二〇〇五年，立妥威的銷售額達四十億美元。但這個藥的非專利版，一年使用費只要一〇五美元。

衣索匹亞政府得到支持——來自「美國總統愛滋救援緊急計畫」（President's Emergency Plan for AIDS Relief/PEPFAR）、「全球防治愛滋、肺結核與瘧疾基金會」、聯合國兒童基金會、世界銀行、蓋茨基金會、柯林頓基金會、洛克斐勒基金會，以及幾個非政府組織的支持——開始提供免費的抗逆轉錄酶病毒療法。衣國從印度的西普拉藥廠進口了非專利的抗逆轉錄酶病毒藥。

巴西、南非的非專利藥廠也願意製造普及化的廉價藥物。已有幾家衣索匹亞藥廠獲准生產非專利的抗逆轉錄酶病毒藥。但大部分藥廠都需要資金挹注來讓設備升級，從而得以生產非專利藥。

二〇〇五年，美國前總統柯林頓撮合了一項協議，讓包括西普拉在內的四家非專利藥廠，得以用每位病人一年約一百四十美元的費用，供應高效抗逆轉錄酶病毒藥給開發中國家的幾百萬人民。這一年，西普拉得到WHO的許可，得以在全球任何國家銷售其抗逆轉錄酶病毒藥，只要當地政府准其銷售。如今，約有六十個國家向人民供應西普拉藥廠的非專利藥。而西普拉的哈米耶德博士表示，願意把抗逆轉錄酶病毒藥的製造技術，免費提供給「所有第三世界國家的國營藥廠」。

未來，最大的絆腳石仍然來自跨國大藥廠。經過多年治療，病人往往對「第一線」抗逆轉錄酶病毒藥出現抗藥性，這也就是如今以非專利藥形式上市的愛滋藥。跨國大藥廠極力想保住「第二線」抗逆轉錄酶病毒藥的獨家專利權，而這些二線藥物，目前大部分窮國還負擔不起。

□

聯合國兒童基金會的資料顯示，截至二〇〇六年二月，全球逾五百萬孩童死於HIV／愛滋流行病，而患有HIV／愛滋的活孩童則有兩百三十萬名。

這些活著和已死的孩童，八五％位在撒哈拉沙漠以南的非洲地區。

不久之前，衣索匹亞還沒有兒童愛滋藥，也就是那項對兒童愛滋有抑制功效的三重綜合療法藥。

二○○五年，「全球孤兒基金會」的巴洛診所醫療主任，索菲亞・孟吉斯圖・阿拜涅（Sofia Mengistu Abayneh）博士，得到該基金會的支持，開始治療HIV陽性孩童。這個基金會的創始人珍・阿隆森博士，二○○三年創設了巴洛診所，專門治療HIV陽性孩童（其中大部分是孤兒）。從位於曼哈頓的一間小診所，到阿迪斯阿貝巴的街頭，這一步跨得非常大，因爲這一步代表著一個要終生守護孩童的承諾。總不能在一月時對孩童展開保命療程，然後因爲資金用盡，就在五月時，或兩年後，向那小孩說對不起。要對孩童施予抗逆轉錄酶病毒療法，最好先把長期所需經費都張羅齊全，以免中途斷炊不得不喊停。二○○五年時，「全球孤兒基金會」自信能在衣索匹亞政府或外界肩負起這責任之前，全程支應大約五十名孩童在這期間所需的藥物和支援，沒有中斷之虞。

那時阿隆森博士心裡想：「未來幾年，治療費用一定會再下降；總有一天，治癒愛滋病的藥會發明出來。在這期間，就來挽救一些性命吧。」得到衣索匹亞政府和聯合國兒童基金會的協助，開始引進非專利的兒童抗逆轉錄酶病毒藥。二○○五年九月起接受索菲亞醫生治療的四十名孩童，是衣國眾多感染HIV的孩童之中（總數恐有二十五萬），最早得到三重藥物療法的幾名幸運兒[20]。

衣索匹亞衛生部和「美國總統愛滋救援緊急計畫」，希望能在二○○七年三月之前，讓五、二五○名孩童得到兒童高效抗逆轉錄酶病毒療法的治療。不過，衣索匹亞疾病管制局的塔德塞・

伍希布（Tadesse Wuhib）博士表示：「儘管有了這些努力，兒童所得到的積極治療仍遠遠不如成人所得到的積極治療。」

在「孩童希望之家」，那個跳踢蹉舞的小男孩艾尤布，以及那個在運動時間扭著小屁股的女孩埃絲特，等不到「全球孤兒基金會」或衣索匹亞政府施予援手就去世了。那個愛讀歷史書的可愛女孩阿梅蕾朱，就在巴洛診所開門要救她時候死去。快樂的基迪絲特也死了；西奧多羅斯、貝蒂那對父女的身影，我已一年多不見。

哈蕾格雯的老朋友暨老戰友，澤威杜．蓋塔秋，也在二〇〇五年死於未受治療的愛滋病。二〇〇五年秋天，哈蕾格雯帶了一個名叫約翰尼斯（Yohannes）的男孩來到巴洛診所。她擔心會不會為時已晚。他骨瘦如柴，一臉痲子，虛弱而頭髮漸禿，雖只有五歲大，看來卻像重病纏身的老頭；他日漸凹陷而皮包骨的頭顱上，好似出現了骷髏頭圖案的猙獰笑意。他襯衫之下是只剩骨架子的身軀。索菲亞博士使用了抗逆轉錄酶病毒藥來治療他——突然間，簡直是一夜之間，他就變回胖嘟嘟的小男孩。二〇〇六年一月七日是衣索匹亞的聖誕節，約翰尼斯穿上傳統白袍，雙頰紅潤，看來健壯而俊秀。哈蕾格雯拿出約翰尼斯三個月前快要死時所拍的照片給訪客看，眾人都不敢相信相片裡的人就是眼前這個小孩，不敢相信竟有如此神奇的療效。

那天也來訪的霍德斯博士知道，這是可能的。在那之前，他在衣索匹亞沒有見過這般奇蹟，但這奇蹟終究降臨衣索匹亞。

最近，約翰尼斯跟哈蕾格雯說：「妳出門去，我就沒辦法告訴妳事情。我很不喜歡這樣。

昨天我有事要打電話給妳。妳可不可以給我一隻小手機，這樣我就可以打電話給你，說我需要妳順道過來，或者買東西給我。」

□

「兒童希望之家」裡的數十名孩童開始服藥。十二歲男孩蘇拉費爾（Surafel）原本患有胃痙攣和腹瀉，全身起了會發癢的疹子，苦不堪言。最後，他不想上學，早上不起床。

「有什麼用？」他口氣酸澀。

他對自己的病心裡有數。

二○○五年九月，蘇拉費爾得到「全球孤兒基金會」施予的兒童高效抗逆轉錄酶病毒療法，成爲衣國最早接受該療法的孩童之一。現在他覺得身體很好，他看來帥氣，身手矯健，很開心。他告訴我：「我最愛看的電影是動作片，所以，我長大後要當摩托車騎士。」

在「兒童希望之家」，十一歲的艾尤布（這是另一個艾尤布）被叫進屋來跟我說話。進來時，他由於玩不成院裡的躲避球遊戲而顯得很不情願。索菲亞博士告訴我，他來到「兒童希望之家」的時候，有嚴重的頭皮病變和結膜炎，而且瘦得可怕。他和這裡所有的孩童一樣，不只因爲患病而痛苦，也因父母去世已久，長期孤苦伶仃。艾尤布九月開始接受她的治療，眼睛的問題治好了，頭皮問題也好了，體重也增加。「我在同年級六十五個同學中排名二十一。」他告訴我：「但我要擠進前十名。」

對於衣索匹亞的HIV陽性孩童來說，領養的大門最近終於再度開啓。二〇〇五年，一些美國夫婦先前在不准領養的時期，不懼官僚阻礙，把他們過去長期贊助的孩童帶回美國。現在，「兒童希望之家」的孩童裡面，有一半已找到有意領養的美國家庭，就等著未來的新爸媽趕緊替他們辦妥文件程序，然後出國。

我家的十八歲兒子立宜・薩繆爾，在二〇〇六年春擔任志工，在這兒待了幾個月。大部分孩童由於身體很不舒服，心情又低落，童年多半過得了無生氣。「全球孤兒基金會」派立宜到阿迪斯阿貝巴來跟他們「玩」。

他來的時候，「兒童希望之家」和哈蕾格雯那兒，病得最重的幾個HIV陽性孩童，已經接受了巴洛診所施予的抗逆轉錄酶病毒治療，療程進入第五個月。最初，立宜搞不清楚哪些小孩有病，哪些沒有，因爲每一個小孩都笑嘻嘻圍著他，邀他下場玩，把他撞倒在泥地上。「我弄錯了我應該擔心的東西。」立宜來了一個星期之後，這樣告訴我。

「我原先擔心自己會動感情，會喜歡上有病而難逃一死的小孩。可是我忘了去擔心：萬一那些小孩的運動細胞比我發達，我怎麼辦？」

立宜努力想讓哈蕾格雯家的幾個大男孩，海爾迦布里爾、傑梅迪昆（Zemedikun）、丹尼爾（Daniel），喜歡美國棒球；他用筆記型電腦放《沙地傳奇》（Sandlot）之類棒球電影給他們看，拿出塑膠球棒和幾顆棒球。「我這麼用心做這些，是爲了讓那些小孩學會一種我可以輕鬆打贏他們的運動。」他發電子郵件給家人說：「我的自尊心已經蕩然無存，再也經不起在足球場上被他們痛宰啦。很遺憾，他們不喜歡看棒球電影。我問他們現在想不想學棒球呢，他們都只問我：『爲什麼不踢足球？』『立宜，爲什麼棒球選手跑那麼短的距離就要休息？』」

他爲「全球孤兒基金會」組織了一支孤兒院足球聯盟。他擔心「兒童希望之家」的男孩女孩體力較差，比不過哈蕾格雯家和其他孤兒院的健康孩童，因此提議把「兒童希望之家」的選手打散到其他隊。「不要！」他們反對：「我們要自組一隊代表我們孤兒院！」

他們設計的制服，讓人想起英國的兵工廠隊。

「他們非常認眞想打贏幾場比賽。」立宜說：「他們的守門員超厲害，我沒見過比他更厲害的。」

□

哈蕾格雯收容所繼續收到孩童送來。

有一個無精打采、臉色蒼白的三歲小女孩，由鄉下送到這裡。莎拉有著漂亮臉蛋和輕柔的長鬈髮，但眼瞎耳聾，發育遲緩。沒有人知道怎麼照料她。看護把她放進塑膠材質的幼兒座椅裡。她晃著頭，沒事就哭、揮舞手腳；有時他突然安靜下來，有時傻笑。一名看護像餵嬰兒那樣餵她吃東西。哈蕾格雯打電話給城裡每一家孤兒院和領養機構，想知道有沒有人願收容這小孩，或者懂得如何照顧這小孩，國外有沒有家庭願收養這類小孩——結果，都沒有。天氣晴朗的日子，她帶這女孩到院子裡，把她放在毯子裡曬上太陽，讓她活動四肢。她的笑和抽泣，似乎都與周遭一切無關。她認不出任何一張臉。儘管如此，哈蕾格雯和眾看護還是呼喚她的名字，在其他小孩放學回來在院子裡玩的時候，把她帶到屋外，心想這樣也許能讓她想起某個遙遠的歡樂時刻。

傑梅迪昆，十歲男孩，父母雙亡，由凱貝列帶來。

貝特莉恒，女孩，三歲，父母雙亡。

一對姊妹，講古拉蓋語（Guragge）。

采迦耶（Tsegaye），男孩，四歲，來自哈拉爾。

阿貝列（Abele），四歲半男孩，孤兒，由凱貝列送來。

二〇〇五年秋，正值各種指控朝著哈蕾格雯紛至沓來，附近一名窮困婦人在風雨大作的夜晚來敲門。「救命，拜託！」她向警衛哭訴：「非常緊急！」

警衛讓她進來。她跑上水泥台階，走到哈蕾格雯屋前的走廊；哈蕾格雯從臥室走出。

「我收留了一名流落街頭的懷孕女孩。」那個窮女人說。那女人膚色黝黑，骨瘦如柴，頭髮凌亂，一身破爛衣服滴著水，夾腳拖鞋覆滿泥巴。冷冷強風陣陣吹來，吹得她直發抖。

「那個女孩在某大戶人家當傭人，後來主人看她懷孕，把她趕走。我一無所有，夫人，請妳理解。我有五個年幼小孩要養，我丈夫又死了，我們住在土屋裡，我小孩每天挨餓。但是為了這女孩和她肚子裡的寶寶，我收留了她。兩星期前她生下一個男嬰，現在身體逐漸復原，但整天想著要殺掉嬰兒。她是HIV陽性，認爲嬰兒也有那病。她深信他們母子最後都不得好死，而且她會比他早死。就在剛剛，她在暴風雨裡起床，叫醒我，告訴我她要把男嬰放在排水溝裡，要讓暴風雨水把他沖走。她要我幫忙把水舀到男嬰身上，這樣會更快沖走。我沒這麼做。我把嬰兒搶過來。她不放手，但我告訴她，我知道下水道有一段的水很深。」

「嬰兒現在呢？」

「就在這裡。」那個窮女人撥開胸前又髒又破的衣服，露出一個可愛的男嬰往外探看，嘴巴呈O字形嘬著，漆黑的眼珠帶著不安。

「我的天啊。」哈蕾格雯說。

「可是，妳不能把他留在這裡。」哈蕾格雯說：「他們不准我這麼做。市府社會事務局已經禁止我……我們的文書作業不合規矩……我們還在接受調查……」。

那女人嗓門更大，幾近歇斯底里。

「她今天晚上就要殺掉這男孩。妳知不知道？這男孩今晚會死。」

哈蕾格雯向嬰兒張開雙臂。

「上帝保佑妳。」那個骨瘦如柴的女人說完，轉身離去，身影沒入黑夜。她是趁著那個年輕媽媽還沒發現她沒把嬰兒淹死，趕緊把他放在這兒。

「等等，他叫什麼名字？」哈蕾格雯問。

「名字？」那女人從院子裡尖聲叫喊：「他沒名字。她打算殺掉他。她沒替他取名字。」

哈蕾格雯採納朋友的建議，把這漂亮的男嬰取名列埃爾（Leuel），意爲「王子」。他現在還在這兒，是一個挺直而好看的男嬰。他是ＨＩＶ陰性。哈蕾格雯把他放往她的床上，唱歌給他聽；他搖動雙肩，她則深情款款，高興大笑，差點掉淚。

最近，有人把一名約兩歲大、雙頰紅潤的小女孩放在她大門外，隨即溜走。那女孩乖乖坐在門邊的磚塊上，看起來若無其事，認爲那個丟下她的人會回來接她。但沒有人回來。她穿得很暖和，一身乾淨，有人爲她穿了許多層貼身的破舊衣服，都塞進褲腰裡。哈蕾格雯往巷子兩頭張望，尋找線索，並要警衛站在大門外，以便有人回來查看這女孩時問個清楚。

「妳叫什麼名字？」她問這漂亮的小女孩。小女孩身上散發香皂味和潤膚油香味。

小女孩神秘一笑，說：「咪咪。」

但咪咪不是人名；咪咪是暱稱，意爲「心肝寶貝」。

小女孩只記得咪咪這名字，因此她就成了咪咪，姓名不明。

一整個星期，咪咪都不與人往來。她坐在地板上，有人靠近，她就尖叫。那是她發洩悲痛的方式。然後她黏著哈蕾格雯，在梅娜、納多絲之後，成爲又一個特別受她寵愛、睡她床上的小女孩。她喜歡早上時和其他學齡前小孩一起坐在地板上，欣賞媽媽的身形。就像全世界每一個吸母乳長大的小孩一樣，她喜歡把她冷冷的小手伸往她媽媽的衣服領口裡，張開手指放在柔軟的胸脯上，緊緊抓住，一副不容他人占有的模樣。

最近，哈蕾格雯在她臥室的小客廳接待一些挪威賓客，客人有男有女。他們在考慮是否從他們的教會組織裡撥一筆小額款項資助她。咖啡待客儀式正在準備，海諾克的媽媽把長長草葉撒在地板上。這時，咪咪走進來，爬上哈蕾格雯大腿，毫無預警就把她又髒又冷的手塞進哈蕾格雯胸罩裡面。

□

最近一天，漫長酷熱的白天過後，炎熱的夜晚，哈蕾格雯還有幾小時的文書工作待完成。她已經學會了一絲不苟的記錄工夫，符合海外慈善組織所要求的詳細程度。她請了一名會計幫忙，但她還是喜歡親自審閱當天的所有收據；她喜歡品味各種信件，那些信讓人窩心，有時還附上來自海外的小額捐款和鼓勵話語。在餐室／學習室附近，有間小凹室，是她口中的「辦公室兼圖書館」，幾層書架上擺放著外界捐來的英文兒童書，下面一層架子上擺著彩色美術紙和蠟筆。她在那室裡放了一張木製老書桌和檯燈，就在此刻，檯燈照著待她審閱的文件。夜裡，院中眾人都已沈睡，只她還醒著，她就從這辦公室與外界聯繫，感受來自全球各地起起落落的關心、捐款、援助。有時她會收到海外領養父母寄來的信，信裡附上曾受她照顧、現已到海外生活的小孩親手寫的紙條，還有幾張生活照。到這時，已有兩百五十名孩童，透過她轉到外國的新家庭。附近一帶則有五十三名孩童由她支付學費。（到這時還沒有衣索匹亞本國家庭領養她這兒的小孩。）

但，今天晚上，咪咪睡不著。哈蕾格雯坐在她身旁，俯身看她。這個一臉睡意的小孩吮著拇指，另一隻胖嘟嘟的小手則伸進哈蕾格雯的前胸，往下探。哈蕾格雯以手枕著頭，手肘靠在膝蓋上，抗拒睡意。好不容易，這個輕拍她胸脯的小孩終於睡著。哈蕾格雯輕輕脫身，站起，躡手躡腳走出臥室門，走下屋前走廊的水泥階梯。才走到院子一半，就傳來咪咪失望的嚎哭聲，哈蕾格雯站住不動。哈蕾格雯不見，驚醒了她。

她會再睡著吧？哈蕾格雯低下頭，靜觀其變。

悄然無聲。她於是邁出步子往辦公室走去。

結果，嚎哭聲更響了，哭聲裡帶著傷心、遭到遺棄的心情，而且開始流露害怕。前面，灰撲撲的窗子，透著檯燈的光亮，一疊文件等著她看。她乖乖轉身，邁著沉重緩慢的步伐走回臥室。她再度坐近床上的咪咪，低聲安慰她，俯身護著她。面帶睡意的咪咪，伸出一隻手抓住哈蕾格雯上臂，然後在抓著媽媽的溫暖舒適感覺中，再度睡去。

56

米姬和萊恩・霍林格夫妻，二〇〇四年八月把梅克迪絲、雅布西拉兩姊弟帶離衣索匹亞，但在離開之前，他們要去尋找領養文件裡所提及的那個祖父。還在斯內爾維爾的時候，他們爲此爭辯許久。

「到時可能會情緒潰堤，一發不可收拾。」米姬說：「那場面，我現在就能預見，小孩尖叫著要留在祖父身邊，我們身邊會圍著傷心難過的親人，然後帶著敵意的村民圍上前，而我會不想活。」

「也許我們只能這麼做。」萊恩說：「事情逼得我們沒辦法在事後改變心意了。現在談的是我們小孩的祖父耶。」

最後，他們一家四口和我，搭著塞蘭努的計程車出城去找他們祖父，那一天天氣寒冷，天色昏暗，下著傾盆大雨。我們先去找阿布都爾塞勃，當初就是他，帶著兩姊弟的姑姑法希卡和阿姨左德涅什，到哈蕾格雯家。(阿布都爾塞勃，就是那個向我索討氣球而只得到一枚的那個好人。)

阿布都爾塞勃是個熱心的老人家，身材又高又瘦，以致行動顯得笨拙。他熱情招呼，堅持要我們進他家坐一下，再去找人。我們魚貫走進院子，院子四周圍著高牆，牆頂上有又尖又細的尖釘，猶如中世紀要塞的城牆。後院有幾排相連的小木屋（類似美國鄉間的廉價汽車旅館）；他當初蓋這些木屋的用意，不是爲了收容幾十名鄉下孤兒的。在暴雨暫歇的空檔，我們到屋外坐。阿布都爾塞勃兩個害羞而上了年紀的妻子，端上可口可樂和芬達汽水。椅子擺在深綠色的高草叢裡，地面不平，我們小心坐下才不至於跌倒。

然後，阿布都爾塞勃坐進計程車前面乘客座，我們其他人鑽進後座。車窗罩著霧氣，計程車一路顛簸，走過一個又一個泥濘而貧窮不堪的地方。米姬今早起床時已覺喉嚨痛，現在喉痛加劇。

離開阿布都爾塞勃家半個小時後，我們轉進一條長而窄的下坡泥路。這條路的一側，是用泥土、馬口鐵皮搭建的成排房子，另一側則是雜亂的樹。在看似不大可能有人煙的地方，塞蘭努照阿布都爾塞勃的指示，把車停向路旁，跳下車，以小跑步去到路的另一頭。阿布都爾塞勃下了車，很快也不見人影。霍林格夫婦和我不知該怎麼辦，只好擠坐在後座等候。人不舒服的米姬，擔心自己得了膿毒性咽喉炎，頭仰靠在椅背上；「霍基帕基黃金鼠」放下右手，伸出右手。梅克迪絲凝視窗外。又下起毛毛細雨。

塞蘭努再度出現，索討兩姊弟的照片，好讓他找人來辨識他們倆。然後他又跑開。梅克迪絲繼續怔望著灰暗天空和濕漉漉的街道。一名年約六歲的男孩跟著媽媽悠閒走過，往計程車瞧了一眼，然後叫道：「哈囉，梅克迪絲！」

「哈囉，畢爾哈努。」她喊叫回應，同時親切揮手。那男孩和媽媽沒有停下腳步。

「剛剛是怎麼回事？」萊恩叫道：「有沒有人可以告訴我剛剛發生了什麼事？梅克迪絲，妳認識他嗎？妳認識他？」（梅克迪絲這時還不會說英語。）

「等等，等等！」萊恩匆匆離開一鞋爛泥的雅布西拉、發燒的米姬、我和「霍基帕基黃金鼠」，抓住梅克迪絲，急急步下車。「等一下！」他對著長路盡頭快要消失的那對母子喊叫。（他們也不會說英語。）「哈囉！哈囉！你們認識她嗎？」

他們轉過身來，快步跑回。突然間，叢路旁各個馬口鐵皮小屋裡跑出許多女人和小孩，圍住計程車。他們喊著：「梅克迪絲！小寶！」

那些女人不等萊恩同意，就從他懷裡拉出梅克迪絲，然後俯身瞧著計程車窗裡面找「小寶」。雅布西拉從敞開的窗戶爬出去，也遭群眾一把抓走。

圍觀的男女小孩漸多，個個神情興奮。兩姊弟在人群中被輪流抱著。群眾邊緣有個漂亮少婦，她往人群裡面擠，抱住雅布西拉，把他揹上背，用披巾把他包住。

「那是誰？怎麼回事？」米姬在後座以微弱的聲音問道。塞蘭努回來了，主持場面。他鑽進人群裡，現場眾人扯著尖嗓吱吱喳喳，聊個不停。有個長臉、包頭巾的女人，有許多話要說。塞蘭努傾聽，再翻譯給萊恩、米姬聽：「她是他們媽媽最好的朋友。她家裡保留了這兩個小孩的照片，她問你們想不想要。」

然後，他拉起揹著雅布西拉的少婦穿過人群，走往計程車。

「這位是姑姑法希卡。」他說。

她二十來歲，是兩姊弟已故父親阿斯納基的妹妹。法希卡回來時，帶著兩年前某小孩在她家辦慶生會時所拍照片，照片中有梅克迪絲和雅布西拉。我抽出筆記本，遞給旁邊的人，請認識這戶人家的人寫下姓名地址，好讓梅克迪絲兩姐弟日後從美國回來時，可以探訪這些老鄰居。

法希卡上了車，跟霍林格一家四口、那只玩具黃金鼠和我，擠在又小又老舊、沾了爛泥而濕滑的計程車後座裡。阿布都爾塞勃坐回前座，車子駛離，前去尋找祖父。在這同時，附近的年輕男子散開，叫喊兩姊弟的祖父的名字，阿迪蘇。

塞蘭努照著法希卡的指引，轉進一條鋪砌平整的街道。街道旁是濕淋淋的露天市集。車子沿著市集邊緩緩行駛，法希卡隔著車窗尋找她父親蹤影。

雨下個不停，塞蘭努開始加速駛離市集地區。突然幾個年輕男子從條紋帳篷後面跳出來，朝車子衝來。他們在車旁奔跑，車子不得不減速。他們大叫，拍打車引擎蓋和車頂。擠在車後座的三名美國人心生害怕。

「他們找到祖父了。」塞蘭努說。

「看。」

他把車開到路肩。阿迪蘇冒著雨，吃力地小跑步過來。他身材細瘦，上唇留著下垂的髭；肩上斜披著米色三角形羊毛披巾。車裡的大人下車時，他打量他們的臉孔，然後他大叫，用他細長手指摸梅克迪絲的臉，然後摸雅布西拉的臉。他一把摟住兩姊弟，滿臉笑容，大喊大叫。

他的鬍和頭髮都鬈曲而烏黑。他竟然已經當祖父了；他的舉止謹愼而謙卑，有事想說卻不知妥不妥當的樣子，顯得猶豫。在他的國家，他已算是老人，但他大概只有五十歲。

與孫子孫女幾番擁抱、敘舊之後，阿迪蘇透過塞蘭努的翻譯，詢問霍林格夫婦，想不想去兩姊弟父母的墓看一看。於是後座又多擠了一個人，也多了他羊毛披巾的潮濕煙味。後座的人像柴枝一樣，一個接一個往上疊，雅布西拉在最上面蹦跳。車子引擎吃力運轉，順著長長的斜坡路慢慢往上爬，最後抵達教堂和墓地。停下車，眾人下車。

遠處有數十名老鄰居和露天市集的人從四面八方走來。梅克迪絲、雅布西拉，跟著美國父母再度現身，成爲這村子的大事。

阿迪蘇抱著梅克迪絲在前帶路，穿過墓地；後面跟著法希卡，她又把雅布西拉揹在背上。萊恩走在米姬身旁，這時米姬覺得更不舒服了。我則與幾名少年走在一塊，他們忙不迭想找我練習「hellohowareyouwhatisyourname?」（哈囉你好嗎請問大名?）。一行人蜿蜒爬上坡，再走下新墳林立、滿是茅草和泥巴的山坡。這時，衣索匹亞東正教司祭也從大教堂出來，加入行列。

我們來到了穆露•阿傑傑和阿斯納基•阿迪蘇的墓碑。這墓碑，是一根插進土墳裡的木樁，每根木樁上釘著一小片方形的薄馬口鐵片，馬口鐵片上各用黑漆寫著兩姊弟父母的阿姆哈拉語名字。土墳上面用石塊擺成粗略的鑲嵌圖案。

司祭等到最後幾人也抵達了，才以阿姆哈拉語向三、四十名群眾講話。這像是一場自然形成的二次葬禮。司祭提到了他對這對年輕夫妻的深摯回憶，然後祝福圍觀眾人，祝福兩姊弟和他們的新爸媽。

他講完，現場陷入令人揪心的寂靜。米姬輕推萊恩，用手肘推他：「上去講個話。」

「我不知道該說什麼。」他低聲說。

我從另一邊輕聲說：「「萊恩，你一定得說點話才行。」

「我很不會在群眾面前講話。」他低聲回應。

「去塞蘭努那裡。」我說：「只要對他說一點話，再請他翻譯。」

頂著眾人射來的目光，萊恩怯生生走向塞蘭努。

阿姆哈拉語的竊竊私語聲想起，這群人想弄清楚，萊恩是誰。

萊恩用英語低聲向塞蘭努說著話。塞蘭努低下頭聽清楚。然後，塞蘭努大聲把他的意思翻譯給哀悼群眾。

「萊恩．霍林格說：『你們家痛失親人，我們非常難過。』」

萊恩又咕噥講了一些，然後塞蘭努以阿姆哈拉語說：「你們的悲劇，讓我們家得到這份天賜的禮物。」

人群變得安靜。

萊恩又是一番低語，然後塞蘭努說：「我們非常榮幸能收養這兩姊弟。」

有人開始哭。

「我們會永遠愛他們，永遠照顧他們……我們會時時與你們保持聯繫。」

男男女女哭泣出聲。萊恩說完，往後退立，雙手環抱胸前，低下頭。這時，塞蘭努把他最後的話翻譯出來：「我們會把兩姊弟養育成爲兩個認識衣索匹亞的人，兩個愛原來家庭的人。我們現在都是一家人。」

衣索匹亞女性在受到感動時，會把舌尖頂住口腔，然後放開舌，發出「吱—吱—」的聲音。剛才，萊恩在講話，塞蘭努爲他翻譯的時候，這荒涼的山坡墓地上響起了「吱—吱—吱—吱」聲，此起彼落——像是夏夜裡蟋蟀聲四起的草地。

註釋

❶根據美國國務院非洲事務局和中央情報局二〇〇六年四月在網站上公佈的資料，衣索匹亞的GDP約八億美元，人均年收入一一六美元，二〇〇四年有一半人口的生活水平在貧窮線以下，是全世界最貧窮的國家之一。

❷人類免疫不全病毒（HIV）導致了「後天免疫不全症候群」（AIDS，也就是愛滋病）。驗血結果對HIV呈現「陽性」反應的人，表示已受感染，但不表示一定罹患了愛滋。已感染HIV者，若未接受治療，幾乎都會演變成愛滋，最終死亡。「後天免疫不全症候群」是一醫學名稱，是醫學上對整組症狀、機會性感染、用以表明病人HIV感染程度提高、免疫系統停止運作之實驗室標記的綜合指稱。機會性感染因地區而異，在非洲，肺結核是愛滋最常見的機會性感染之一。

根據世界衛生組織網站二〇〇六年四月四日的資料，肺結核是HIV病患最主要的致死病因。全球同時染有肺結核與HIV的病人，過半數生活在撒哈拉沙漠以南的非洲地區。

❸根據一九九九年中央統計局對衣索匹亞勞動人口的調查，都會區失業率爲三八・一％，全國失業率八・一％。這兩項數據未涵蓋索馬利、阿法爾兩州的某些地區，咸認這一數字太過樂觀，不值採信。出於赤貧和塡飽肚子的原始欲求，迫使大部分衣索匹亞人即使找不到像樣的工作，也得去找份工作；這樣的人很多都認爲，所謂「就業」，就是找份零工或者大材小用的工作。一九九七年，衣索匹亞勞動人口的貧窮比例超過三五％。

儘管二〇〇四年GDP成長了十一・六％（欲達成二〇一五年前將貧窮比例減半的「千禧年第一發展目標」，二〇〇四年的成長率得達到七％，而該年達到該成長率的六個國家之中，衣索匹亞是其一），衣國的就業市場仍然趕不上暴增的勞動人口。衣索匹亞的失業人口中，未受教育族群人數高於受教育族群，但最近一項調查顯示，高中、大學學歷者的失業率激增。

❹愛滋病大量奪走死亡率原屬最低的成人人口，以一種前所未見的方式，大大「削減中間的一代」，從而已改變並將繼

續改變非洲社會的人口結構和家庭結構。Tony Barnett and Alan Whiteside, *AIDS in the Twenty-First Century: Disease and Globalization* (Houndmills, Basingstoke, Hampshire: Palgrave Macmillan, 2003), 159-81, 196-221。

❺到該年年底，愛滋病已奪走一百七十五萬條成人和四百三十萬條孩童的性命，且又有五百三十萬人感染ＨＩＶ。

❻跟據「避免ＨＩＶ與愛滋」組織（Avert）的資料，愛滋病已將非洲的教師、保健工作者摧殘殆盡。「馬拉威、尚比亞保健工作者的患病、死亡率成長了四至五倍。」

據聯合國ＨＩＶ／愛滋病聯合計畫署在二〇〇三年六月提出的報告：

- ●ＨＩＶ／愛滋可能奪走非洲保健體系五分之一的人力。
- ●尚比亞女性護士的死亡率，因爲ＨＩＶ的危害，從一九八一至一九八五年的二%，暴增爲一九八九至一九九一年的二六%。
- ●在南部非洲的某些國家，四分之一護士是ＨＩＶ陽性。
- ●在莫三比克，護士死亡人數在一九九五至一九九九年間成長了兩倍。
- ●在盧薩卡（Lusaka），護士感染ＨＩＶ的比例，一九九一年是三四%，一九九二年是四四%。
- ●撒哈拉以南非洲地區的女性護士死亡率，一九八一至九一年間成長了十二倍。
- ●馬拉威保健工作者的死亡人數，一九八五至一九九七年間成長了五倍。

彼得·皮奧特（Peter Piot）接受美國公共電視「Newshour」新聞節目訪問時表示，「那些有職責在身的人（護士、醫生、教師），本身也因愛滋而陷入垂死；在許多國家，他們也無法得到治療。大家眼前所見到的乃是我在馬拉威這個中非小國所見到的現象，在那裡，在照理應是ＨＩＶ治療所在的大醫院裡……護士缺有三分之二空著，因爲護士已移民到南非或英國或美國，因爲她們的薪水太低……且已有三分之一死於愛滋。」

❼古阿克蘇姆人（Axumite）在羅馬帝國南方建立了阿克蘇姆王國，國勢在公元四、五世紀時臻於巔峰。阿克蘇姆人發明了非洲「唯一土生土長的書寫語言吉茲語，今日衣索匹亞境內所講的幾種語言，其書寫形式就從吉茲語演化而來。」

阿克蘇姆人與埃及、東地中海地區、阿拉伯半島貿易，且以金幣、銀幣、銅幣爲貿易提供資金。這是撒哈拉以南的非洲地區最早的錢幣，且是在十世紀阿拉伯錢幣通行於東非沿海地區之前，該大片非洲地區唯一知道的錢幣。」John Reader, *Africa: A Biography of the Continent* (New York: Vintage Books, 1999), 208。

❽十九世紀末期，包括英、法、德、比利時、葡萄牙在內的歐洲強權，利用醫學（治瘧疾的奎寧）、運輸（包括汽船）、武器（滑膛槍和火炮）第方面的科技優勢，入侵並占領非洲土地。由於不了解內陸情況，殖民國政治人物在歐洲強權的首都會晤，彼此談判、貿易，在地圖上以拉直線的方式強行訂定殖民地間的疆界。

❾這部片子，*The Unknown Famine*，是Ian Stuttard爲泰晤士電視的「This Week」節目所執導，一九七三年九月十八日在ITV首度播出。到該年聖誕節時，這部三十分鐘紀錄片已募得約一百五十萬英鎊的捐款。

❿阿馬提亞・沈恩在二〇〇〇年六月八日哈佛大學畢業典禮上，發表了名爲「全球疑慮」(Global Doubts) 的演說：「運作良好的市場經濟，不排斥民主與公民權、政治權方面的需要。後者不只讓人民（在不必遭擺布的情況下）有更多自由選擇自己想要的生活方式，而且讓人民更能爲自己的利益不受忽視而發聲。享有新聞自由、定期選舉的民主國家從來沒有發生饑荒，只是這一因果關係的基本例證之一。」

⓫MMM這一慈善機構由出生於都柏林的瑪麗・馬丁修女（Mother Mary Martin）於一九三七年在奈及利亞創建，全名Medical Missionaries of Mary（聖母醫療傳教團）；該機構的修女於一九六〇年來到衣索匹亞。目前該機構在十九個國家照顧赤貧之人（包括HIV／愛滋患者），提供包括醫療和訓練衛生專業人員在內的多種服務。

⓬據Greg Behrman的說法，雷根第一次公開提及愛滋是在一九八五年夏天，在伊莉莎白・泰勒所舉辦的「相會於波多馬克」慶祝活動上所發表的演說。一九八七年初，以愛滋和強制檢測爲題發表演說。據Aegis的說法，他是在一九八五年回應記者提問時，首次公開提及愛滋這個字眼。一九八六年二月，他在致國會咨文裡提及愛滋。直到一九八七年四月，他才首度以愛滋爲題發表「重要演說」（聽眾是費城的美國醫師協會）。

⓭根據二〇〇六年五月四日《紐約時報》的一篇報導，「某些醫生已開始反抗全國據估計九萬名藥廠代表過分熱心的銷售行爲。叫許多醫生特別無法接受的是，電腦化檔案資料輕易就可爲人取得。這種檔案資料顯示哪位醫生已開了哪種

藥，而使醫生易受到藥廠施壓，而開更多該藥廠所生產的商標藥。新罕布夏州是美國第一個立法禁止資料蒐集公司、藥廠和其他機構販售這一資料的州。

⑭根據美國疾病管制局和愛滋流行病監控中心（Centre for the Epidemiological Monitoring of AIDS）各自的統計資料，二〇〇三年美國有一七、八四九人死於愛滋，西歐則有三、四五四人；相對的，據聯合國ＨＩＶ／愛滋病聯合計畫署二〇〇四年的報告，撒哈拉以南的非洲地區，估計有兩百萬至兩百五十萬人死於愛滋。

⑮現爲一百四十八個會員國。

⑯事實上，可口可樂非洲基金會已承諾在二〇一〇年前提撥三千萬美元，打擊非洲的ＨＩＶ／愛滋疫情，該公司了解自己企業擁有舉世無雙的調度能力。「運用我們的核心能力（即藉由自家貨車發送保險套的物流統籌能力和傳播ＨＩＶ／愛滋資訊的行銷能力），我們很可以有番作爲，我們必須利用這些能力，以獲取最大收益。」該基金會已投注資金於診所、兒童中心、孤兒院、職場計畫。

⑰「加快取得行動」是聯合國（ＨＩＶ／愛滋病聯合計畫署秘書處、聯合國兒童基金會、聯合國人口基金、世衛、世銀）和五大藥廠（勃林格殷格翰、必治妥施貴寶、葛蘭素史克、默克、霍夫曼—羅氏）共同發起的行動。

⑱二〇〇五年十一月我在阿迪斯阿貝巴訪談了朋友。在雙方同意下，我隱瞞了受訪者的名字。

二〇〇六年三月九日，保護記者委員會（Committee to Protect Journalists）報告：「保護記者委員會的代表團，今日難得獲准進入位於首都阿迪斯阿貝巴郊區的卡利提監獄，十一月的選後暴動之後，該監獄關押了數十名反對派領袖和至少十四名記者……目前有十四名衣索匹亞記者遭當局以叛國罪和『種族屠殺』罪名審訊。自十一月衣索匹亞當局持續大規模整肅嚴民營報社以來，他們一直關在獄中。警方已關掉大部分民營報社；迫使許多記者躲藏、流亡；查抄報社辦公室，沒收電腦、文件和其他資料；驅逐兩名外籍記者出境；對主編、作者、異議份子發出『通緝令』。」三月二十二日，衣索匹亞聯邦高等法院撤銷對十八人的叛國、種族屠殺指控，其中包括總部設在華盛頓的「美國之音」五名記者。這五名記者，Negussie Mengesha, Addisu Abebe, Tizita Belachew, Adanech Fessehaye, Solomon Kifle，在衣索匹亞從未遭警方拘留。

同樣在二〇〇六年三月，三百九十五名犯人，在遭非法搜捕，羈押在有時偏遠而過度擁擠的犯人營數個月後，未起訴獲釋。這批政治犯的獲釋，使去年爆發兩次造成死傷的暴力事件以來獲釋的人數達到一萬一千六百名。政治犯的確切人數不得而知，但據信仍有數千名反政府人士在未遭起訴下遭羈押。

⑲二〇〇五年十二月十五日，我在阿迪斯阿貝巴訪問了「兒童希望之家」的衣索匹亞籍董事會成員，在雙方同意下我隱瞞了受訪者姓名。

⑳到了二〇〇六年四月，全球孤兒基金會已讓一百二十名孩童在巴洛診所接受免費的兒童愛滋治療，並希望在該年結束時，再讓八十名孩童加入該治療計畫。在政府支持和鼓勵下，該基金會已開始將服務觸角拓展到首都各地和其他城鎮。同樣在二〇〇六年四月，阿隆森博士（該基金會的創始人和總幹事），在美國電影、戲劇界義工的協助下，發起一戲劇計畫。「兒童希望之家」的ＨＩＶ陽性孩童，在他們協助下擔綱演出舞台劇，舞台布景、戲服、化妝一應俱全。這場舞台劇的演出應能讓許多人眼界大開，了解到非洲孤兒，甚至是ＨＩＶ陽性的非洲孤兒，同樣具有創意、幽默、娛樂的潛力。全球孤兒基金會打算爲成人、兒童愛滋病患設立一先進的生活村，村內將設有診所、教室、劇場、足球綜合運動場。

誌謝

我要感謝哈蕾格雯・帖費拉太太。她敞開大門接納我，如同她敞開大門接納數百名亟待救助的孩童。儘管她幾度遭逢逆境，但她從來不拒絕我。我要感謝許多衣索匹亞人，他們耐心教導我，邀請我，向我指出問題的核心；我也要感謝幾位美國同胞，他們與我分享他們自己的生平與他們所領養的衣索匹亞孩童的生活點滴。特別感謝塞蘭努・泰琛內，他是一位有趣的嚮導，稱職的通譯，而且在爲窮人利益奮鬥不懈。

我針對衣索匹亞所撰寫的報導文章，最早刊登於《紐約時報週日版雜誌》(*New York Times Magazine*) 和《持家有術》雜誌。《紐約時報週日版雜誌》的主編 Katherine Bouton，和《持家有術》總編輯 Ellen Levine，以及兩位主編 Nancy Bilyeau、Evelyn Renold 的共襄盛舉，激發了數百位讀者的熱情，促成他們贊助孩童、領養孩童、爲孩童權益而奔走，捐款救助。

感謝 John Baskin, Susan Merritt Jordan, Andrea Sarvady，他們在百忙之中抽空閱讀本書的初稿，而且毫不客氣提出寶貴批評。

阿迪斯阿貝巴大學的 Fekade Azeze 教授，是一位很厲害的讀者，他慨允我引用他的獨一無二的饑民倖存者口述文獻。美國的研究員 Aubry D'Arminio、Hillina Seife，以及阿迪斯阿貝巴的研究員 Helen Asemamaw，他們發掘並詮釋了從古代歷史到現代流行病學的資料。Azeb Arega 是我隨時可以求助的文化顧問、助手兼翻譯；Matico Josephson 則是我有關建築課題的請益對象。

感謝每日在爲救人性命而奉獻心力的 Mark Rosenberg 博士、Stephen Lewis、Jane Aronson 博士、Sofia Mengistu 博士，也感謝你們幫助我了解你們所從事的救人工作。

再次感謝 David Black 版權經紀公司諸位 (Susan Raihoffer, Leigh Ann Eliseo, DaveLarabell, Jason Sachar, Joy Tutela, Gary Morris, Jessica Candlin，以及性情開朗熱心的老闆 David Black 本人)；感謝

Paradigm 的 Lucy Stille。

美國 Bloomsbruy 出版公司老闆 Karen Rinaldi，英國 Bloomsbruy 出版公司總編輯 Alexandra Pringle，還有紐約辦公室的 Panio Gianopoulos, Maya Baran, Amanda Katz, Annik LaFarge, Colin Dickerman, Greg Villepique, Alona Fryman, Peter Miller, Jason Bennett 等人，招待我到他們的宏偉辦公大樓參觀。能加入他們的作者名單，我備感榮幸。

我先生 Don Samuel 和小孩 Molly, Seth, Lee，鉅細靡遺看過本書初稿並給了寶貴意見。年紀較小的四個小孩，Lily, Fisseha, Jesse, Helen，比較常把我這份礙事的文稿推開，好讓他們使用家中電腦，但他們都在某方面參與了本書誕生的過程。這些家人是我一輩子的愛。

國家圖書館出版品預行編目資料

愛像非洲一樣寬 / 梅麗莎・費・葛林(Melissa Fay Greene)著 ; 黃中憲譯 . -- 初版. -- 臺北市 : 大塊文化, 2007[民96]　面 ; 公分. -- (mark ; 64)
譯自 : There Is No Me Without You: One Woman's Odyssey to Rescue Africa's Children

ISBN 978-986-7059-86-4(平裝)
1. 愛滋病　2. 病患 - 衣索匹亞

415.6　　　96008413

LOCUS

LOCUS